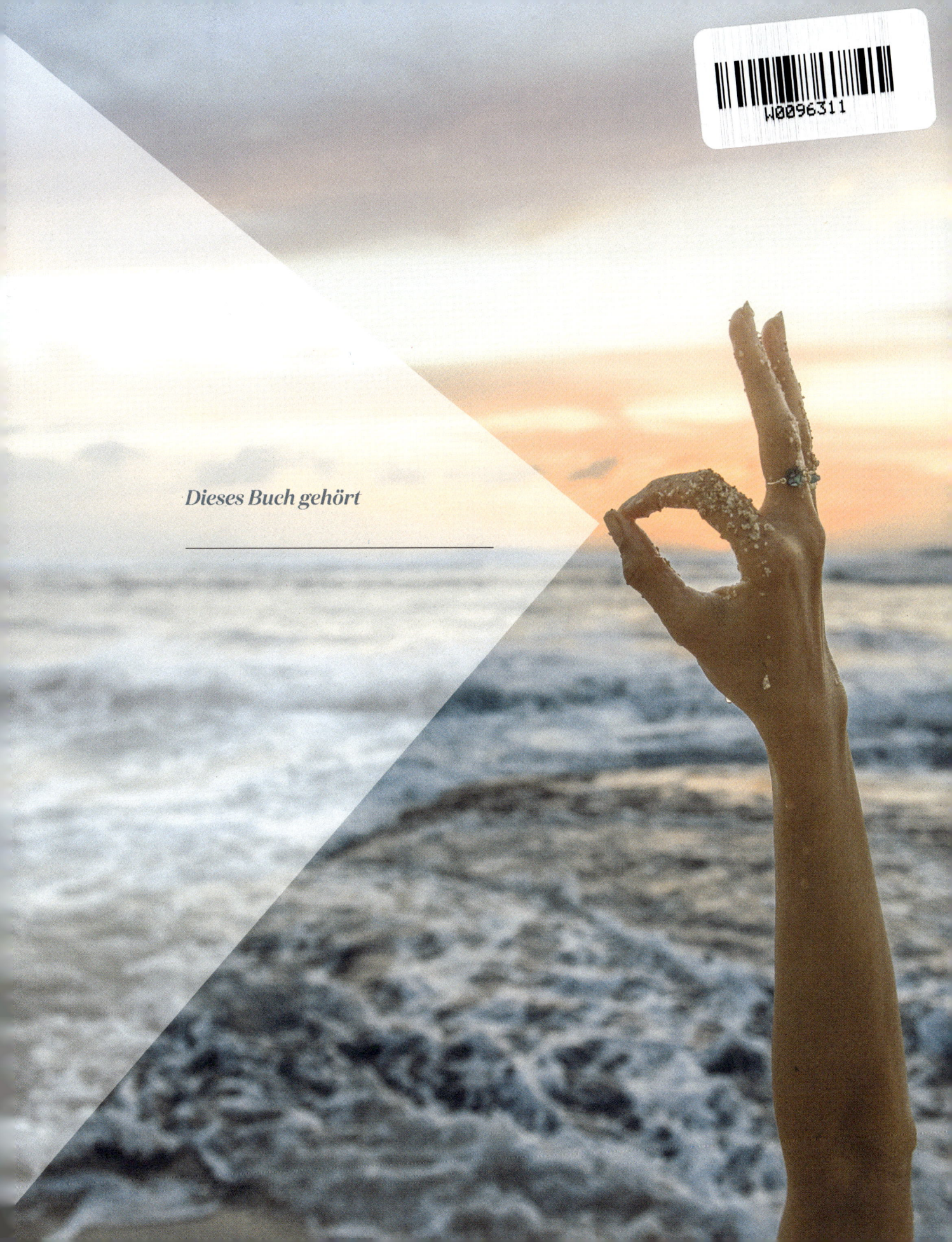

Dieses Buch gehört
_____

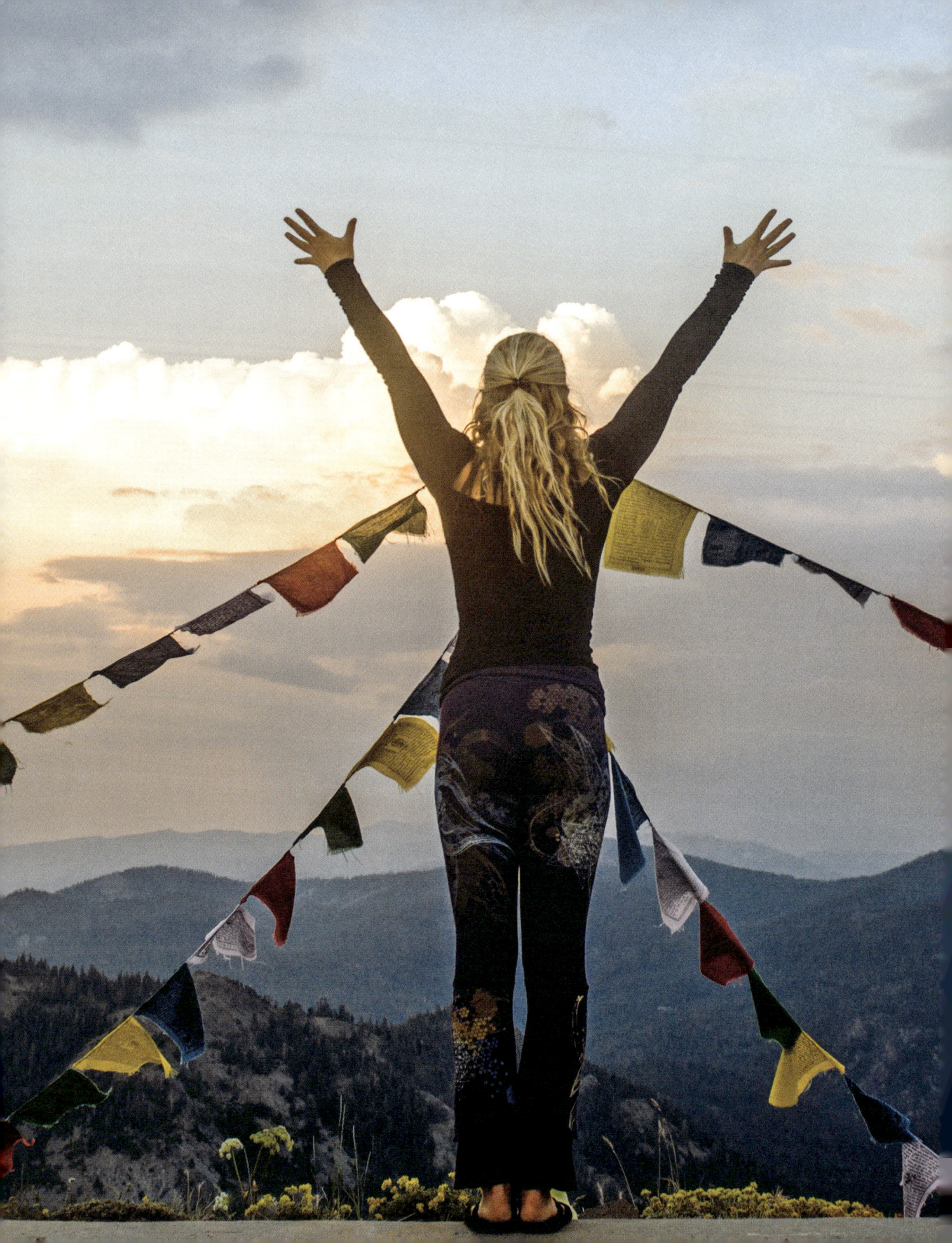

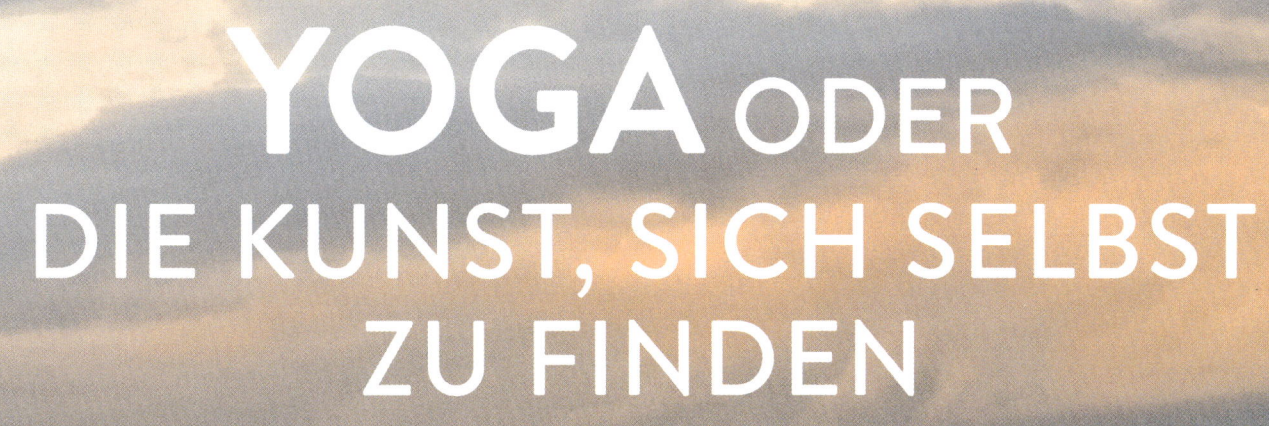

YOGA ODER DIE KUNST, SICH SELBST ZU FINDEN

JEFF KRASNO

mit SARAH HERRINGTON
& NICOLE LINDSTROM

IRISIANA

Impressum

© der deutschen Ausgabe 2016 by Irisiana Verlag, einem Unternehmen der Verlagsgruppe Random House GmbH,
Neumarkter Straße 28, 81637 München

Die amerikanische Originalausgabe erschien 2015 unter dem Titel *Wanderlust*.

Copyright © 2015 by Jeff Krasno. All rights reserved.
Published by arrangement with RODALE INC., Emmaus, PA, U.S.A.

Die Verwertung der Texte und Bilder, auch auszugsweise,
ist ohne Zustimmung des Verlags urheberrechtswidrig und strafbar. Dies gilt auch für Vervielfältigungen,
Übersetzungen, Mikroverfilmung und für die Verarbeitung mit elektronischen Systemen.

Die Verlagsgruppe Random House weist ausdrücklich darauf hin, dass im Text enthaltene externe Links
vom Verlag nur bis zum Zeitpunkt der Buchveröffentlichung eingesehen werden konnten.
Auf spätere Veränderungen hat der Verlag keinerlei Einfluss.
Eine Haftung des Verlags für externe Links ist stets ausgeschlossen.

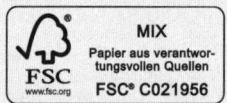

Verlagsgruppe Random House FSC® N001967

Projektleitung: Nikola Hirmer

Übersetzung aus dem amerikanischen Englisch: Claudia Callies

Lektorat & Satz: Knipping Werbung GmbH, Berg am Starnberger See

Layout: Erica Jago

Korrektorat: Susanne Schneider

Umschlaggestaltung und Konzeption: Geviert – Büro für Kommunikationsdesign München,
unter Verwendung eines Fotos von Sasha Juliard

Fotografien von Ali Kaukas und Sasha Juliard.
Für den Nachweis zu allen weiteren verwendeten Fotos siehe Seite 256.

Druck & Bindung: Alcione, Lavis

Printed in Italy

ISBN 978-3-424-15312-5

Auflage 2016

*Für Schuyler, meine Liebste,
die mir durch ihr Beispiel
den besten Weg zu leben zeigt
und mir dann wohlwollend
alles Weitere überlässt.*

Inhalt

Einführung 8

KAPITEL 1
Finde deine Praxis 13

KAPITEL 3
Finde deinen Kern 75

KAPITEL 5
Finde deine Gemeinschaft 135

KAPITEL 2
Finde deine Richtung 39

KAPITEL 4
Finde dein Herz 103

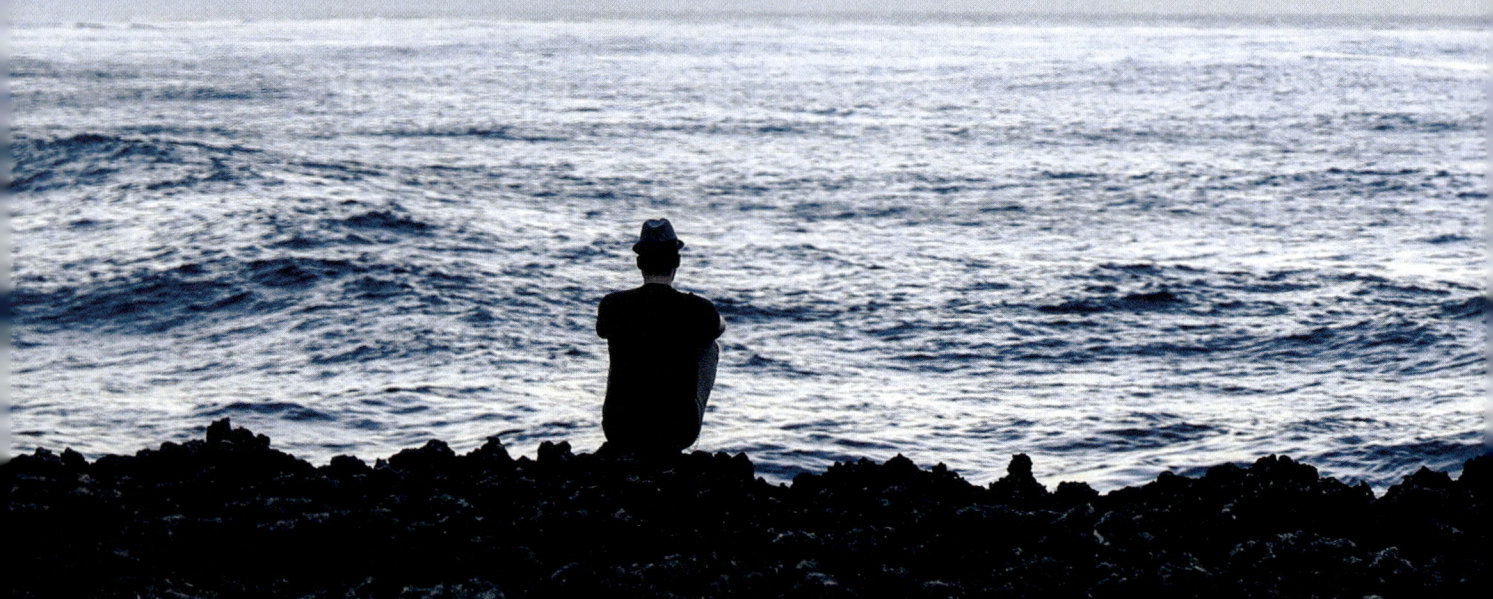

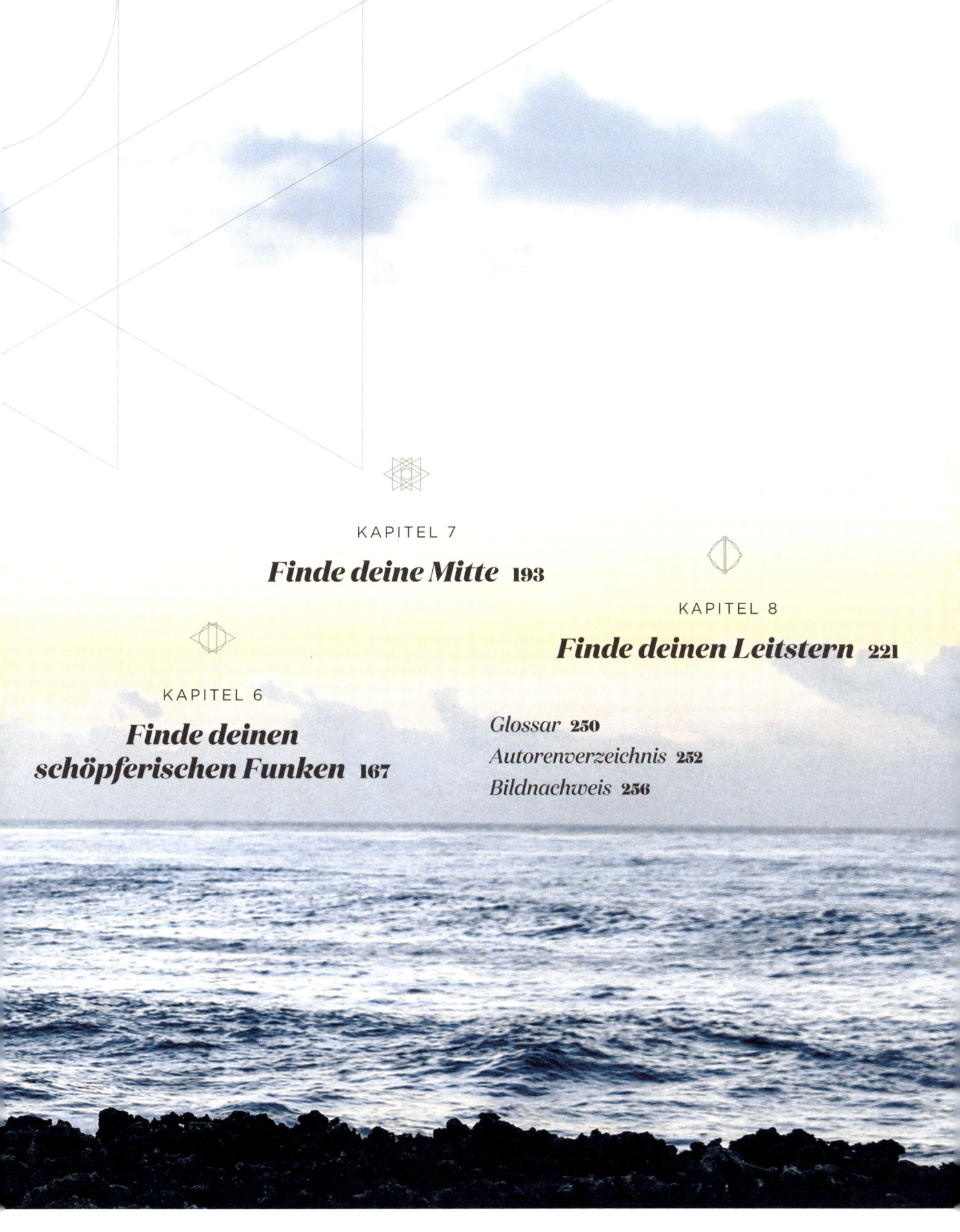

KAPITEL 7
Finde deine Mitte 193

KAPITEL 8
Finde deinen Leitstern 221

KAPITEL 6
Finde deinen schöpferischen Funken 167

Glossar 250
Autorenverzeichnis 252
Bildnachweis 256

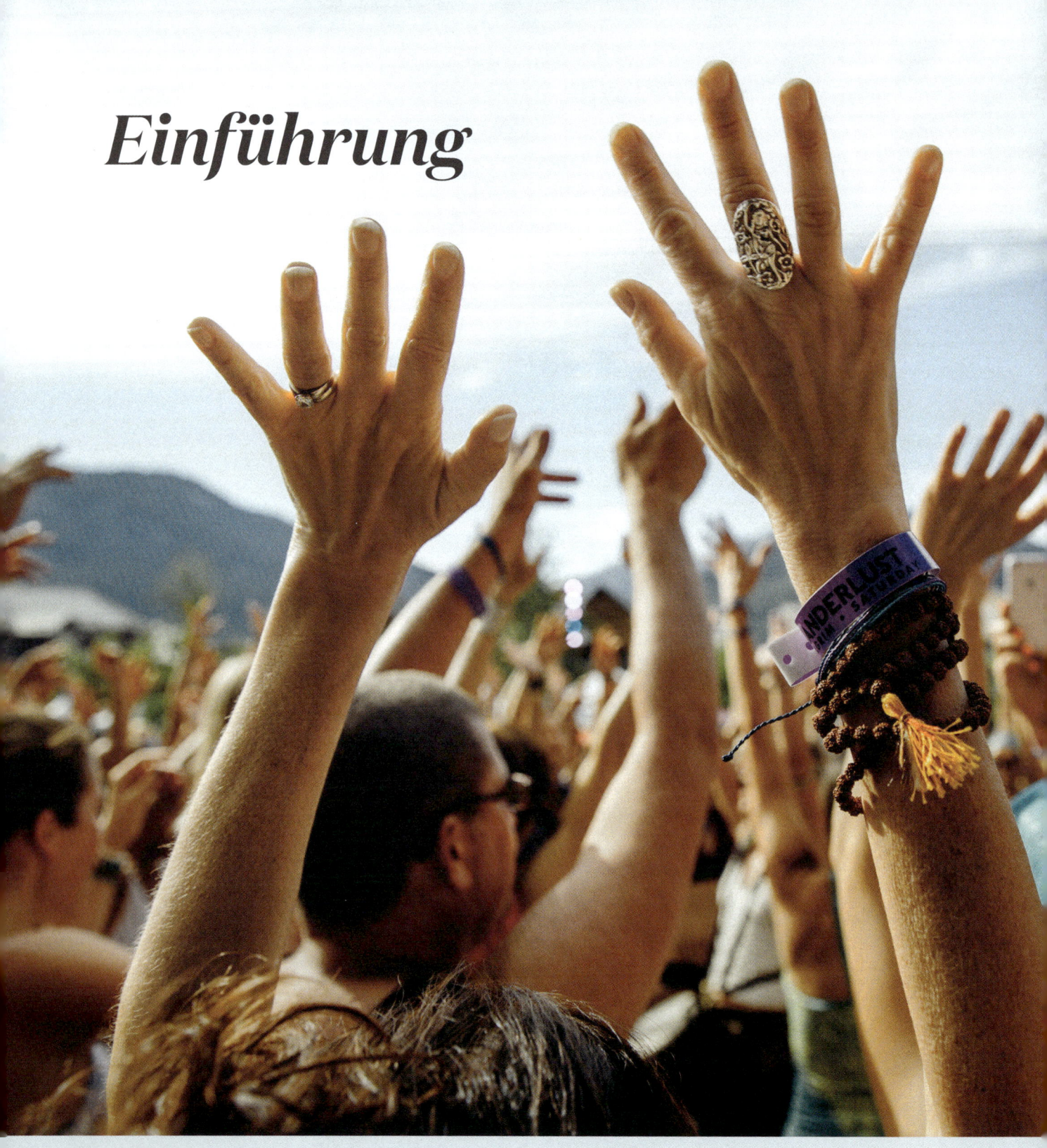

Einführung

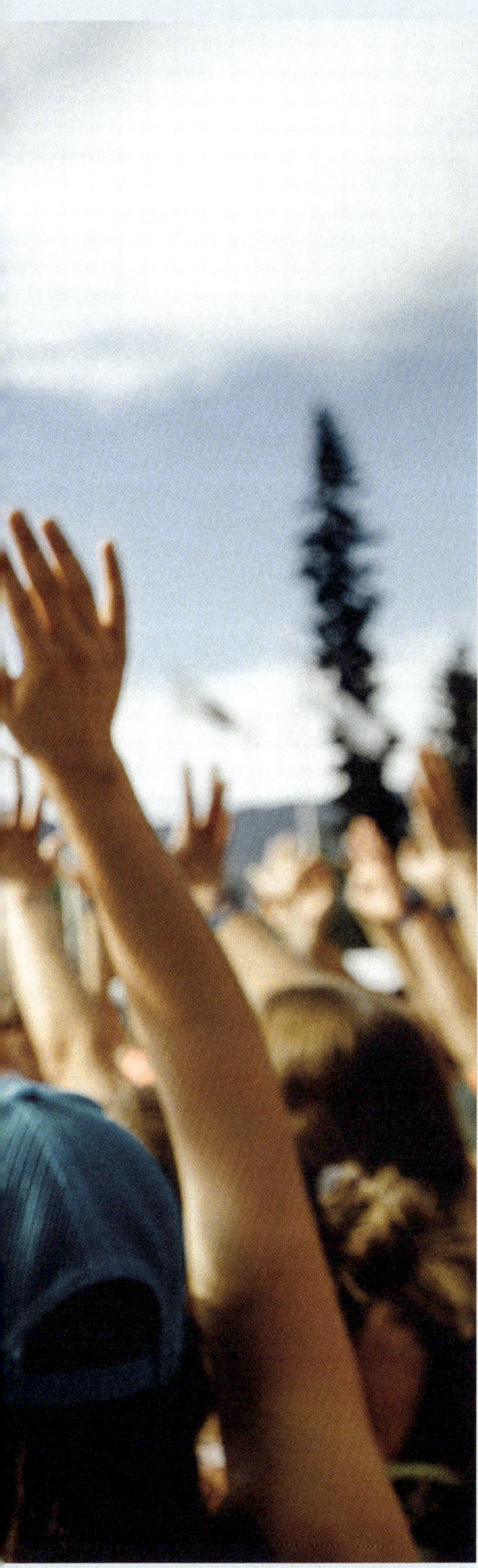

Was haben ein meditierender Kongressabgeordneter aus Ohio, ein Biobauer aus Virginia, ein Yogalehrer aus New Jersey und ein vegan lebender DJ aus Los Angeles gemeinsam?

An einem kalten Herbsttag im Jahre 2013 sitze ich in meinem Büro in Brooklyn, und die Antwort auf die Frage oben fällt mir leicht. Sie lautet: *Wanderlust.* Ich gehe meine To-do-Liste durch, laut der ich den Kongressabgeordneten Ryan sowie Joel Salatin, Seane Corn und Moby kontaktieren soll. Ich bin dabei, das Programm für die Wanderlust-Festivals im nächsten Sommer zusammenzustellen.

Fünf Jahre zuvor, 2008: Mein bester Freund Sean und ich gehen auf die erste unserer vielen abenteuerlichen Yogareisen. Schuyler, meine Frau, leitet ein Yoga-Retreat in Costa Rica, und wir machen mit. Tief im Regenwald auf der Halbinsel Osa praktizieren wir Yoga, ernähren uns von den Früchten des Gartens, surfen, tanzen und feiern mit Freunden. Dabei entsteht die Idee, das größte Yoga-Retreat der Welt zu organisieren.

Wenn Sie dieses Buch in Händen halten, sind Sie wahrscheinlich ein rettungsloser Fall von Wanderlust. Ich zumindest kann das von mir behaupten. Wörterbücher erklären Wanderlust als Freude am Wandern und am Reisen. Die Sehnsucht, die Welt zu erkunden und zu verstehen lässt unser Herz jedes Mal höher schlagen, sobald wieder eine Reise ansteht. Wir träumen von Abenteuern an entlegenen Orten, und manchmal werden die Träume wahr.

Mit einer solchen Sehnsucht untrennbar verbunden ist das Verlangen, unser wahres und bestes Ich zu erkennen und zu verwirklichen. Wir wollen aber nicht nur die räumlichen Grenzen ausloten, sondern sind auch spirituell Suchende – nach einem glücklichen, erleuchteten und sinnvollen Leben. Unsere geografische Pilgerfahrt spiegelt sich in einer inneren Reise.

Dieses Buch soll Ihnen eine Orientierungshilfe für Ihre persönliche Tour an die Hand geben. Als Emblem unserer Wanderlust-Festivals haben wir nicht umsonst einen Kompass gewählt. Wanderlust ist sozusagen ein Sammelbecken für Ideen und Methoden von Lehrmeistern, originellen Denkern, Körper-Geist-Experten, innovativen Künstlern und bewussten Wirtschaftsführern, die Ihnen die Koordinaten für Ihre Reise vorgeben. Die Edelsteine aus Weisheit und Inspiration, die an Ihrem Weg für Sie bereitliegen, werden Ihnen dabei helfen, die Herausforderungen des Lebens gut zu meistern und Ihr bestes Ich weiterzuentwickeln. So werden Sie Ihren Leitstern finden.

Einführung

Der Kompass für Ihre Reise ist Yoga: Asana, Meditation, Atem und Philosophie. Durch die regelmäßige tägliche Praxis bleiben Sie auf Kurs.

Die Wanderlust-Bewegung ist für uns außerdem eine Brücke zwischen der Yogapraxis und dem Yogalebensstil. Sind Sie am glücklichsten in der Natur, mit gesundem Essen und bei schöner Musik? Möchten Sie ein erfülltes Leben führen und dabei auch den Menschen in Ihrer Umgebung und der Erde als Ganzes Gutes tun? Wenn das der Fall ist, sind Sie vielleicht schon ein Yogi, selbst wenn Sie (noch) keinen Kopfstand beherrschen. Nach dieser weiter gefassten Definition von Yoga können sich Tim, Joel, Seane und Moby nahtlos in die Yogagemeinschaft einfügen. Wanderlust hilft dabei, Yoga vielfältiger zu verstehen, nicht nur als etwas, das man mit Übungen in einem Kurs praktiziert, sondern als ein allumfassendes Lebensprinzip.

Yoga heißt wörtlich Vereinigung oder Verbindung: Yoga bringt Sie in Verbindung mit Ihrem höheren Selbst. Der Kern der Yogapraxis ist Selbstverwirklichung. Mit Yoga können Sie Ihre unbegrenzte Wandlungsfähigkeit in den Dienst Ihres besten Ichs stellen.

Dieses Buch gibt Ihnen Anleitungen für die einfachsten, täglich anzuwendenden Techniken ebenso wie zum Beispiel dafür, andere Menschen zu führen. Ich habe Wanderlust oft eine „Einstiegsdroge" für Yoga genannt. Wir nehmen Sie an der Hand und zeigen Ihnen den Zugang zu einem weiten neuen Lebensraum. Wie das Festival ist dieses Buch nur eine Einladung, einen ersten Schritt Ihrer Wanderung zu unternehmen. Die Buchbeiträge stammen von Künstlern, Wissenschaftlern und Lehrern – alles echte Experten auf ihrem Gebiet. Wenn ein Thema Ihr besonderes Interesse weckt, verfolgen Sie es weiter. Die Reise dauert ein Leben lang. Mit diesem Buch gelangen Sie sozusagen bis zur Hafenausfahrt; draußen müssen Sie selbst weitersegeln.

Ich hoffe, Sie können dieses Buch in Ihr Leben integrieren. Es ist eine Art Kochbuch mit Lebensrezepten. Und wie ein Kochbuch soll es eine Quelle der Inspiration sein und Lust aufs Experimentieren machen. Noch eine Prise von diesem und ein Spritzer von jenem. Lassen Sie es nicht dekorativ herumliegen, sondern verwenden Sie es. Ein paar Gebrauchsspuren schaden gar nichts. An manchen Tagen genügt Ihnen ein Esslöffel Tadasana, an anderen Tagen haben Sie vielleicht Lust, alle Ihre Zutaten aus dem Küchenregal zu einem ganz neuen Gericht zu verarbeiten.

Es heißt, der erste Schritt sei immer der schwerste.

Atmen Sie tief ein. Und los geht's!

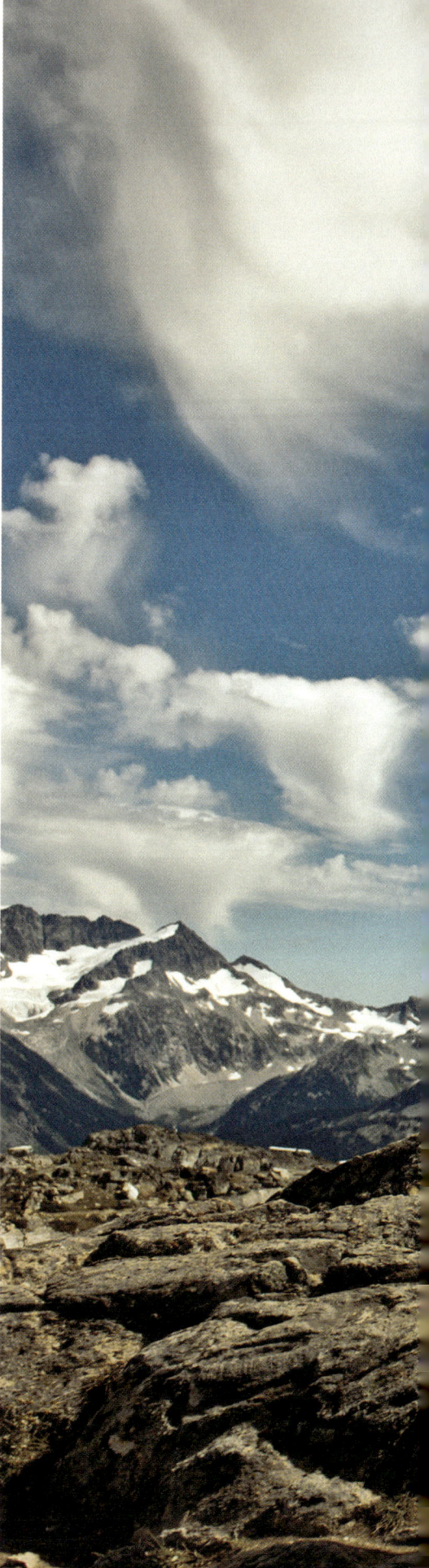

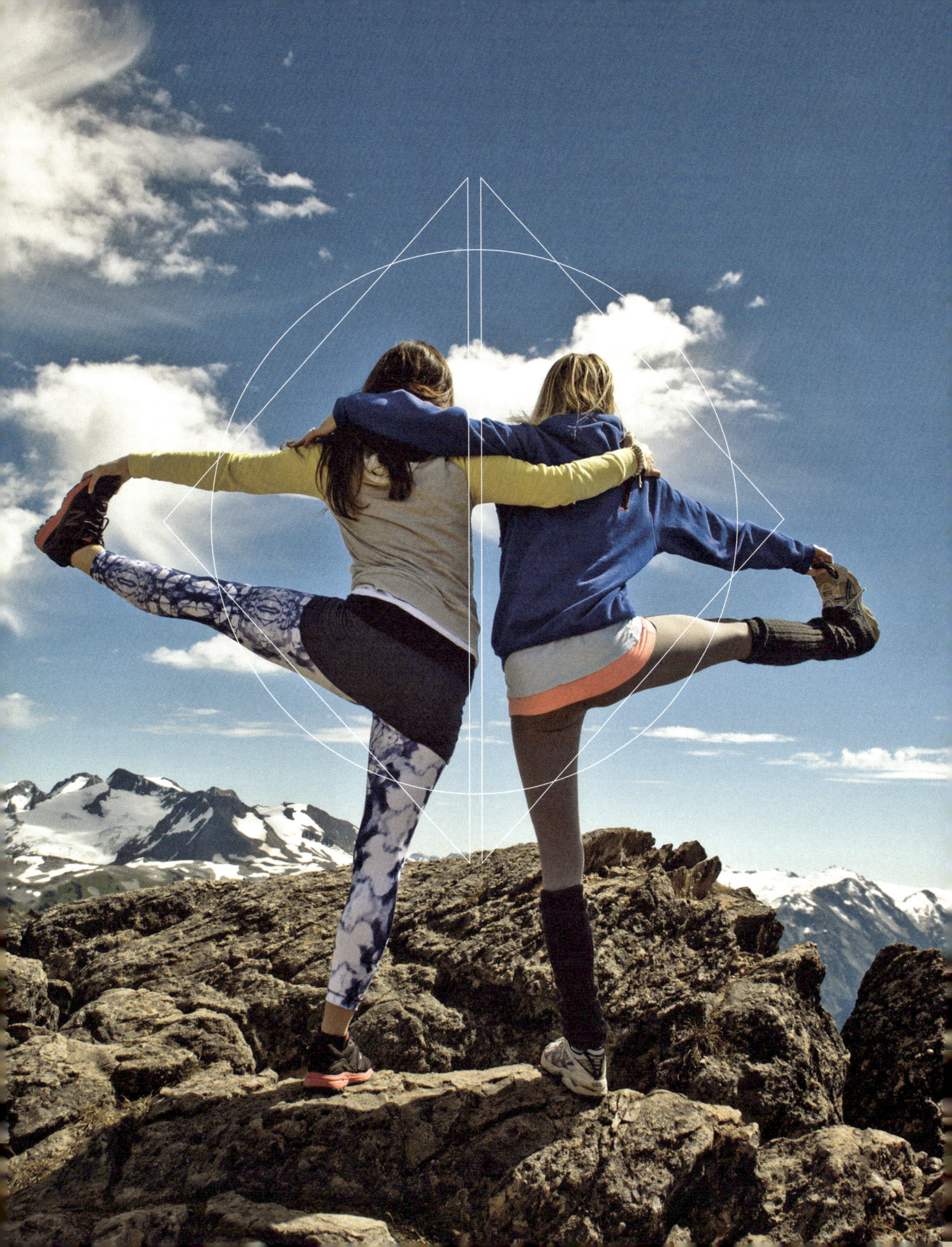

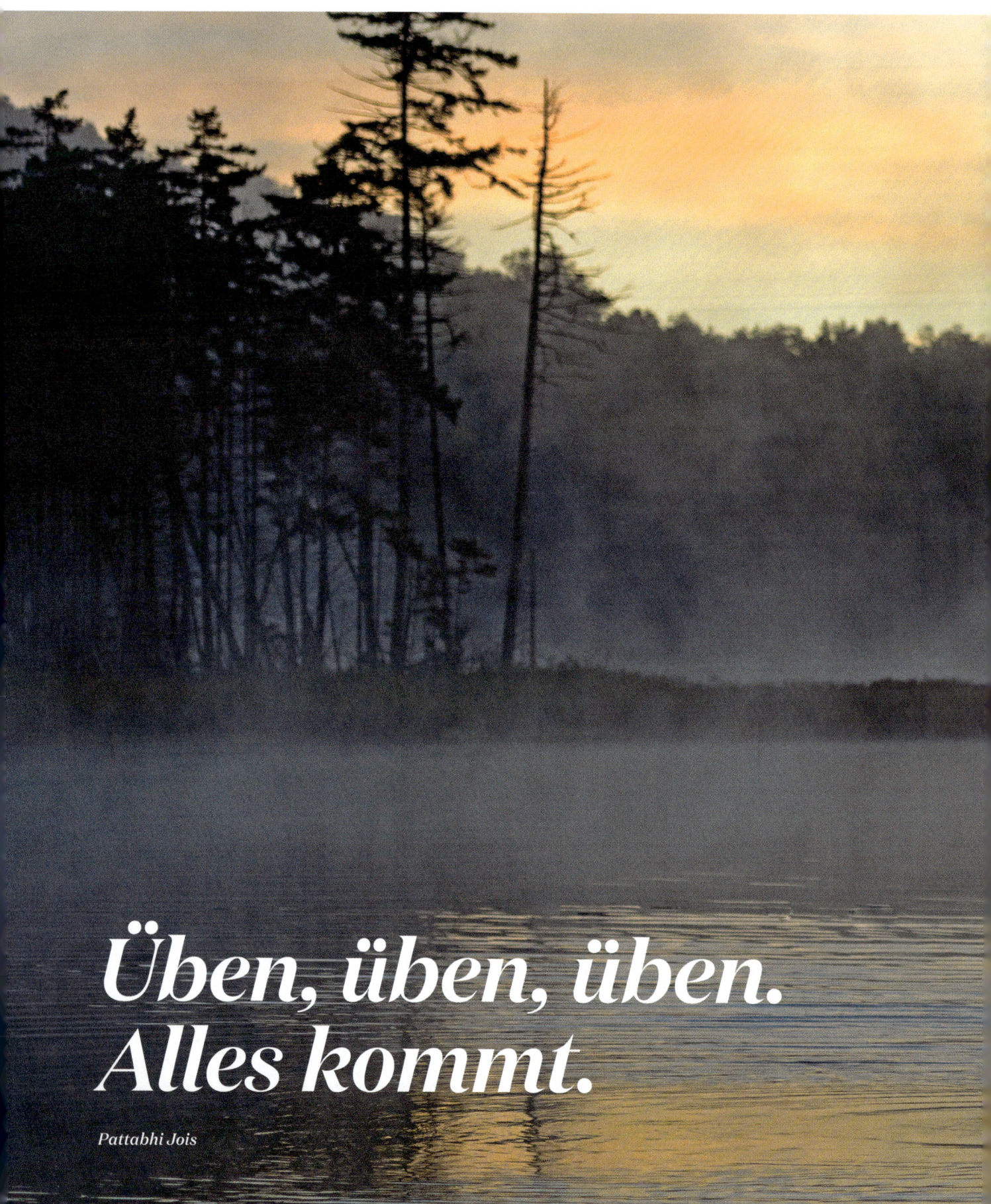

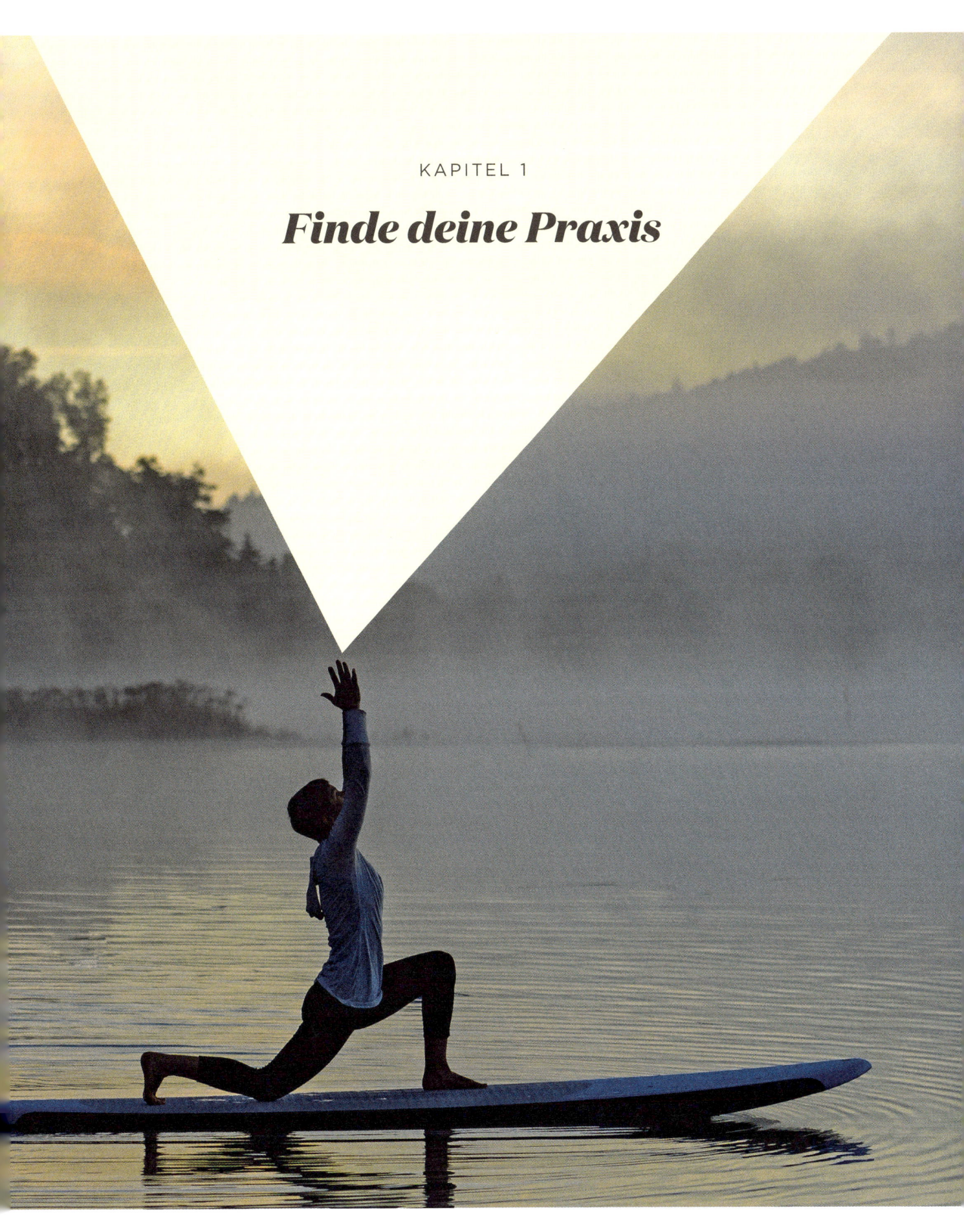

KAPITEL 1

Finde deine Praxis

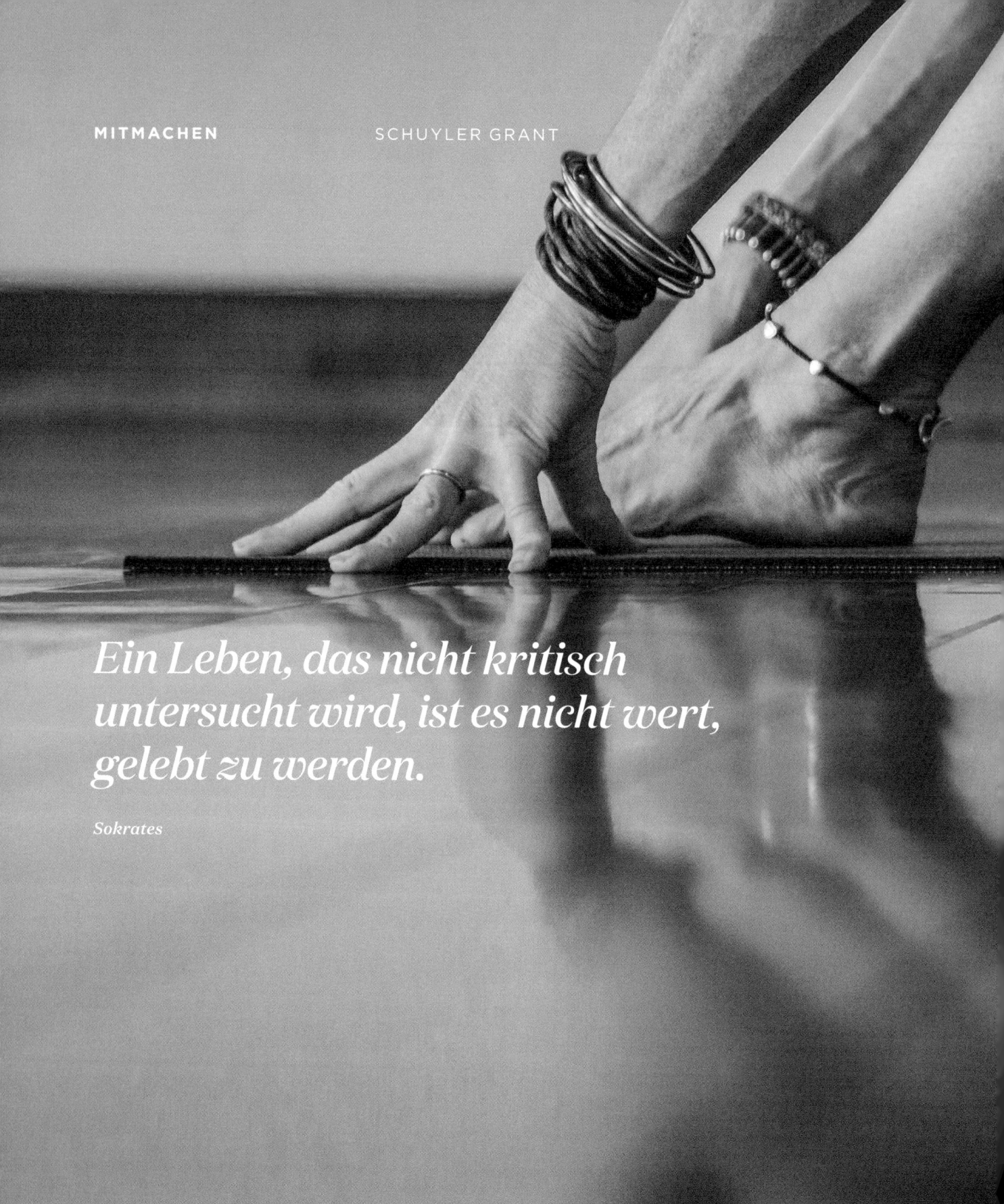

MITMACHEN SCHUYLER GRANT

Ein Leben, das nicht kritisch untersucht wird, ist es nicht wert, gelebt zu werden.

Sokrates

Sie stehen auf der Schwelle: Sie können sich irgendwie durchs Leben wursteln, immer auf der Suche nach Vergnügen und Harmonie, auf der Flucht vor Schmerz, in Erfolgen schwelgend und die Launen des Schicksals verfluchend. Oder Sie entscheiden sich für ein Leben, in dem Sie sich Fragen stellen und gleichzeitig ungebunden und fest verwurzelt sind. In dem Sie sich als Zentrum des Universums erfahren und ebenso als klitzekleines Fädchen im großen Gewebe der Menschheitsgeschichte. In dem Sie sich täglich bemühen, Seele und Bewusstsein, Bewusstsein und Atem, Atem und Körper und schließlich den Körper mit der Erde und der übrigen Menschheit zu vereinigen. Wenn Sie so leben, dann überschreiten Sie die Schwelle zu einer achtsamen Existenz.

Wie die Prozesse dieser Vereinigung (auf Sanskrit: Yoga) bei Ihnen ablaufen, das verändert sich immer wieder. Ihre Beziehungen, Ihre berufliche Laufbahn, Ihre Gesundheit: Alles unterliegt einem stetigen Wandel. Die einzige Konstante im Leben ist die Veränderung. Auch Ihre Asanas und andere körperlich-seelische Bestrebungen werden und sollten sich im Laufe des Lebens weiterentwickeln.

Leidenschaft, Traurigkeit, Zufriedenheit, Verletzungen, Hochgefühle, Verlust ... Werden Sie sich darauf einlassen oder werden Sie sich abwenden? Tauchen Sie bewusst ein oder lassen Sie sich davon verzehren? Ein achtsames Leben zu führen ist nicht einfach. Das gilt für alles, was wesentlich ist. Aufmerksamkeit und Geschick sind gefragt. Beginnen Sie da, wo Sie jetzt gerade stehen, und verknüpfen Sie dieses größere Vorhaben mit dem jetzigen Moment. Das erfordert Übung.

Machen Sie sich auf den Weg.

OM SARAH HERRINGTON

Sitzen Sie gerade.

*Öffnen Sie konzentriert Ihre Hände
oder legen Sie sie aufs Herzzentrum.*

Schließen Sie die Augen.

Konzentrieren Sie sich auf den Nachhall: Om. Wie nach einem Glockenschlag. Wie ein elliptischer Klang, der in vollkommener Ruhe beginnt und endet.

Om wird meist nur mit diesen zwei Buchstaben geschrieben, besteht aber eigentlich aus den vier Elementen A, U, M plus Nachklang. Diese Elemente zusammen rufen eine Wahrnehmung der Ganzheit hervor und ein Gefühl für Kreisläufe. Wenn wir Om singen, berühren wir alle Teile der Mundhöhle – vom vorderen Teil hinter den Zähnen bis zum höchsten Punkt unseres Gaumens und bis in die Tiefe der Kehle. Der Klang bewegt sich wellenförmig, mit einem Anfang, einem Mittelteil und einem Ende und dann dem Nachklang: ein Gefühl von einer im Raum verlagerten Energie, einer Vibration im Zentrum unseres Brustkorbs.

Om ist eine heilige Silbe, die für die spezifische, aber unbeschreibbare Vorstellung des Absoluten steht. In den östlichen Religionen beginnen viele Gebete und kraftvolle Mantras mit Om. Bei uns im Westen werden Yogastunden oft mit einem Om als erster Übung begonnen und mit einem weiteren Om am Schluss beendet, um die Energie zu versiegeln.

Om gilt als der Urklang, aus dem das Universum entstanden ist. Er erinnert uns daran, dass wir mit dem Universum verbunden sind und es sich durch uns ausdrückt. Wir sind mit jedem Menschen in einem Raum und über den Raum hinaus verbunden. Wenn wir Om singen, fügen wir bewusst unsere Absichten und Aufmerksamkeit zusammen und erweitern unsere Gedanken universell. Die Vibrationen fließen spürbar durch den Körper hindurch und dringen ins Zentrum ein, wo sie tief in uns das Gefühl von Yoga, von Verbundenheit mit allen Menschen, ausstrahlen.

Atme in den Raum hinter der Brust.

Das Herz ist offen.

Der Rücken ist stark.

Atme ganz aus und dann tief ein.

Om.

*Singe aus dem Bauch heraus,
aus dem Herzen,
aus der Kehle.*

*Singe aus deinem Geist und
Körper heraus.*

*Setz dich einen Moment ruhig hin,
sei der vierte Teil, die tiefe Stille.*

*Fühle die Veränderung, die du
mit deiner eigenen Stimme herbei-
geführt hast.*

*Der Bogen und der Kreis,
das Läuten, die Erinnerung,
der Ruf nach Hause.*

Om ist die eine ewige Silbe. Sie umfasst alles, was ist, nicht aber die Entwicklung. Die Vergangenheit, die Gegenwart und die Zukunft sind in diesem einen Laut enthalten, ebenso wie alles, was über diese drei Formen der Zeit hinausgeht.
Mandukya Upanishad

AKTIVITÄT ZÄHLT: DIE ACHT GLIEDER DES YOGA

Wohl alle Menschen wollen glücklich sein. Was Glück für den Einzelnen bedeutet, ist zwar so verschieden wie die Fingerabdrücke, aber wir können uns darauf einigen, dass wir einen Sinn suchen und Zufriedenheit und ein Leben frei von Leiden anstreben. Genau das ist auch das Thema dieses Buchs.

Unsere Konditionierung legt uns nahe, dass Materielles wie neue Kleidung, Autos oder die Elektronikgeräte glücklich machen. Dieses Denken kann uns aber auch dazu bringen, einen Yogakurs zu besuchen. Wir glauben vielleicht, dass alles andere ebenfalls gut wird, wenn wir einige dieser schwierigen Körperhaltungen hinkriegen. So einfach ist die Sache aber nicht. Kein perfekter Kopfstand bedeutet anhaltendes Glück.

Da muss noch mehr sein.

Wenn Sie darüber nachdenken, begeben Sie sich vermutlich schon auf Ihre lebenslange Reise. Sollte Ihnen das Nachsinnen über solche Fragen weniger liegen, bietet Ihnen das Yogasystem einen achtgliedrigen Pfad mit erfahrungsorientierten Anregungen, die Ihnen den für Sie richtigen Weg zeigen können. Sie schreiten darauf nicht nur durch Überlegen und Denken voran, sondern vor allem durch Tun. Yoga fordert zur Tätigkeit auf.

Die Yoga-Sutras des Patanjali, ein etwa 2000 Jahre alter Text, beschreiben den achtgliedrigen Pfad als Grundlage für das Streben nach einer tief gehenden Veränderung durch Beruhigung des Geistes und Öffnung des innersten Herzens. Die acht Glieder sind ein Plan für die Selbstfindung und sollen das ganze Leben lang studiert und praktiziert werden.

Yama
Ethisches Verhalten oder Disziplin im Umgang des Menschen mit seiner Umwelt.

Niyama
Verhaltensregeln, an die sich der Yogi hält, um die Beziehung mit seiner inneren Welt zu verfeinern.

Asana
Die Körperhaltungen im Yoga, die zu Stabilität und Ruhe für Körper und Geist führen.

Pranayama
Befreiung oder Erweiterung der Lebensenergie mittels Atemübungen.

Samadhi
Versenkung in der Erfahrung höherer Bewusstseinszustände.

Dhyana
Versenkung durch lange anhaltende Fixierung des Geistes auf einen Punkt.

Dharana
Übung der Konzentration.

Pratyahara
Beherrschung und Umwenden der Sinne ins Innere.

KEVIN COURTNEY

Die Yamas

Diese moralischen Prinzipien sind vergleichbar mit den Grundprinzipien fast aller spirituellen Traditionen. Sie sind die Basis für bewusstes Leben und für den Umgang mit sich selbst und mit anderen.

AHIMSA: Gewaltlosigkeit, Mitgefühl, Güte

SATYA: Wahrheit, Wahrhaftigkeit, Ehrlichkeit

ASTEYA: Nicht-Stehlen

BRAHMACHARYA: Oft mit Keuschheit oder Mäßigung übersetzt; weiter gefasst: Bewahrung der Lebensenergie zugunsten der Aufmerksamkeit für göttliches Streben und Selbsterkenntnis

Die Niyamas

Die Niyamas sind Verhaltensregeln, an die sich der Yogi hält, um die Beziehung mit seiner inneren Welt zu verfeinern.

SAUCA (ODER SHAUCHA): Reinheit innen wie außen

SANTOSA: Zufriedenheit ohne bestimmten Grund

TAPAS: Selbstdisziplin, Enthaltsamkeit; wörtlich: „verbrennen"; Anstrengung und Hitze beim Üben von Asanas und Pranayama zur inneren Reinigung

SVHADYAYA: Selbststudium, Selbstreflexion, Selbsterforschung

ISVARA PRANIDHANA: Hingabe an eine höhere Kraft, Vertrauen auf das Göttliche; Anerkennung der göttlichen Essenz in allen Wesen

Finde deine Praxis

Asana

Auf der einen Seite sind Asanas vorbereitende Übungen. Eine ruhende Körperstellung, ein Meditationssitz sozusagen, ermöglicht es Ihnen, sich über längere Zeit ganz auf Ihr Inneres zu konzentrieren. Die Aufmerksamkeit wird auf das Körperempfinden und die energetischen Veränderungen im Körper gelenkt, die Konzentrationsfähigkeit verbessert sich, und es entsteht eine Fähigkeit zur Konzentration des Denkens auf tiefere Aspekte des Seins.

Pranayama

Prana kann mit „Lebensenergie" oder auch mit „Atem" übersetzt werden. Ayama bedeutet einerseits „kontrollieren" und andererseits „Länge" oder „Erweiterung". Pranayama ist somit die Kontrolle und Lenkung der Lebensenergie mittels Atemübungen.

Pratyahara

Die Sinne (Tast-, Geschmacks-, Hör-, Seh- und Geruchssinn) und die von ihnen erzeugten Begierden können die Handlungen, Gedanken und Verhaltensweisen eines Menschen beeinflussen. Raga (Anhaftung) einerseits und Dvesha (Ablehnung) andererseits können sich bei einem Menschen über die Sinne so auswirken, dass er jeder Laune und jedem emotionalen Impuls nachgibt; etwa wie ein Wildpferd. Wer seine Sinne beherrschen will, muss den Geist festigen. Nur dann ist ein verantwortungsbewusstes Leben möglich. Die Fähigkeit, Reize und die von ihnen verursachten Gefühle wahrzunehmen, ohne darauf reagieren bzw. ihnen nachgeben zu müssen, stärkt den Geist des Yogis.

Dharana

Bei dieser Vorstufe zur Meditation richtet der Übende die Aufmerksamkeit auf ein bestimmtes Objekt, einen Punkt im Körper, den Atem oder ein Mantra. Er kann zum Beispiel den Blick auf eine Kerze heften und sich auf die Flamme konzentrieren, während er gleichzeitig bewusst die Gedanken, Gefühle und Empfindungen wahrnimmt, die dabei in ihm entstehen. Dharana soll den „Muskel" der Fokussierung und objektiven Beobachtung stärken.

Dhyana

Zunächst ist eine willentliche Anstrengung (Dharana) erforderlich, um den Geist auf etwas zu konzentrieren. Eine lange anhaltende Fixierung, die sich durch ernsthaftes Bemühen und viel Übung erlernen lässt, wird irgendwann zu einem mühelosen Fließen, einer echten Meditation. Dann entsteht eine nach innen gerichtete Dynamik, und alle Anstrengungen können losgelassen werden. Das ist Dhyana.

Samadhi

Samadhi ist eine Versenkung in der Erfahrung höherer Bewusstseinszustände. Voraussetzung ist ein durch lange Meditationspraxis vorbereitetes Ich. Während man sich versenkt, gelangt man zunächst in einen Zustand der Verschmelzung mit dem Objekt der Meditation. Irgendwann fällt das Objekt dann ganz weg, und man spürt, wie das Sein sich auf alle Dinge erstreckt. Der Übende gelangt in einen Zustand der Einheit. Dieser ekstatische Zustand der Glückseligkeit und absoluten Erkenntnis entzieht sich einer sprachlichen Beschreibung oder einem rationalen Verständnis und wird deshalb oft auch als Neti Neti bezeichnet: nicht dies, nicht das.

Die ersten 30 Tage

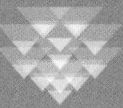

Die Übungen und Lebensanschauungen, die uns die acht Glieder des Yoga präsentieren, müssen wir nicht als unumstößlich akzeptieren. Vielmehr sollen wir sie in die Tat umsetzen, sie verarbeiten und mit ihnen ringen.

Was Sie geben, bekommen Sie zurück.

Nachstehend finden Sie eine sehr praktische und effektive Methode, Prinzipien wie Mitgefühl, Zufriedenheit und Selbstbeobachtung ins tägliche Leben zu integrieren. Nehmen Sie sich zunächst für 30 Tage vor, konsequent so wie im Folgenden beschrieben vorzugehen.

Erstens

Schaffen Sie sich einen angenehmen Platz, an dem Sie sitzen und die Yamas und Niyamas lesen können.

Versuchen Sie zu spüren, welches von den Yamas und Niyamas Sie anzieht oder überzeugt.

An diesem arbeiten Sie die 30 Tage dieser Übung.

Zweitens

Schreiben Sie Ihr ausgewähltes Yama oder Niyama auf Klebezettel, die Sie in Ihrem Zuhause anbringen – an Stellen, wo Sie sie oft sehen, etwa in der Diele, im Bad, am Kühlschrank oder am Nachttisch. Sie könnten auch Ihr Smartphone-Passwort in das entsprechende Sanskrit-Wort ändern.

Immer wenn Sie in den 30 Tagen auf einen der Erinnerungszettel stoßen, reflektieren Sie ein wenig über Ihren derzeitigen Zustand und wie er sich auf die Eigenschaft auswirkt, die Sie entwickeln möchten.

In solchen kurzen Momenten des Nachdenkens fließen Ihnen Erkenntnisse zu, und Ihre Eigenwahrnehmung verstärkt sich.

Achtung

URTEILEN Sie nicht. Eine wichtige Komponente dieser Übung besteht darin, dass Ihre Eigenwahrnehmung nicht wertend sein soll. Es geht in dieser Zeit nur darum, zu lernen und Ihr Selbst zu ergründen.

Einer meiner Lieblingslehrer, Don Stapleton, pflegt zu sagen: **„ES DAUERT SO LANGE, WIE ES DAUERT."**

Seien Sie geduldig: Achten und respektieren Sie den Prozess. So entwickeln Sie allmählich eine gesunde, einfühlsame und liebevolle Beziehung zu sich. Von der Liebe und tiefen Verbundenheit aus entwickeln wir den Mut und die Stärke, draußen in der Welt unseren Herzensweg zu gehen.

Am Ende jedes Tages können Sie hier ein Häkchen machen

1	2	3	4	5	6	7	8	9	10	11	12	13	14	15
16	17	18	19	20	21	22	23	24	25	26	27	28	29	30

VON INNEN LEUCHTEN: SONNENGRUSS A　　　MC YOGI UND
　　　　　　　　　　　　　　　　　　　　　　SARAH HERRINGTON

Schau hinter den Verstand
Dort findest du
Im Innern den Ort
Wo die Sonne scheint
Spür sie – sie leuchtet wie ein Stern
In deinem Herzen
Das Sonnenlicht leuchtet hell
Und verscheucht die Dunkelheit

Übersetzung einer Passage aus Sun Light *aus dem Album* Pilgrimage *von MC YOGI*

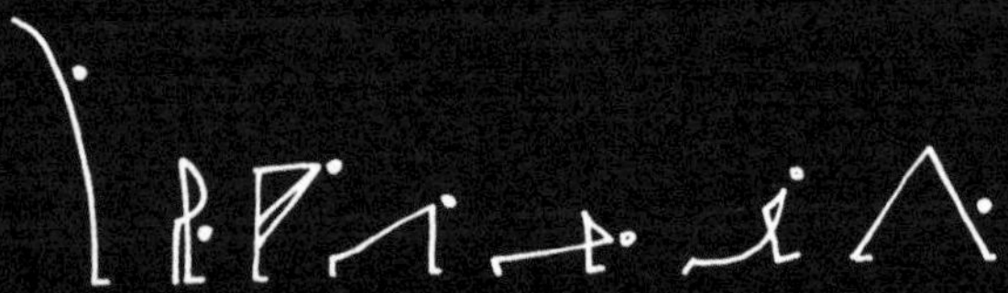

Wohl in jeder Yogastunde wird der Sonnengruß A (Surya Namaskara) geübt. Diese dynamische Übung verbindet Bewegung und Atem in einem kontinuierlichen Tanz. Sie wärmt den Körper auf, so wie die Sonne die Erde erwärmt. Mit dieser Übung können Sie Ihre Dankbarkeit ausdrücken. Sie bedanken sich für Ihren Körper, Ihren Atem und die Welt um Sie herum. Beginnen wir! Zusammen machen wir uns bereit für ein tieferes Asana.
ROLLEN SIE IHRE MATTE AUS. DIE SONNE GEHT AUF.

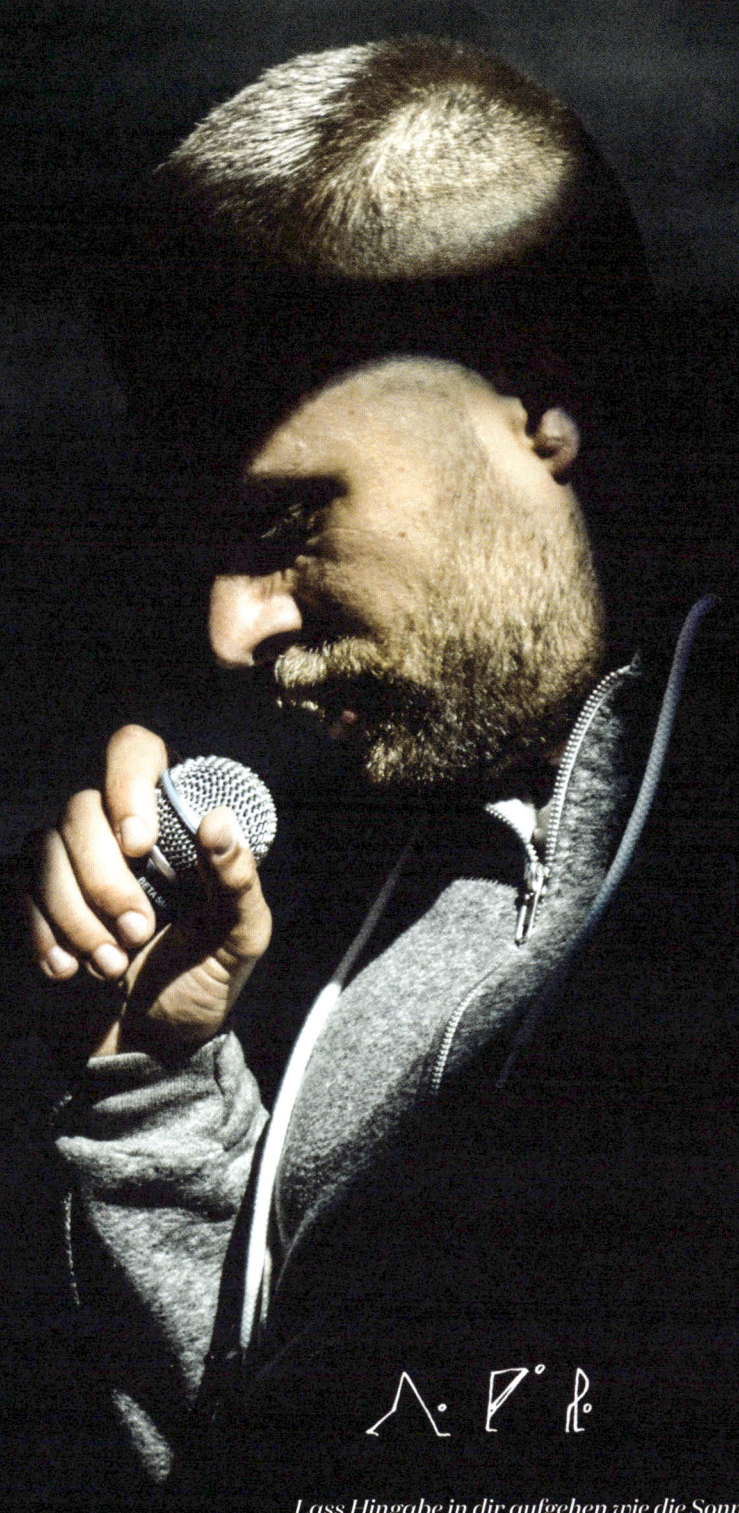

Lass Hingabe in dir aufgehen wie die Sonne in einer glücklichen Demut des Geistes.

ASANA IM SITZEN: EINFÜHRUNG IN DIE MEDITATION   BROOK COSBY

Man kann nicht zweimal in denselben Fluss steigen.

Heraklit (um 500 v. Chr.)

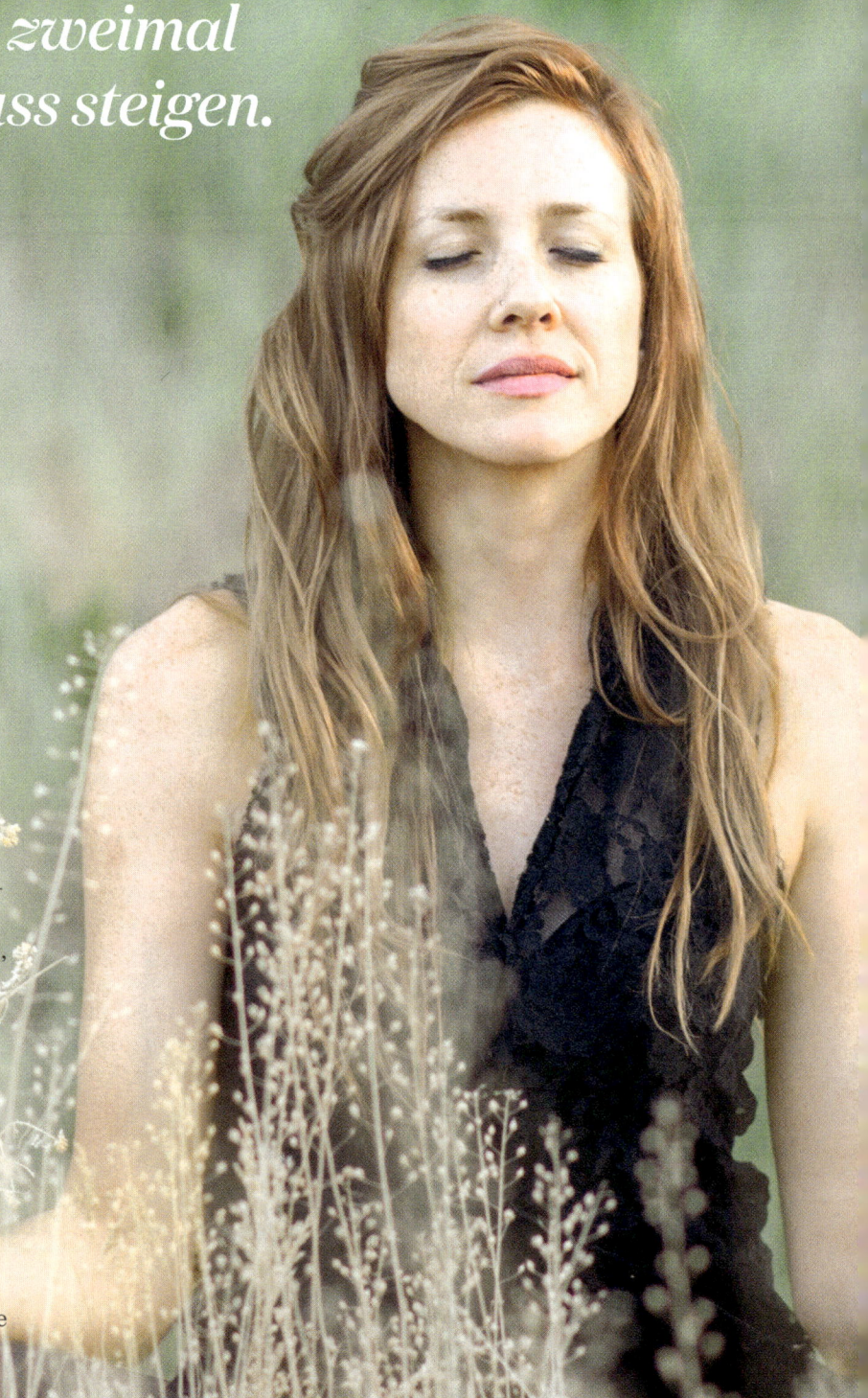

Bitte stoppen Sie ab hier die Zeit, die Sie zum Lesen dieser vier Seiten zum Thema Meditation benötigen. Warum, erfahren Sie später.

Anders, als viele Menschen meinen, ist Meditation nichts Mystisches, sondern eine praktische Übung, die einen neuen Zugang zu bestimmten Dingen eröffnet: Ein Werkzeug, mit dem man Geist und Seele ergründen kann. Wer über einen längeren Zeitraum hinweg Yoga-Meditationen ausführt, wird sich stark und beweglich fühlen; das Selbstbewusstsein steigt, und der Verstand wird klarer.

Im Wachzustand sind wir meist so mit Gedanken und Wahrnehmungen beschäftigt, dass wir den Filter nicht bemerken, durch den sie zu uns kommen. Wenn Sie sich hinsetzen, um zu meditieren, treten Sie einen Schritt von den Vorgängen des Analysierens, Verarbeitens und Erschaffens zurück und beobachten, wie diese Denkprozesse sich entfalten.

Wie ein Fluss ist der Geist unaufhörlich in Bewegung. Wenn Sie die Flüchtigkeit Ihres Geistes sozusagen aus der Distanz beobachten können, werden Sie sich stärker in dem verwurzeln, was sich nicht ändert und immer da ist. In den Yoga-Sutras des Patanjali wird dies Purusha genannt: das reine Bewusstsein, der Zeuge und Zuschauer in Ihnen. Dieser Bewusstseinswandel ist das große Versprechen der Meditation.

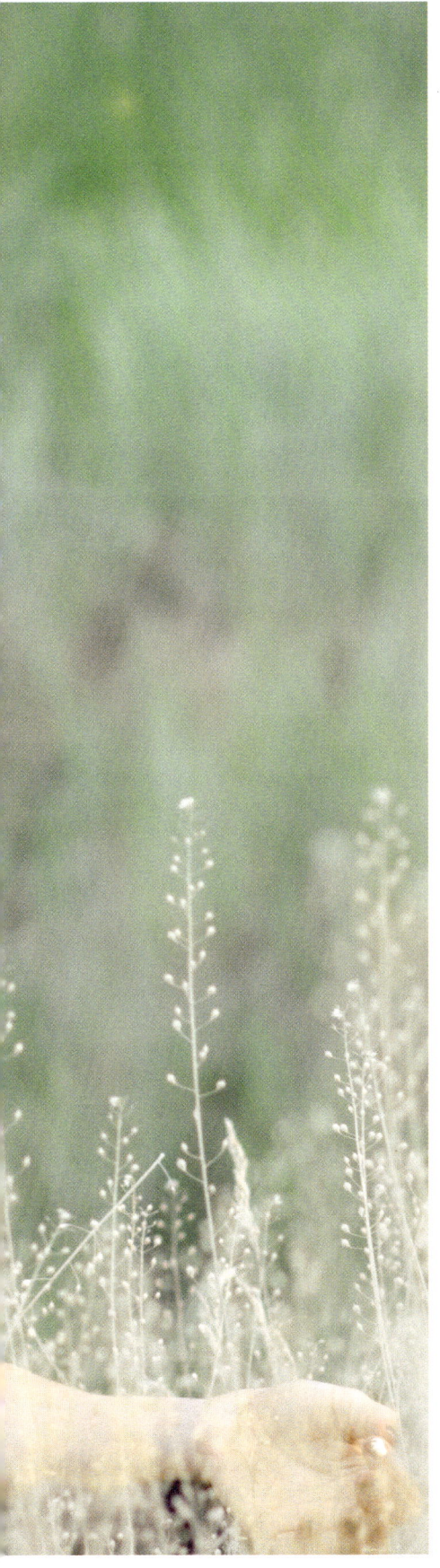

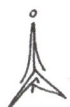

Alle Meditationen beginnen mit Beobachtung

1. BEKRÄFTIGEN SIE, DASS SIE VERSUCHEN WERDEN ZU MEDITIEREN. JETZT.

Fragen Sie irgendjemanden, ob er oder sie tägliches Meditieren für nützlich halten würde. Fast jeder wird dies bejahen! Aber den Schritt vom Wort zur Tat tun die wenigsten. Warum ist das so?

Wer meditiert, wirkt ruhig und gelassen. Aber Meditation kann recht anstrengend sein. Begeben wir uns in den Meditationssitz, verlangen wir von uns, eine dicke Abwehrmauer der Konditionierung abzubauen. Die meisten von uns haben ihre Unsicherheiten, Wunden und Verluste mit einer funktionierenden Persönlichkeit überdeckt, die ein Selbstbild voller Gesundheit, Glück und Zuversicht entwirft, und zwar für andere wie für sich selbst. Bei einer Meditation können Sie niemanden beeindrucken oder täuschen. Sie konfrontieren sich vielmehr ungeschützt mit Ihrem nackten Selbst.

Es ist nicht immer angenehm, sich auf diese zutiefst ehrliche Ebene zu begeben. Wir vermeiden das gerne. Die Vorteile einer Meditationsübung sind nicht so sichtbar wie die einer Yogaübung; niemand wird merken, ob Sie „richtig" meditieren oder nicht. Aber wenn Sie es regelmäßig tun, werden Sie feststellen, dass Ihre emotionale Reaktivität abnimmt und Sie Wut und andere negative Emotionen schneller überwinden können.

In dem Augenblick, in dem man sich endgültig einer Aufgabe verschreibt, bewegt sich die Vorsehung auch.

Johann Wolfgang von Goethe

Nutzen der Meditation

- Meditationen dienen dem Abbau von Stress und beugen damit einer zentralen Krankheitsursache vor.

- Meditieren fördert die Intelligenz. Studien haben gezeigt, dass es die neuronale Plastizität fördert, also die Fähigkeit des Gehirns, neue Signalwege zu bilden.

- Auch die emotionale Intelligenz steigt durch Meditieren, wie aus Forschungsergebnissen hervorgeht. Wer meditiert, kann seine Gedanken und Gefühle besser wahrnehmen und sich beides für Problemlösungen und andere kognitive Aufgaben besser nutzbar machen. Meditieren erleichtert die Arbeit an komplizierten Beziehungen und lässt uns emotionale Energien für ein höheres Ziel nutzen.

Finde deine Praxis

2. MACHEN SIE ES SICH BEHAGLICH

Der Mensch lebt in zwei Dimensionen: **Zeit und Raum.** Für eine Meditation sollten Sie in diesen beiden Dimensionen so entspannt wie möglich sein.

Zeit

Legen Sie eine Zeitspanne fest, die Sie sitzend meditieren möchten. Es können fünf, 25 oder auch mehr Minuten sein. Fünf Minuten – das klingt kurz, ist aber schon mal ein guter Anfang, und am nächsten Tag können Sie den Zeitraum ja verlängern. Eine Uhr kann Ihnen helfen, diese Dimension zu handhaben. Viel wichtiger als die Dauer ist aber die Intensität.

Es gibt keinen falschen Zeitpunkt zum Meditieren.

Viele meditieren gerne morgens, wenn aber der Mittag oder der Abend für Sie besser ist, ist beides genauso gut. Sie werden Ihre Meditationssitzung bald nicht mehr missen wollen und sie zu einem festen Teil Ihres Tagesablaufs machen. Sich zu versenken wird Ihnen nach Yogaübungen noch leichter fallen; Sie können also beides zeitlich verbinden.

Raum

In Meditationsanleitungen steht oft, man solle sich eine bequeme Sitzposition suchen. Machen Sie sich besser darauf gefasst, dass keine Position wirklich bequem sein wird, vor allem nicht am Anfang. Das Gute daran: Das ist gar nicht nötig. Die Position muss einfach so sein, dass Sie während des ins Auge gefassten Zeitraums still sitzen können und sich nicht unbehaglich fühlen.

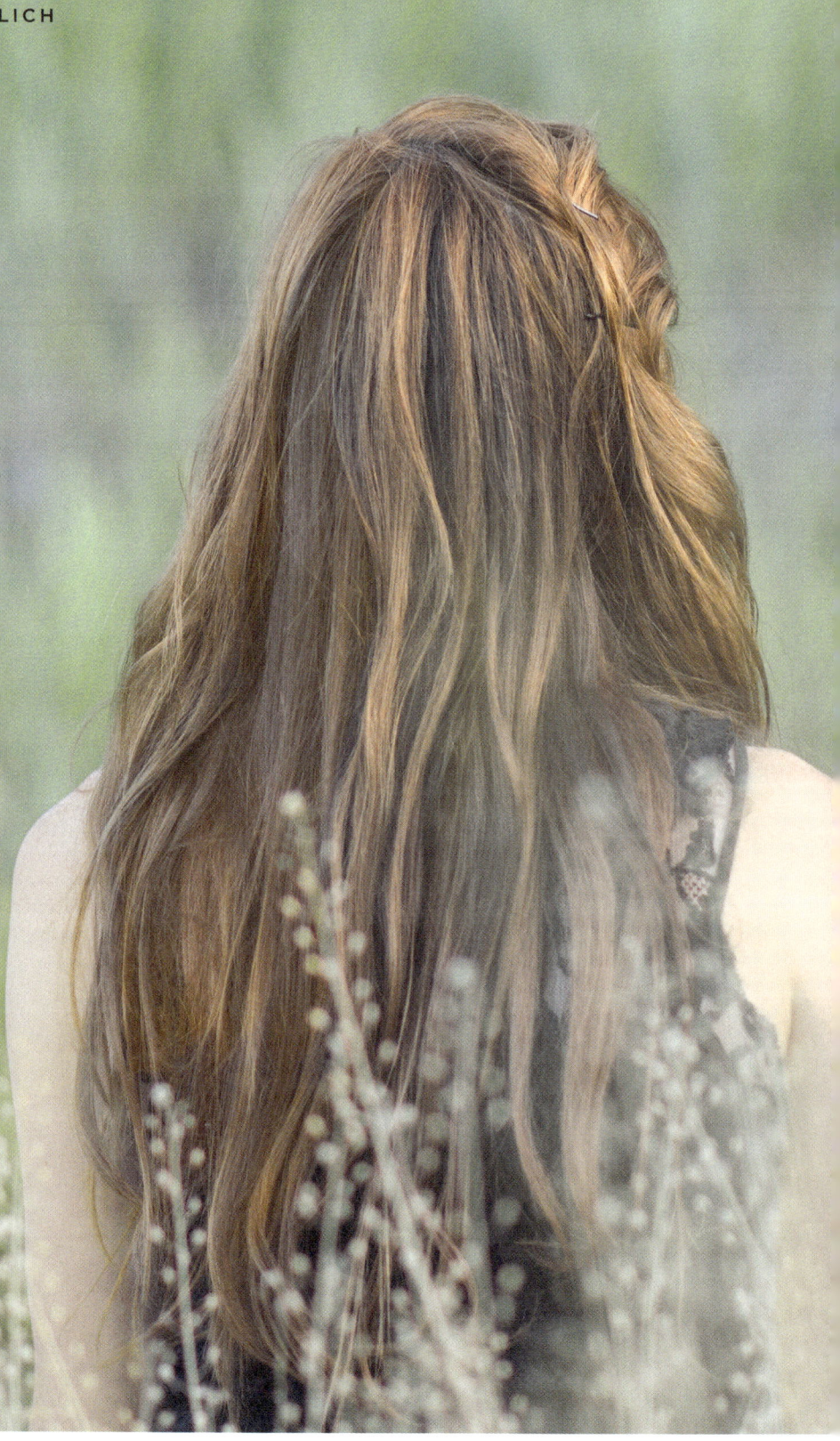

Ein einigermaßen bequemer Meditationssitz sieht so aus:

Wirbelsäule gerade aufgerichtet

Entspannte Hüftgelenke

Arme abgelegt

Blick gerade

Unterkiefer locker

Atem ruhig und gleichmäßig

Setzen Sie sich im Schneidersitz auf ein dickes Kissen, die Hüften höher als die Knie; sonst sind die Hüftbeuger angespannt, was auf die Dauer anstrengend sein kann.

Ist Ihnen die Position unbequem, können Sie auf der Vorderkante eines Stuhls sitzen, mit den Füßen auf dem Boden. Richten Sie die Wirbelsäule gerade auf. Entspannte Aufmerksamkeit im Körper führt zu entspannter Wachheit des Geistes.

Zentrieren Sie sich oberhalb der Gesäßknochen und halten Sie die Wirbelsäule ganz gerade, in keine Richtung geneigt. Die Schulterblätter lassen Sie locker nach hinten hängen.

Legen Sie die Hände auf die Oberschenkel. Weisen die Handflächen dabei nach oben, bringt Ihnen das Energie, nach unten weisende Handflächen erden Sie. Überlegen Sie bei jeder Meditation neu, wie Sie die Hände platzieren möchten. Horchen Sie in sich hinein, was besser für Sie ist.

Heben Sie das Kinn leicht, sodass Sie gerade in die Ferne blicken. Lassen Sie das Kiefergelenk locker, die Zungenspitze legen Sie hinter den Vorderzähnen ab.

Haben Sie Ihren Sitz eingenommen, schließen Sie die Augen oder lassen sie einen Spalt offen. Das ist Ihnen überlassen.

3. BLEIBEN SIE IN IHRER POSITION

Diese Anweisung ist gar nicht einfach zu befolgen. Sobald Sie Ihre Position eingenommen und Ihre Augen geschlossen haben, werden Sie bemerken, dass die Nase juckt, es im Rücken knackst, Ihnen Haar ins Gesicht fällt oder Ähnliches. Das ist das Wesen des Geistes, der nie zufrieden ist. Wenn wir den Körper darum bitten, herunterzufahren und zur Ruhe zu kommen, merken wir, dass wir gewohnt sind, laufend unbewusst einen mutmaßlich besseren Zustand zu suchen.

Sagen Sie sich, dass die Sitzposition gut ist, und lassen Sie es dabei. Sie müssen nichts verändern. Immer wenn Sie dem Drang nach einer Bewegung nachgeben, hat das Atmen nicht mehr Ihre volle Aufmerksamkeit.

4. BLEIBEN SIE BEI IHREM ATEM

Wir atmen unentwegt, aber wie oft achten wir wirklich darauf?

Der Atem eignet sich sehr gut als „Gegenstand der Meditation", wie die Yogalehrer sagen: Der Geist muss sich auf etwas konzentrieren, auf ein Objekt. Und der Atem taugt sehr gut als Objekt, weil er immerwährend ist. Sie müssen ihn sich nicht vorstellen, er ist einfach da.

Spüren Sie, wie Sie ein- und ausatmen. Sie können sich sogar bei jedem Atemzug im Stillen „Einatmen" und „Ausatmen" vorsagen, um fokussiert zu bleiben. Der Geist ist nämlich in der Regel nicht damit zufrieden, dem Atem einfach „zuzuschauen". Er wird dann abschweifen und sich „Gedankenfutter" suchen. Abschweifen bedeutet aber nicht, dass die Meditation schlecht ist. Es gibt keine schlechte Meditation! Ihre Aufgabe besteht im Beobachten, und wenn Gedanken, Bilder, Empfindungen in Ihnen hochsteigen, konzentrieren Sie sich auf den Atem, um wieder ins Hier und Jetzt zu gelangen. Es wird immer und immer wieder passieren, dass Ihr Geist abschweift. Dieses Zu- und Entlassen von Gedanken gehört dazu, wenn Sie Ihren Geist kennenlernen möchten.

Je öfter Sie meditieren, desto länger werden Ihre Gegenwartserfahrungen. In der Stille und Bewegungslosigkeit finden Sie dann schließlich den Purusha, wie er im Yoga genannt wird – den inneren Zeugen, den intuitiv Wissenden, den inneren Führer.

Sehen Sie nun auf die Uhr. Wie lange haben Sie gebraucht, um diese Seiten über das Thema Meditation zu lesen? Viele von uns verbringen mehr Zeit damit, etwas über Meditation zu lesen, als wirklich zu meditieren. Aber keine noch so interessanten Darlegungen eines Autors sind von Nutzen, wenn sie nicht in die Praxis umgesetzt werden.

Legen Sie Ihrem Geist gegenüber dieselbe Einstellung an den Tag, die Sie gegenüber anderen Menschen pflegen oder zu pflegen versuchen. Laut Yoga-Sutra 1.33 sollten das sein: **MAITRI**, **KARUNA**, **MUDHITA** und **UPEKSHANAM**: Freundlichkeit, Wohlwollen, Frohsinn und Gleichmut.

Finde deine Praxis

YANTRA: BILDER DES KOSMOS

EKABHUMI CHARLES ELLIK

Yantras sind mystische Diagramme, Symbole der kosmischen Einheit. Das Wort Yantra stammt aus dem Sanskrit und bedeutet Werkzeug, Instrument oder Stütze. Es gibt viele verschiedene Yantras. Handgemalte Yantras, kurvige ineinander verschlungene Diagramme und komplexe symmetrische Gebilde aus übereinandergelegten geometrischen Formen.

Das rechts abgebildete Yantra stammt aus der nordindischen Tradition des Harish Johari. Es soll die Kraft der Götter anrufen. Allein es anzusehen ist schon eine Wohltat.

Yantras sind schöne Beispiele der heiligen Geometrie. Sie illustrieren auf elegante Weise die Beziehung zwischen Bewusstsein und Ausdruck. Jede der Formen steht für ein anderes Element. Außen wird das dichteste Element, die Erde, durch einen quadratischen Rahmen abgebildet. Die runde Form im Zentrum steht für das feinstofflichste Element, den Raum (Äther). Hier befinden wir uns im Zustand der perfekten Einheit. Yantras können als Fokussierungspunkte für Meditationen mit offenen Augen (Trataka) verwendet werden. Sie können auf einem Altar aufgestellt oder an eine Wand gehängt werden.

Yantras sehen ähnlich aus wie Mandalas. Auch die Funktionen überschneiden sich. Mandalas sind ein „Kreis" von Wesenheiten oder illustrieren eine Beziehung zwischen vielen Objekten. Yantras sind spezifischer und beziehen sich auf ein göttliches Wesen, eine Vorstellung oder eine Tat. Laut Swami Satyananda haben Mandalas die Energie des Schaffens und Yantras die der Auflösung. Auflösung heißt in diesem Zusammenhang die Lösung von Bindungen und ein Fokus auf Einheit statt auf Verschiedenheit.

Yantra-Meditation in der Praxis

Hängen oder stellen Sie dieses Yantra etwas über Ihre Augenhöhe.

Setzen Sie sich bequem hin, die Wirbelsäule ist gerade.

Fixieren Sie das Zentrum des Yantras, ohne dass der Blick allzu starr wird und ohne das Diagramm als Ganzes aus den Augen zu verlieren.

Zwinkern Sie mit den Augen, wenn es erforderlich wird. Zählen Sie Ihre Atemzüge, kommen Sie zur Ruhe.

Atmen Sie ein und zählen Sie dabei bis sechs; beim Ausatmen ebenso.

Wenn der Körper stabil ist, versuchen Sie, leise ein Mantra wie Om zu singen.

Meditieren Sie so lange, wie Sie möchten; es soll aber nicht anstrengend sein.

Wenn Sie regelmäßig mit einem Yantra als Stütze meditieren, wird Ihr Bewusstsein neu geordnet und erlangt einen harmonischeren und erleuchteteren Zustand.

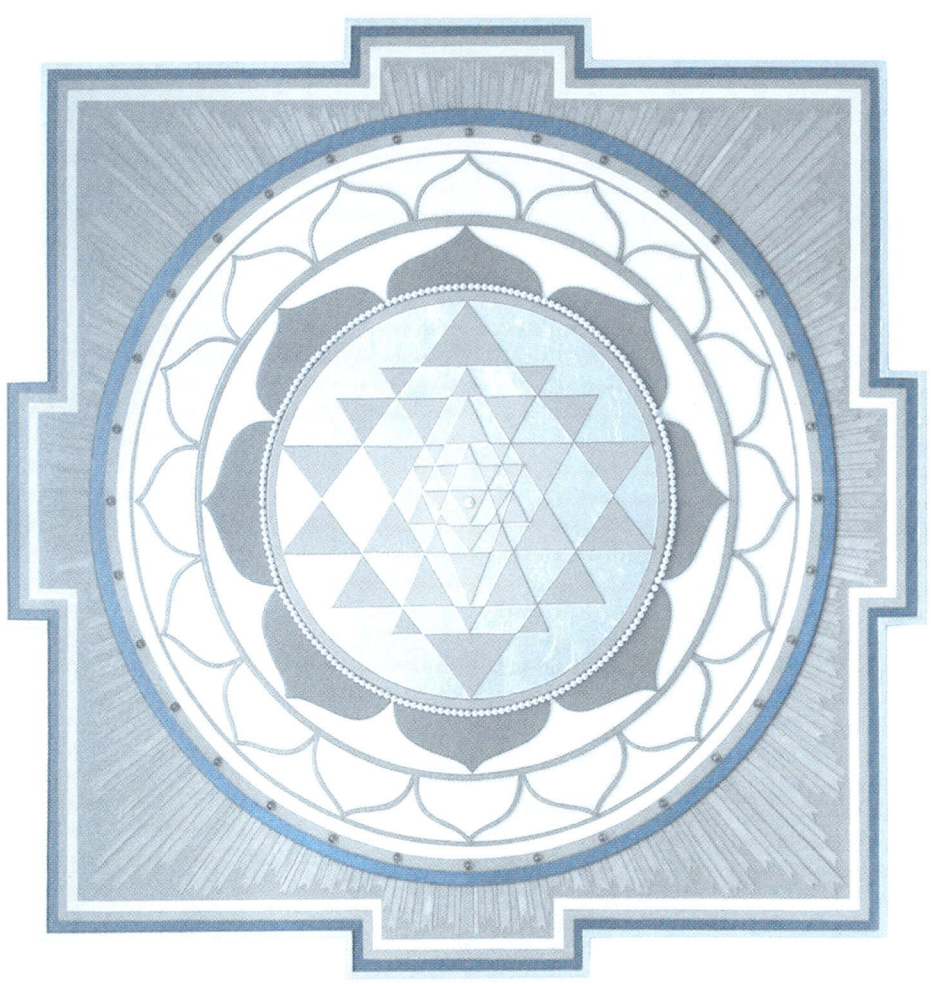

**WAS SIE TUN KÖNNEN:
FANGEN SIE MIT EINER ROTEN RÜBE AN**

„Was kann ich schon tun?"

Das ist die häufigste Frage, wenn ich Vorträge über das Anpflanzen von Gemüse und Obst und die heutige Ernährung halte. In ihr schwingen Angst und Sorge mit, oft wird sie von einem Seufzer begleitet. Es ist ein Seufzer der Ohnmacht, der Resignation angesichts der übermächtigen Lebensmittelkonzerne. Wenn wir aus dem Blickwinkel unserer kleinen Haushalte die Monsantos, Nestlés und McDonald's dieser Welt betrachten, kann uns das wirklich entmutigen. „Was kann ich als einzelner Mensch, als einfacher Verbraucher schon ausrichten?"

Bedenken Sie jedoch: Die heutige Welt ist das Ergebnis individueller Entscheidungen einer Mehrheit der Menschen in der Kultur einer bestimmten Zeit. Als viele Mütter in den 1950er-Jahren fanden, Stillen sei primitiv und barbarisch, stand plötzlich überall Milchpulver in den Regalen. Heute wissen wir, dass Flaschenkinder häufiger an Asthma leiden und dass Brustkrebs häufiger bei Frauen auftritt, die als Baby nicht gestillt wurden. Die Abhängigkeit von käuflicher Babynahrung statt Muttermilch (immer verfügbar, immer die richtige Temperatur) führte letztendlich dazu, dass wir uns quasi selbst entmachtet haben. Im wortwörtlichen Sinne begannen die Menschen, die Nahrung außerhalb von sich selbst zu suchen: schnell und einfach zuzubereitende, abgepackte Lebensmittel. Der zunehmend von Fast Food und industrieller Nahrung lebende Konsument war geboren. Und dies ist nur ein Beispiel.

Entscheidungen Einzelner fallen nicht in einem Vakuum. Wir sind alle verbunden und bauen jeden Augenblick an der Welt der Zukunft. Mikro beeinflusst Makro. Wenn wir unsere Kinder in allerlei Vereine und Gruppen schicken und die Familie deshalb abends nicht mehr zusammen am Tisch sitzt, um frisch zubereitete Produkte der Region zu essen, unterstützen wir ein bestimmtes Ernährungssystem. Und wenn immer mehr Familien so leben, wirkt sich das auf die erhältlichen Lebensmittel, die Landwirtschaft, die Bauernfamilien, die Gesundheit und den familiären Zusammenhalt aus. Möglicherweise hat es auch Konsequenzen für das Verhältnis der herangewachsenen Kinder zu ihren alt gewordenen Eltern. Sie schieben sie dann vielleicht lieber in ein Altersheim ab, anstatt ihnen das Gästezimmer zu geben, um sie dort zu pflegen.

„Was kann ich schon tun?" Das ist eine so komplexe Frage, dass ich in der Regel erst einmal versuche herauszufinden, was genau gemeint ist. Werden konkrete Informationen gewünscht? Oder ist die Frage eher ein Ausdruck von Frustration? Die heutige Epidemie der kulinarischen Unwissenheit – es wird ja immer weniger richtig gekocht – hat zur Folge,

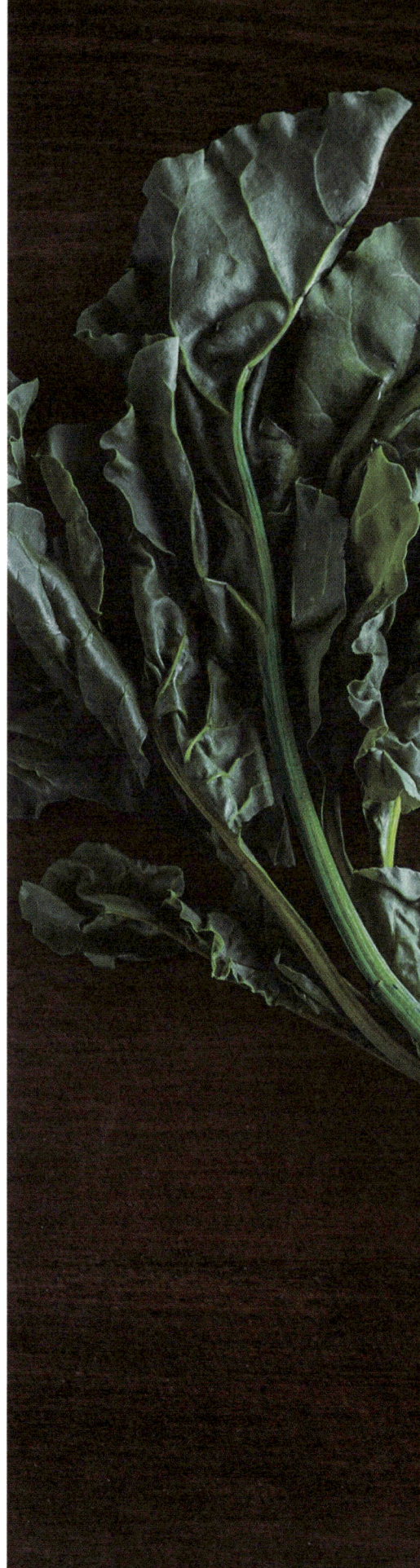

JOEL SALATIN

dass auch Interessierte sich kaum noch trauen, ein richtiges Mahl mit Eigengewächsen aus dem Garten oder vom Bauernhof zuzubereiten. Eine selbst angebaute oder beim Bauern gekaufte Rote Bete sieht eben nicht so aus wie die in den Gläsern vom Supermarkt. Wenn eine solche gerade geerntete Rübe auf dem Küchentisch liegt, lautet die Frage etwas abgewandelt: „Was soll ich denn damit tun?"

Also? Was können Sie tun?

Sie können teilhaben. Sie können aktiv werden und eine Rote Bete schälen, kochen und schneiden, dann sieht sie ungefähr so aus wie die im Supermarkt. Sie können außerdem den Fernseher ausschalten. Sie können die geplante Kreuzfahrt stornieren. Sie können haufenweise frische Tomaten kaufen und sie zu Tomatensauce verarbeiten, sie einfrieren oder einkochen. Sie können ein paar Pflanzentöpfe kaufen und einen kleinen Kübelgarten mit Gemüse anlegen. Sie können einen Bienenstock haben, zum Beispiel auf der Dachterrasse, und im Hinterhof zwei Hühner halten, anstatt ein Aquarium oder einen Käfigpapagei zu kaufen.

So wie heute – wie auch immer „heute" aussieht – die Manifestation von Milliarden individueller Entscheidungen in der Vergangenheit ist, so wird das Morgen von unseren heutigen Entscheidungen geprägt sein. Und wenn Sie, ich, wir nicht die richtigen Entscheidungen treffen, werden wir weiter in die falsche Richtung steuern, auf einen Abgrund zu.

Ich wünschte, ich könnte mit den Fingern schnippen, und alles wäre plötzlich anders. Bauern würden ihre Böden nachhaltig bewirtschaften, statt sie auszulaugen. Nahrungsmittel wären nährstoffreich und nicht -arm. Die Menschen würden wieder Spaß am Kochen finden. Die häusliche Speisekammer wäre zugleich das neue Entertainment Center und ein Kristallisationspunkt für Ruhe und Beschaulichkeit. Aber leider passiert das alles nicht, wenn ich mit den Fingern schnippe. Es wird nur passieren, wenn Sie und ich und wir alle andere Entscheidungen treffen.

Was können wir konkret tun? Befreien wir uns erst einmal von der ewigen Opferrollen-Mentalität. Niemand wird alles für uns regeln. Niemand wird uns gesund und glücklich machen. Das liegt allein in unserer Verantwortung und nicht in der unserer Nachbarn, der Regierung, der Kirche oder irgendeines Vereins.

Wenn ich nicht weiß, was ich mit einer roten Rübe anfangen kann, muss ich es eben lernen. Und davon ausgehend kann ich immer weiterlernen und werde am Ende wissen, wie ich gesunde Erde in meinem Garten haben kann, in der sich glückliche Regenwürmer tummeln.

Was könnte es Schöneres geben?

Finde deine Praxis

FESTESSEN: REZEPT MIT ROTER BETE

SARAH COPELAND

Als jemand, die sich im Betondschungel von New York City gärtnerisch betätigt, sage ich frei nach Frank Sinatra: „If I can make it there, I'll make it anywhere ..." [Wenn ich es hier schaffe, dann schaffe ich es überall ...] Lebensmittel selbst anzubauen hat viele positive Effekte: Es beruhigt den Geist, es ist erfüllend und schafft einen Rhythmus, der sich auf Ihr ganzes Leben auswirken wird. Und es sorgt dafür, dass Sie köstliches Essen auf dem Teller haben. Das meiste, was ich aussäe, wächst problemlos. Ich stelle gute Erde bereit, gieße regelmäßig und lasse die Sonne ran; viel mehr Arbeit habe ich nicht. Dafür ernte ich Erbsen, Bohnen, Kürbisse, Radieschen, Karotten und Blattgemüse. Nur mit der Roten Bete hat es bisher noch nicht geklappt. Ich könnte jetzt Bücher wälzen, um herauszufinden, was ich falsch mache, aber ich gehe auch gern auf den Bauernmarkt und kaufe mir die Rote oder Gelbe Bete dann eben dort. Diese verarbeite ich zusammen mit meinen selbst angepflanzten Karotten, Radieschen und Rucola zu einem bunten Salat und füge noch geröstete Haselnüsse und ein cremiges Schnittlauchdressing hinzu. Probieren Sie es einfach mal aus und laden Sie ein paar Freunde dazu ein. Revolutionen fangen klein an. Sie können Ihren Teil dazu beitragen!

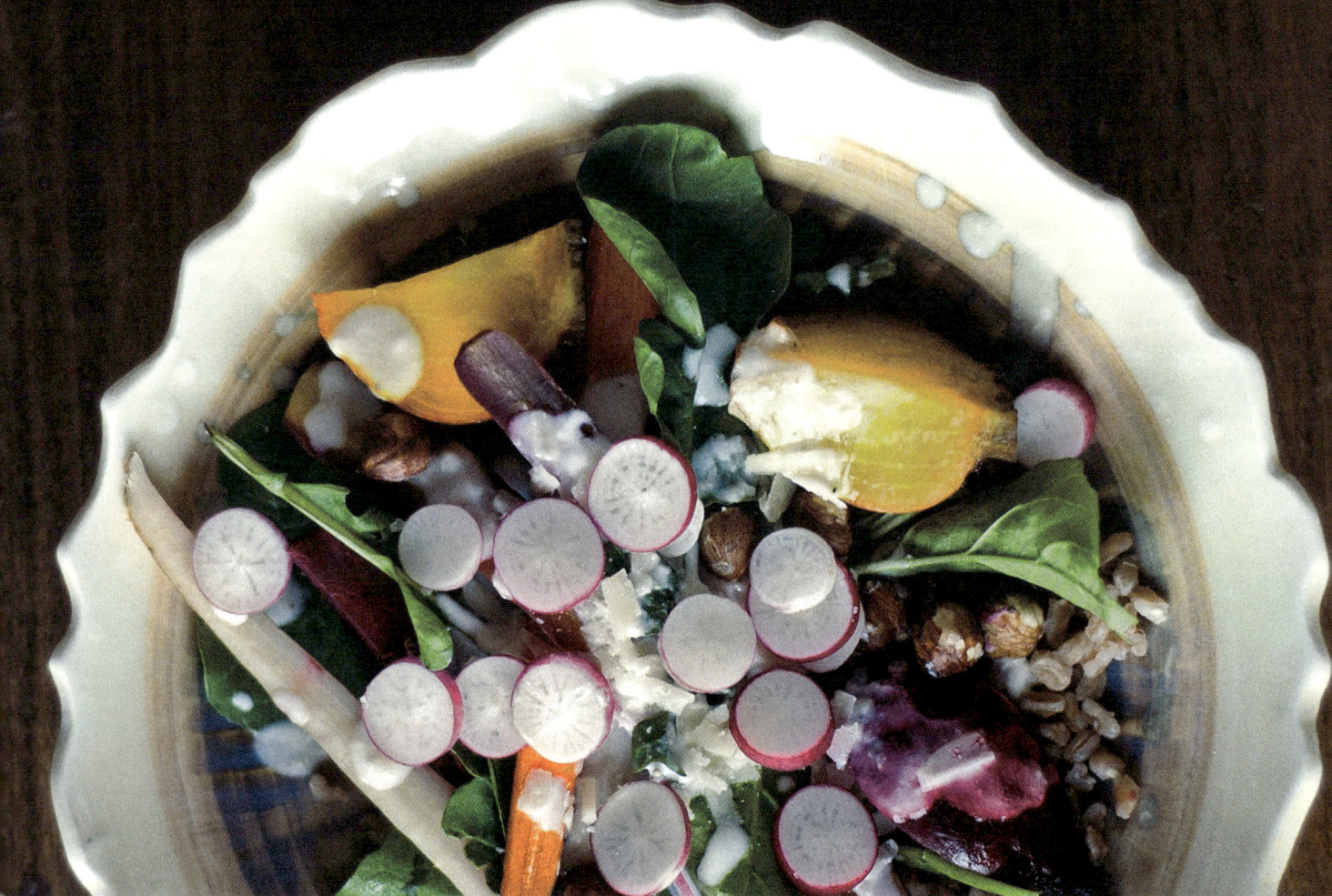

Salat mit gegartem Wurzelgemüse und Dinkel

ZUTATEN FÜR 4 PORTIONEN

8 kleine Rote oder Gelbe Beten, geschält

60 ml plus 2 Esslöffel Olivenöl extra vergine

Meersalz, frisch gemahlener Pfeffer

6 junge Karotten oder andere Rüben

1 Esslöffel Honig

1 kleiner Zweig Thymian

200 g Dinkel (oder Emmer oder Einkorn)

6 Radieschen

2 großzügige Handvoll Rucola oder Babysalat

FÜR DRESSING UND TOPPING

50 ml Vollfett-Naturjoghurt

Saft von 1/2 Zitrone, eventuell etwas mehr

2 Esslöffel fein gehackte frische Kräuter

1 Esslöffel Haselnussöl

1 Esslöffel Olivenöl extra vergine

feines Meersalz und frisch gemahlener Pfeffer

1 kleine Handvoll geröstete Haselnüsse

Fleur de Sel (Meersalzflocken)

100 g Parmesan oder Pecorino

Heizen Sie den Ofen auf 200° vor. Die Rüben waschen, abtrocknen und auf Aluminiumfolie legen. Das Olivenöl darüberträufeln, mit Salz und Pfeffer würzen. Die Folie verschließen und die Rüben etwa 20 Minuten backen. Sie sind gar, wenn Sie eine Gabel leicht hineinstechen können. Dann herausnehmen und in der Folie abkühlen lassen.

Karotten schälen und längs halbieren. Die Hälften mit Honig, Thymian und 250 ml Wasser in einer Pfanne bei mittlerer Hitze aufkochen. Die Mischung etwa 20 Minuten köcheln lassen, bis das Gemüse gar und die Brühe fast verdampft ist. Vom Herd nehmen und warm halten.

Inzwischen das Getreide in einen mittelgroßen Topf geben. So viel Wasser hinzugeben, dass es etwa 5 cm höher steht als die Körner. Aufkochen, dann die Hitze verringern und zugedeckt etwa 20 Minuten köcheln lassen, bis die Körner gar sind. Danach gut abtropfen lassen.

Wenn die Beten abgekühlt sind, schälen und vierteln Sie sie. Die Radieschen schneiden Sie mit einem Gemüsehobel oder scharfen Messer in dünne Scheiben.

Für das Dressing verrühren Sie den Joghurt, den Zitronensaft, die Kräuter, das Haselnussöl, das Olivenöl, ¼ Teelöffel Salz und ¼ Teelöffel Pfeffer in einer mittelgroßen Schüssel. Nach Belieben mit etwas mehr Salz, Pfeffer und Zitronensaft abschmecken.

Rucola oder Babysalat waschen und trocken schütteln. Verteilen Sie das Getreide auf die Teller. Lassen Sie die Karottenmischung abtropfen und vermengen Sie dann Rüben, Karotten und Rucola in einer großen Schüssel. Diese Mischung geben Sie über das Getreide in den Schüsseln und dekorieren sie mit den Radieschenscheiben. Dann bestreuen Sie das Ganze mit Haselnüssen und Fleur de Sel. Abschließend hobeln oder raspeln Sie großzügig den Käse über die Salatmischung. Warm servieren.

Finde deine Praxis

IN DER GEGENWART VERWURZELT   SARAH NEUFELD

Sie sollten wissen, warum Sie Yoga machen.

Als mir der Begriff der täglichen Yogapraxis erstmals begegnete, war ich schon yoga-begeistert, aber noch weit davon entfernt, Yoga in meinen Alltag zu integrieren. Als ich mich zur Yogalehrerausbildung anmeldete, litt ich an Selbstüberschätzung. Ich praktizierte schon sehr früh Yoga und war ausdauernd. Meine Lehrer hatten bei einem Mitglied der Familie Jois gelernt und glitten lautlos über ihre Matten.

Daneben lebte ich meinen Traum: Ich tourte mit zwei experimentellen Rockbands als Violinistin und kam viel herum, sah aber in den Städten meist nur die schmuddeligen Rockclubs. Ich unterwarf mich gerne einem verrückten Zeitplan und etwas weniger gerne meinen etwas wirren Emotionen.

Die Yogamatte wandelte sich von der Trainerin zur Therapeutin. Ich gewöhnte mich an das Tourneeleben und meine zyklischen Schwankungen. Ich war optimistisch und abenteuerlustig. Zugleich hatte ich immer das Gefühl, alles könnte bald vorbei sein. War dies die letzte Tour, die letzte Schallplatte, der letzte Kreativitätsschub, die letzte Glückssträhne?

Meine Anmeldung zur Yogalehrerausbildung hatte aber nichts damit zu tun, dass ich mich beruflich neu orientieren wollte. Vielmehr ging es mir darum, meine Verbundenheit mit dem Yoga zu bekräftigen. Es gab mir Stärke und Stabilität, und ich wollte es noch intensiver verstehen.

Damals stürzte ich mich so in die Yogapraxis, dass ich mir dabei sogar eine Verletzung am Handgelenk holte. Ich verschlang die Lektionen und Vorträge und praktischen Übungen wie ein hungriges, rastloses Kind, und wenn ich danach wieder mit der Band auf Tournee ging, war ich geradezu von einem inneren Leuchten erfüllt. Ich hatte das Gefühl, dass die Yogaarbeit mir dabei half, meine menschlichen Fehler und Schwächen zu überwinden. Mit genug Praxis und dann sogar in der Rolle als Lehrerin, so dachte ich mir, könnte ich meine Reaktivität und meine alten Verhaltensmuster ablegen. Die ersten Jahre Yogaunterricht ging ich voller Energie an, las so viel wie nur möglich zum Thema und schob Extraübungen ein, wann immer es ging.

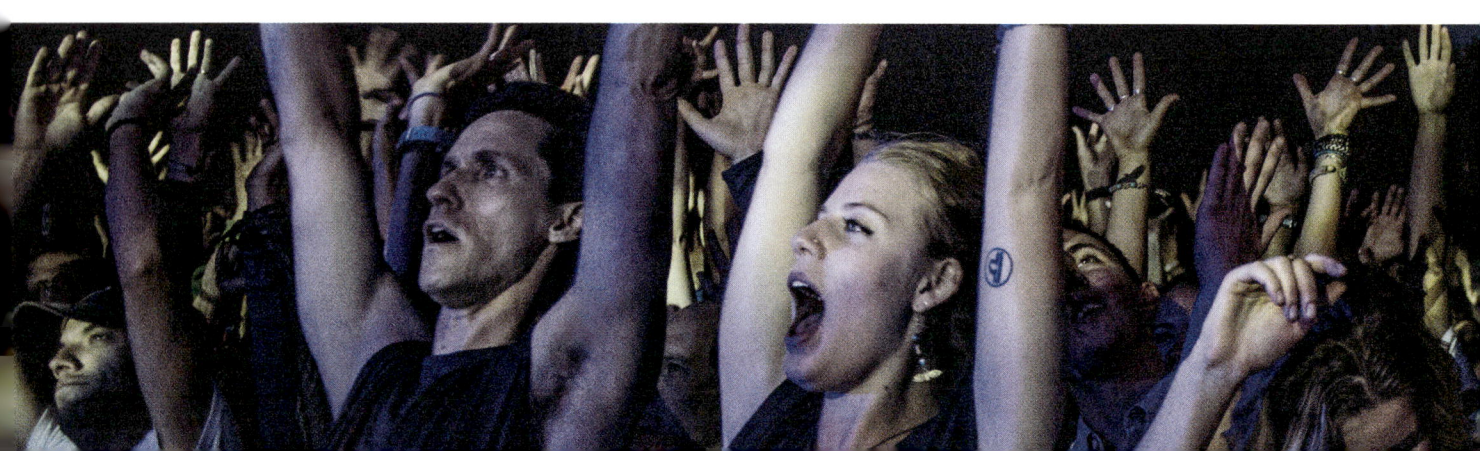

Tägliches Yoga schien mir nun natürlich und machbar, und ich nahm subtile Veränderungen in mir wahr – zum ersten Mal auf der Europatournee des Bell Orchestre 2009. Ich wollte auch während der Tournee täglich Yoga machen, egal wie die Gegebenheiten an einem Ort sein mochten. Genau das war das Entscheidende: sich unabhängig zu machen von den äußeren Umständen. Als mir das klar geworden war, wurden meine Bewegungen bei den Übungseinheiten sanfter.

Die Tour mit dem Bell Orchestre war anstrengender als die Zeit mit der Band Arcade Fire. Wir hatten kaum Freizeit und mussten alles selber machen: Transport, Bühnenaufbau, Soundcheck, Konzert, Plattenverkauf, Abbau, Verladen, Transport, nächster Gig ...

Mir machte der Stress nichts aus, wusste ich doch, dass ich immer meine halbe Stunde für Yoga finden würde. Manchmal rollte ich die Matte aus, während die Drums aufgebaut wurden und der Soundcheck lief. Immer fand ich Gelegenheiten für die Übungen! Es kam vor, dass ich den Herabschauenden Hund in einem muffigen Gang, einem Badezimmer oder einem Saal voller Menschen machte. Ich wusste einfach, dass ich mich danach richtig gut fühlen würde.

Als ich erkannt hatte, dass die Umstände jeden Tag wechseln und ich trotzdem immer eine Möglichkeit für die Übungen fand, wurde meine Yogapraxis besser im Jetzt verwurzelt. Es ging weniger darum, eine bestimmte Übung oder eine bestimmte Dauer umzusetzen, sondern eher darum, was zu einem bestimmten Moment vernünftig und möglich war.

Im Laufe der Jahre konnte ich diese Vorgehensweise beibehalten, insbesondere als ich auch Pranayama und Meditation praktizierte.

Wäre alles perfekt, würde ich morgens nach einem erholsamen Schlaf aufwachen, mich für eine halbe Stunde aufs Meditationskissen rollen und dann eine Stunde Asanas üben. Lust auf Kaffee hätte ich danach nicht mehr. Die Realität sieht aber eher so aus, dass ich bis spätabends auf der Bühne stehe, erst um zwei Uhr ins Bett komme, um in einen nervösen Schlaf zu fallen, gerade rechtzeitig aufwache, um noch Zeit für den unabdingbaren Kaffee und den Blick ins Internet zu finden, und es danach knapp schaffe, nicht den Pass im Hotelzimmer zu vergessen. An solchen Tagen mache ich Pranayama und Meditation im Bus oder Flugzeug, und wenn meine Muskeln sich eher strapaziert anfühlen, entscheide ich mich für ein paar Yin-Positionen und ein Bad anstatt der üblichen Chaturangas.

Ich übe nicht immer so viel, wie ich gerne würde. Manchmal bekomme ich mehrere Tage lang keine Meditation hin; aber ich bin nachsichtig mit mir, und das hat sich bewährt. Ich kann langfristig ein körperliches und kontemplatives Übungsprogramm einhalten, weil ich herausgefunden habe, wie ich mir an der Stelle begegnen kann, wo ich gerade wirklich bin, und mich davon leiten lasse.

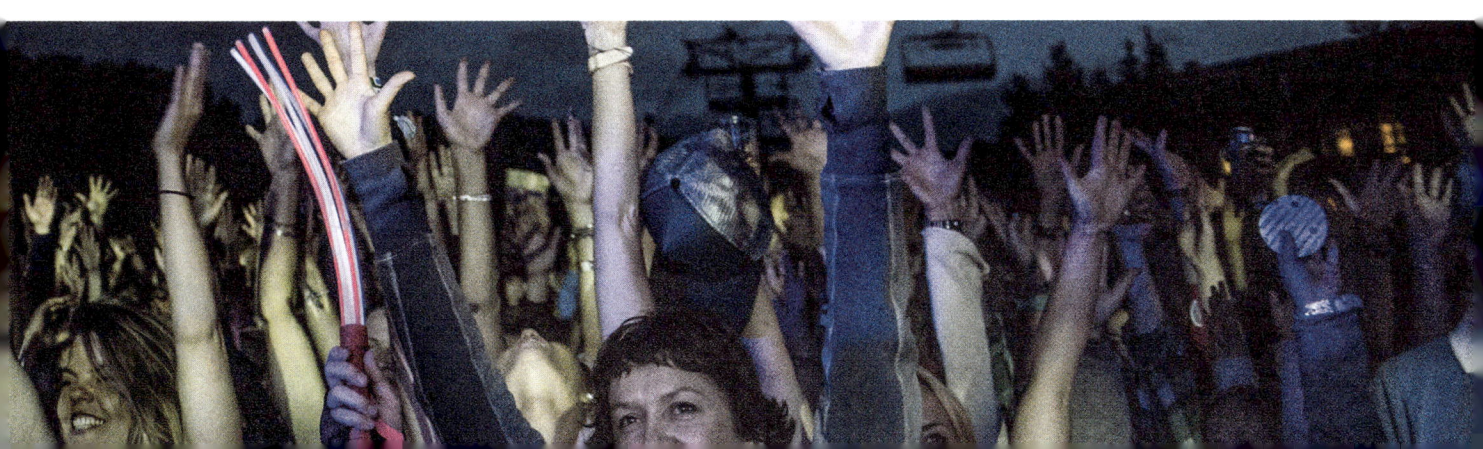

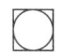

Finde deine Praxis

SARAH NEUFELD

Welle eins *Auftakt*

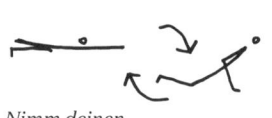

Nimm deinen Atem im Körper wahr.

Koordiniere den Atem mit kleinen Bewegungen.

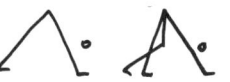

Wärme dich in dieser Haltung auf; zuerst mit den Beinen „gehen", dann Körperspannung aufbauen und in die Handflächen hineinatmen, Oberschenkel nach hinten drücken. **5–10 ATEMZÜGE**

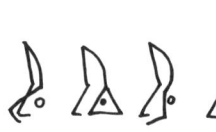

In der Berghaltung **TADASANA** nimmst du dir etwas vor, was im Einklang damit steht, wo du gerade bist und was du gerade brauchst.

Der Oberkörper geht passiv mit der Schwerkraft nach unten, Armposition nach Belieben. **5–10 ATEMZÜGE**

Welle zwei *In Bewegung*

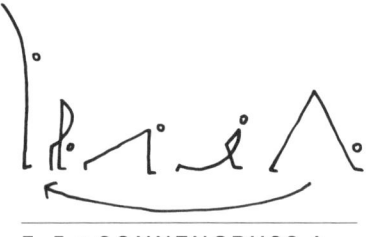

3–5 x SONNENGRUSS A

Spüre, wie herrlich es ist, in deinem Körper zu leben!

Egal in welcher Umgebung du dich befindest, genieße den Augenblick.

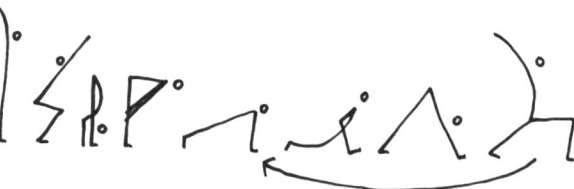

3–5 x SONNENGRUSS B

Nach links und nach rechts

ÜBUNGSABFOLGE KRIEGER
Atme möglichst langsam und gleichmäßig. Belaste Außen- und Innenseite der Füße gleich.

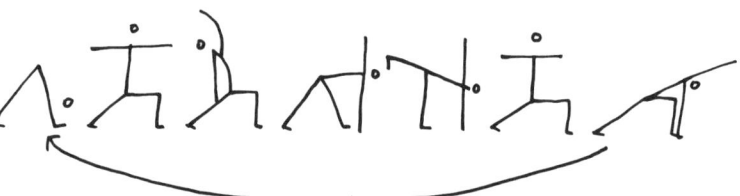

Geh zuletzt in die Berghaltung **TADASANA**.

Bleibe **3–5 ATEMZÜGE** in jeder Haltung dieser Übungsfolge, auch am Ende beim Herabschauenden Hund.

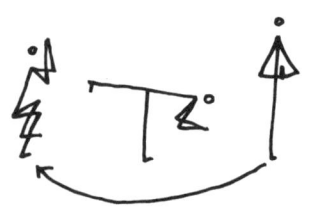

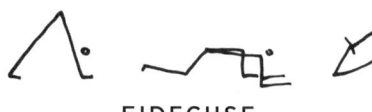

EIDECHSE

Lehne dich zurück, für eine optionale Drehung und zum Öffnen der Oberschenkel.

Bringe Ausdruck und Beherrschung ins Gleichgewicht.

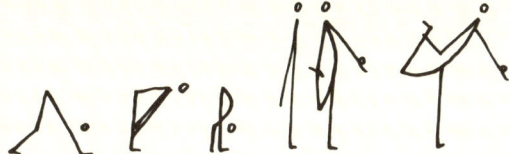 **TÄNZER** *Ziehe ein Bein in die Höhe und senke auf der Seite dieses Beins die Hüfte; bleibe* **5 ATEMZÜGE** *so stehen.*

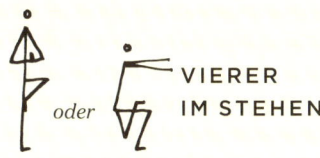 *oder* 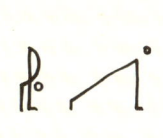 **VIERER IM STEHEN** **1 MINUTE** *Armposition nach Belieben*

Welle drei *Auf den Boden*

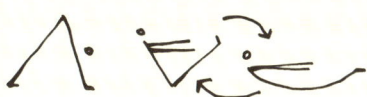
10 x *zwischen* **NAVASANA** *(Boothaltung) und* **ARDHA NAVASANA** *wechseln; dann auf den Boden ablegen.*

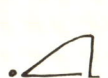
5 ATEMZÜGE
2 x *wiederholen.*

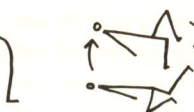
SCHEIBEN-WISCHER MIT DEN BEINEN

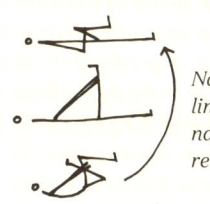
NADELÖHR
Nach links und nach rechts

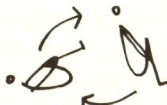
PASCHIMOTTANASANA
Bei dieser Vorbeuge im Sitzen spürst du die Anstrengung mehr in den Beinen als im Oberkörper. Spüre, wie die Oberschenkel im Körper verwurzelt sind.

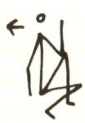
Nach links und nach rechts

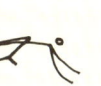

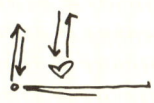
Als Fokussierungspunkt zum Beobachten des Atmens wählst du das dritte Auge oder das Herz.

Playlist zum Finden der Praxis

Ausgewählt von Sarah Neufeld

Saku — *Susumu Yokota*

Peacock Tail — *Boards of Canada*

Xtal — *Aphex Twin*

Nine Black Alps — *Helios*

Familiar — *Nils Frahm*

Dungtitled (In A Major) — *Stars of the Lid*

All Farewells Are Sudden — *A Winged Victory for the Sullen*

Auf lange Sicht erreichen die Menschen nur das, worauf sie zielen.

Henry David Thoreau

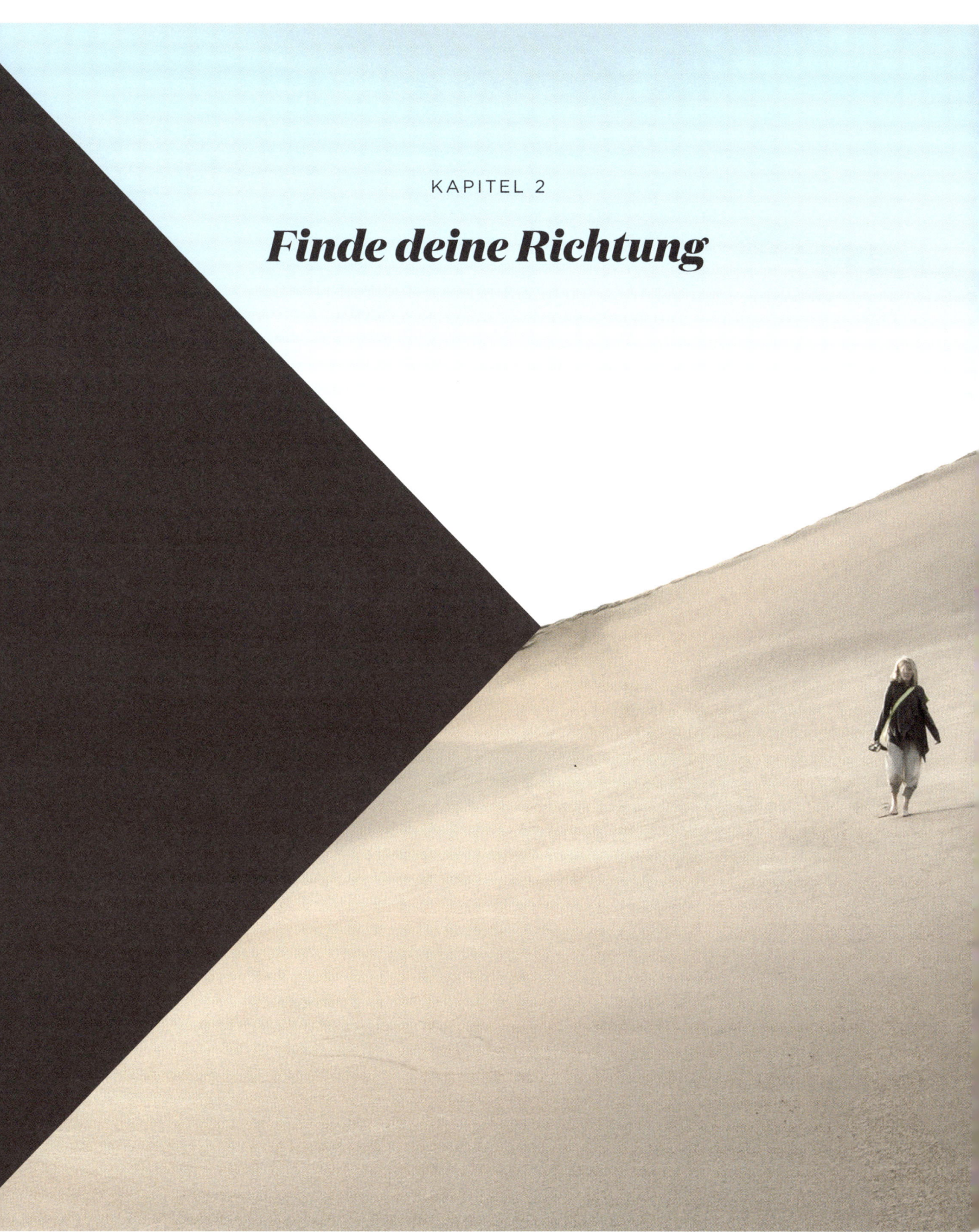

KAPITEL 2

Finde deine Richtung

UNVERZICHTBAR: EIN KOMPASS SARAH HERRINGTON

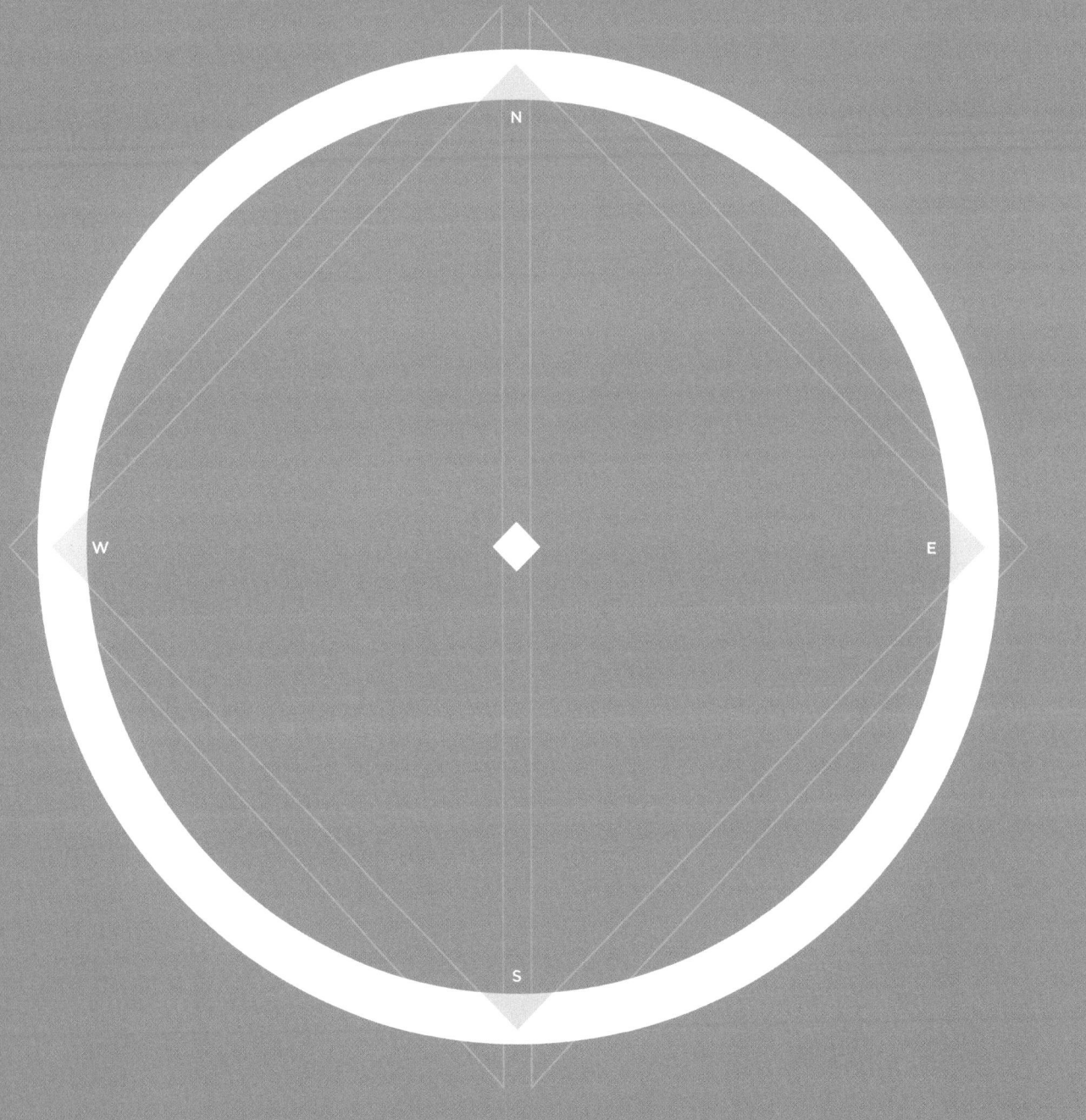

Starten Sie an dem Punkt, wo Sie sich jetzt befinden. Sehen Sie sich gut um und gehen Sie dann auf Entdeckungsreise. Strahlen Sie Liebe und Neugier aus. Stellen Sie sich Ihren Ängsten und fürchten Sie nicht, hinzufallen oder sich lächerlich zu machen. Denken Sie daran, dass eine Reise ins Innere ein Wagnis ist wie die Besteigung des Mount Everest. Yogis sind vor allem anderen Suchende und orientieren sich am Körper, am Atem – dem Geschenk der Weisheit – und an den Schriften, die uns auf dem Weg zur Wahrheit als Wegweiser dienen. Wenn Sie sich eingestimmt haben, wird das Finden der „richtigen" Richtung weniger wichtig als die Lust an der Reise des Lebens.

In diesem Buch sind Lehrer Reiseführer. Sie machen uns mit den Landkarten im Innen und Außen vertraut, seien es Atemübungen oder alte Texte. Wir rufen herbei, was wir uns wünschen, durch Manifestation und durch Eigenschaften, die uns von den Gottheiten symbolisiert werden. Wir erkunden, was fest und was lose ist, und suchen ein Gleichgewicht in Körper, Seele und Geist.

Bei einer Reise, ob in den Bergen oder im Herzen, kommen immer wieder neue Fragen auf.

Wenn Sie sich eingestimmt haben, wird das Abenteuer wichtiger als irgendeine bestimmte Antwort. Und wenn Sie mal davon abgekommen sind, unbedingt das Ziel der Reise kennen zu wollen und sich stattdessen einfach an der Reise selbst erfreuen – Simsalabim! Da haben Sie es schon gefunden, Ihr Zentrum, die Ergründung Ihres Geheimnisses, auf was Sie gehofft, wofür Sie geliebt haben.

Ziehen Sie also symbolisch Ihre Wanderschuhe an und packen Sie haltbaren Proviant und die Taschenlampe für Ihr inneres Selbst ein: Wir machen uns auf in ein Abenteuer, eine Entdeckungstour ins Innerste.

Siehe zu diesem Kapitel Yoga-Tagebuch S. 4 f. und 6 ff.
(www.irisiana-verlag.de/yogatagebuch)

WÄHLEN SIE IHREN WEG DEV AUJLA

Da sind Sie nun, ganz am Beginn. In fünf Jahren kann Ihr Leben ganz anders sein als jetzt. Aber Sie werden immer noch Sie selbst sein. Man wird Sie erkennen, auch wenn sich Ihr Leben verändert hat. Stellen Sie sicher, dass Sie in die gewünschte Richtung gehen.

Veränderungen brauchen Zeit. Aber seien Sie gewiss, dass es richtig ist, hier und jetzt zu beginnen.

Beantworten Sie drei Fragen für die Gestaltung Ihrer Zukunft:

WAS MÖCHTEN SIE?

Diese Frage wird uns Tausende Male täglich in irgendwelcher Werbung und im Internet gestellt. Sie umschließt jeden möglichen Wunsch: Was kaufen Sie als nächstes? Wie soll Ihr Zuhause aussehen und sich anfühlen? Wie viel möchten Sie verdienen? Welche Art Partnerschaft hätten Sie gern? Was zeichnet perfekte Momente mit Ihren Freunden, Ihrer Familie und Ihrem Partner aus?

Die Frage nach den Wünschen steht im Zentrum der westlichen Industriegesellschaften und sie ist uns vertraut. Sie ist unvermeidlich, aber auch mächtig.

Versuchen Sie, wenn Sie dies lesen, erst einmal nicht, weniger zu wollen. Wir haben oft das Gefühl, dass wir uns etwas nicht wünschen sollten, weil wir sonst ein schlechtes Gewissen haben oder uns vielleicht verändern müssten. Ich erlaube Ihnen hiermit, diese innere Stimme zu überhören. Geben Sie sich einige Minuten ganz dem Wünschen hin. Grenzenlos.

Was wünschen Sie sich, was inspiriert Sie? Wann haben Sie zum letzten Mal jemanden beneidet, weil er oder sie etwas Bestimmtes hatte? Von welchen Dingen können Sie sich vorstellen, dass sie Sie glücklich machen?

Schreiben Sie alles auf.

Wenn Sie Ihr Leben nur auf Ihren Antworten auf die erste Frage aufbauen, führt Sie das wohl in die Irre. Aber wenn Sie die Antworten auf die nächsten beiden Fragen hinzunehmen, führt Sie das in die Richtung Ihres persönlichen Leitsterns.

Die wichtige zweite Frage wird selten mit so viel Tiefe gestellt wie die erste:

WELCHEN WEG GEHEN SIE?

Sollten Sie sich diese Frage nicht stellen, wird der Weg sich selbst wählen, und zwar nur basierend auf den Antworten auf die erste Frage. Er wird uns dann wahrscheinlich als der schnellste oder vertrauteste oder üblichste erscheinen. Wenn es Ihr Wunschtraum ist, unendlich viel Geld zu haben, sehen Sie sich vielleicht als Banker oder Geschäftsmann, der ständig gestresst ist und zwar Geld, aber keine Zeit für Familie und Freunde hat und nicht sonderlich glücklich ist. Das ist einer der offensichtlicheren Wege zum Ziel „viel Geld", aber bei Weitem nicht der einzige. Wenn Sie sich für dieses Ziel entscheiden, haben Sie sich wahrscheinlich nicht wirklich nach dem Weg gefragt.

Ich lade Sie deshalb ein nachzudenken. Welchen Weg möchten Sie gehen? Wie sieht Ihr Leben bisher aus? Wie lang sind Ihre Arbeitstage? Was erfüllt Ihre Gedanken? Wie sehen Ihr Zuhause und Ihr Arbeitsplatz aus? Wie verbringen Sie Ihre Zeit? Bei welchen Gelegenheiten können Sie kreativ sein? Welche Rolle spielen Ihre Mitmenschen im Tagesablauf und wenn Sie Probleme haben?

Mit den Antworten auf diese Fragen können Sie sich den Weg, den Sie einschlagen möchten, ausmalen und mit Leben füllen. Vielfach machen wir uns mit Hilfsmitteln wie Facebook, Pinterest, einem Album oder Tagebuch ein Bild unserer Wünsche, nicht aber ein Bild unseres Weges dorthin. Nutzen Sie Ihr bevorzugtes Medium deshalb auch, um zu veranschaulichen, wie Sie sich Ihren Weg vorstellen.

Die dritte und letzte Frage:

WIE FÜHRT DER GEWÄHLTE WEG ZUR ERFÜLLUNG IHRER WÜNSCHE?

Der menschliche Geist kann gar nicht anders, als gegensätzliche Ideen zu vereinen. Er findet intuitiv Gemeinsamkeiten und kann widerstreitende Interessen synergetisch zusammenbringen.

Sie können darauf vertrauen, dass Ihr Geist die Verbindung findet zwischen Ihrem Ziel und dem Weg, den Sie dorthin beschreiten müssen.

Auf Ihrem Weg werden sich Hindernisse auftun. Die kritische Stimme in Ihrem Kopf wird sagen: „Das ist aber nicht die Realität, die Realität funktioniert nicht so, sondern so ..." Diese Stimme zeigt Ihnen den einfachsten und offensichtlichsten Weg – den Sie einschlagen würden, wenn Sie sich die obigen Fragen nicht gestellt hätten. Fordern Sie sich heraus und suchen Sie draußen in der Welt nach Antworten. Halten Sie nach Vorbildern und Mentoren Ausschau, die einen Teil Ihrer vereinigten Weg-und-Wunsch-Liste verkörpern. Und während Sie suchen, werden Sie auf echte Geschichten, echte Menschen und echte Erfahrungen treffen, die Ihnen beweisen, dass der Weg Erfolg versprechend ist.

Es ist möglich, zu bekommen, was Sie möchten, und den Weg zu gehen, auf dem Sie glücklich sein können. Sie brauchen etwas Zeit für diesen Weg, der jetzt beginnt. Sie stehen am Start.

WAS MÖCHTEN SIE?

WELCHEN WEG GEHEN SIE?

WIE FÜHRT DER GEWÄHLTE WEG ZUR ERFÜLLUNG IHRER WÜNSCHE?

DIE PANCHA KOSHAS:
ABBILDUNGEN UNSERES SEINS

KEVIN COURTNEY

Die fünf Schichten

In der yogischen Philosophie ist das menschliche Sein eine sinnenübergreifende mehrdimensionale Erfahrung. Unsere körperlichen Gefäße umfassen zahlreiche Schichten, die in Beziehung stehen und uns zu dem machen, was wir sind. Diese Schichten oder Hüllen werden im Yoga „Koshas" genannt. Zuerst erwähnt wurden sie im 6. Jahrhundert v. Chr. in der Taittiriya Upanishad.

ANNAMAYA KOSHA
Physische Hülle

Der zunächst wahrgenommene Aspekt unseres Seins ist der physische Körper. Es kann also nicht überraschen, dass die yogische Entdeckungsreise dort anfing. Die ersten Yogis dachten körperbezogen und praktizierten Asanas, um die physische Hülle zu kräftigen und zu entgiften und sie so auf lange Phasen der Konzentration und Reflexion vorzubereiten. Was wir essen, trinken, lesen und sehen, wird immer wichtiger, während der Yogaprozess sich vollzieht. Bei der Erkundung des körperlichen Selbst offenbarten sich den Yogis bald auch die anderen Hüllen.

PRANAMAYA KOSHA
Energetische Hülle

Wenn man sich etwas mit dem Körper beschäftigt, merkt man schnell, dass unter der Oberfläche noch mehr ist. Unsere Knochen, Muskeln und Körpersäfte sind unabdingbare Bestandteile der äußeren Hülle, doch es kommt eindeutig ein lebensnotwendiger Aspekt hinzu: Beim Vergleich eines toten Knochens mit dem eines lebenden Menschen wird klar, dass hinter dem körperlichen Drum und Dran eine Lebensenergie steckt. Sie wird oft mit dem Atem gleichgesetzt und durch ihn sichtbar gemacht. Wer Pranayama praktiziert (Kontrolle und Lenkung der Prana = Lebensenergie mittels Atemübungen), kommt bei den dabei angestoßenen energetischen Prozessen mit dieser Hülle in Kontakt. Ja, Sie bestehen aus einem physischen Körper, aber ebenso aus einem energetischen Körper, der die Lebenskraft einbringt.

VIJNANAMAYA KOSHA
Intelligenzhülle

Wenn wir uns beobachten, merken wir, dass ein Aspekt unseres Seins das reine Bewusstsein ist. Es ist das Selbst, das beobachtet. Die Fähigkeit, das physische, das geistige und das emotionale Selbst wahrzunehmen, wie wir das beim Reflektieren, Meditieren oder dem Praktizieren von Asanas tun, haben wir dank dieses Bewusstseins. Die Intelligenzhülle ist der Sitz des Bewusstseins von uns selbst und des Unterscheidungsvermögens. Sie ermöglicht Denken und Wollen. Sie ist eine nie versiegende Flamme, die auch alle anderen Hüllen erleuchtet.

MANOMAYA KOSHA
Emotionale Hülle

Diese Hülle stellt unser mentales und emotionales Selbst dar mitsamt unserem Ego, unserer Persönlichkeit und allen Gedanken- und Gefühlsschwankungen. Sie wirkt sich vielleicht am stärksten auf unser Leben aus. Sie ist der Sitz des kleinen Ichs, des Selbst, von dem ein unerfüllter Mensch glaubt, es zu sein.

Impulse von den ersten beiden Hüllen werden höchstwahrscheinlich von der Manomaya Kosha aufgenommen, kommentiert, beurteilt, verarbeitet und dann irgendwo in unserem Bewusstsein abgespeichert, wo sie uns helfen, unsere Identität zu definieren („Ich mag Hunde"; „Tomaten schmecken mir gar nicht"; „Ich habe Höhenangst"; „Ich bin abenteuerlustig" etc.).

Eine nicht hinterfragte Manomaya Kosha kann sich negativ auf unsere spirituelle Entwicklung auswirken. Richtet man aber das Licht des Bewusstseins auf sie, kann die Fähigkeit, Muster, Gedanken und tiefe Gefühle zu beobachten, zu einem besseren Verständnis, zu Selbsterkenntnis und persönlichem Wachstum führen und damit zu einem freudigeren und befreiten Leben.

ANANDAMAYA KOSHA
Glückseligkeitshülle

Als Manifestation des reinen Bewusstseins ist dies die letzte und subtilste Hülle, die dem immer seligen höchsten Selbst am nächsten ist. Auch wenn Glückseligkeit eigentlich unsere Wesensnatur ist, müssen die meisten von uns während ihres Lebens viel Energie dafür aufwenden, die anderen vier Hüllen zu beobachten, zu erfahren und zu harmonisieren, um so in die Tiefe dieses essenziellen Zustands zurückzukehren.

DAS HISTORISCHE YOGA

SARA ELIZABETH IVANHOE

Manchmal möchten wir einfach nur den Kopf leeren und unsere Yogaübungen machen. Zu anderen Zeiten möchten wir mehr über Yoga wissen.

„Woher kommt Yoga? Was steckt hinter einer bestimmten Yogaposition? Wie hat sich die Yogapraxis im Laufe der Zeit verändert? Wie kann ich mich verbessern?"

Es ist hilfreich, aus dem Wissen früherer Menschen zu schöpfen. Die Zukunft des Yoga erschließt sich uns nur, wenn wir auch die Vergangenheit betrachten.

Die ersten Darstellungen von Yogahaltungen wurden im Industal gefunden, auf dem Gebiet des heutigen Pakistan und Indien. Sie sind mehrere Jahrtausende alt.

Die ältesten Yogitexte werden „Veda" bzw. „Veden" genannt, was wörtlich „Wissen" heißt. Diese Texte stammen mutmaßlich aus der Zeit um 3000 v. Chr. Zuerst waren sie nur mündlich überlieferte Grundlagentexte. Die späteren schriftlichen Aufzeichnungen gehören zu den frühesten Schriften der Menschheit überhaupt.

Nach den Veden kamen die Upanishaden, spirituelle Dialoge zwischen Lehrern und Schülern. Dort wird zum ersten Mal ausdrücklich der Begriff Yoga definiert.

„Tat twam asi [Das bist du]." (Die Seele des Einzelnen [Atman] geht in der Unendlichkeit [Brahman] auf)

Chandogya Upanishad

Stellen Sie sich eine Welle im Ozean vor. Die Welle entsteht, und alles, was sie sieht und fühlt, sind andere Wellen, die getrennt von ihr sind. Aber das erscheint ihr nur so. Die Welle ist vielmehr das Meer in einer spezifischen Form. Wenn die Welle sich auflöst, wird sie wieder zu einem Teil des Ozeans. Sie war *immer* der Ozean. Die Upanishaden lehren uns, dass wir alle Ozean (Brahman) in einer spezifischen Form (Atman) sind. Als Yogis haben wir die Aufgabe, hinter das Offensichtliche zu blicken. Das individuelle und das universelle Selbst sind eins.

Ein paar Tausend Jahre später wird die noch heute bekannteste und präziseste Beschreibung des Yoga verfasst:

YOGAS CHITTA VRITTA NIRODHANA

„Yoga ist das Zur-Ruhe-Bringen der Gedanken im Geist."

Yoga-Sutra von Patanjali, Vers 1.2

Das Raja Yoga (königliches Yoga) gab es damals schon lange, aber diese klassische Praxis hat erst Patanjali im Yoga-Sutra aufgezeichnet. Wann genau er gelebt hat, ist nicht bekannt; man nimmt an, im Zeitraum zwischen 400 v. Chr. und 300 n. Chr.

Danach dauerte es noch Jahrhunderte, bis das Hatha Yoga, das Yoga der Körperübungen (Asanas), entstand. Vor rund 100 Jahren begann Yoga in der westlichen Welt populär zu werden. Seit 40 bis 50 Jahren hat sich Yoga immer mehr als urbaner Trend eines gesunden Lebensstils verbreitet, und seit etwa 20 Jahren ist es allgegenwärtig. Es wird weltweit von Millionen Menschen beiderlei Geschlechts und aller Rassen und Religionen praktiziert und in allen möglichen Ausbildungsstätten und Yogaschulen gelehrt.

Wir können hier nicht den mehr als 5000 Jahren Yogageschichte gerecht werden. Aber Wegbereiter der Zukunft sollten immer einen Blick in die Vergangenheit werfen. Wenn Sie also Ihren Leitstern finden wollen, befassen Sie sich erst einmal mit einigen der Sterne, die die Astronomen vor Ihnen entdeckt haben.

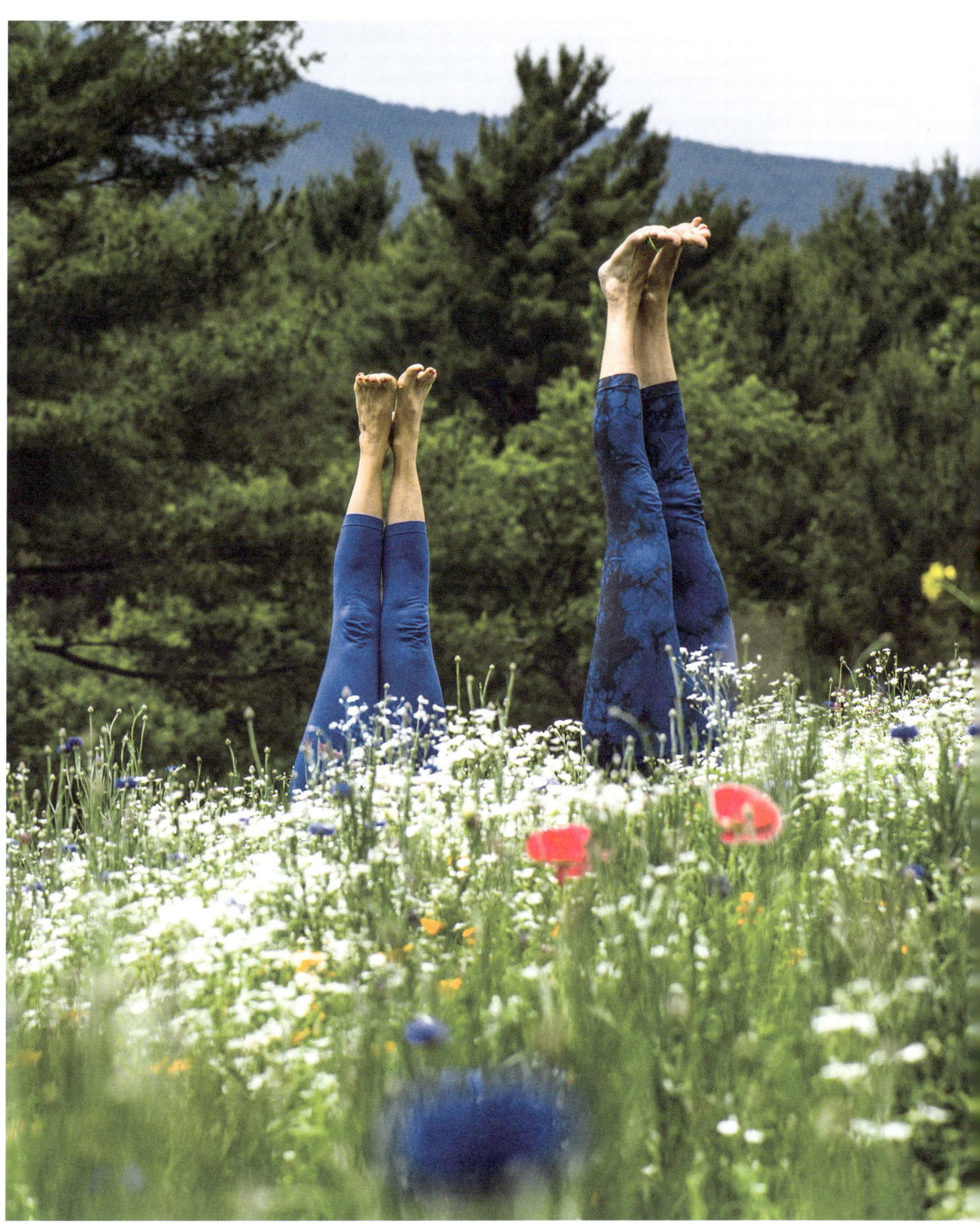

DIE VIER MARGAS: EINE WANDERKARTE

*Sie müssen keine Yogapositionen praktizieren, um ein Yogi oder eine Yogini zu sein. Vier traditionelle Wege (Margas) führen zum **Moksha**, zur spirituellen Befreiung. Vielleicht sind die Körperübungen gut für Ihre Gesundheit und andere Methoden für Ihr Herz, Ihre Neugier oder Ihre moralischen Grundsätze. Kann eine Krankenschwester keine Yogini sein? Ein Bauer kein Yogi? Oder ein Ingenieur? Yoga selbst ist flexibel.*

Karma ist abgeleitet von der sanskritischen Wurzel karman, die „Tat" oder „Handlung" bedeutet. Karma Yoga ist der Weg des selbstlosen Dienstes und der guten Taten ohne Anhaftung an diese Handlungen.

KARMA

Das Wort *jñana* bedeutet „Weisheit" oder „Erkenntnis." Jnana Yoga ist das Yoga des Wissens, bei dem man durch Streben nach Erkenntnis (wie Sie es jetzt mit dem Lesen dieses Buchs zeigen) die Einheit erlangt.

JÑANA — *moksha* — RAJA — HATHA

BHAKTI

Rāja Yoga, das „königliche Yoga", besteht aus acht Stufen, die zu Samadhi führen, zum Endziel des Yogas. Es basiert auf den **Yoga-Sutras des Patanjali.** Die dritte Stufe des Raja Yoga sind die Asanas (Körperhaltungen), und aus den Asanas ging im Mittelalter als eigener Weg das Hatha Yoga hervor. Hatha Yoga postuliert: „Erkenne dein Selbst und sei frei."

Bhakti Yoga ist das Yoga der unbedingten Liebe. **Bhakti** kommt von dem sanskritischen Wort *bhaj*, das „binden" bedeutet im Sinne von anjochen, anschirren. Der Schwerpunkt bei diesem Yogaweg liegt auf dem Zusammenkommen und der Erlangung fortschreitender Befreiung durch bedingungslose Liebe.

SARA ELIZABETH IVANHOE

Hatha >

Im Westen ist heute meist Hatha Yoga gemeint, wenn von Yoga die Rede ist. Vielleicht sind die verschiedenen Yogastile verwirrend für Sie. Denken Sie daran: Ein Yogastil verweist auf den Weg, den Marga. Wir praktizieren Hatha Yoga. Die vielfältigen Techniken und Methoden des Hatha, die im letzten Jahrhundert entwickelt wurden, sehen Sie als „Yoga-Baum" auf dieser Seite.

Aero Yoga
Aerial Yoga
Ananda
Ashtanga
Baptiste
Bikram
Core Power
David Doug Swenson
Dharma Mittra
Forrest Yoga
Erich Schiffmann
Hot Yoga
Indra Devi
Integral Yoga
Iyengar
Jivamukti
Kripalu
Kundalini
Krishnamacharya, „Der Vater des modernen Yoga"
Lilias Folan
Power Yoga
Restorative
Richard Freeman
Rod Stryker
Rodney Yee
Seane Corn
Shiva Rea
Sivananda
Tim Miller
Viniyoga
Vinyasa Vinyasa Flow
Vivekananda
Yoga Therapy
Yoga Works
Yin Yoga

Finde deine Richtung

Krishnamacharya

TIRUMALAI KRISHNAMACHARYA, „VATER DES MODERNEN YOGA", UND SEINE SCHÜLER

Erich Schiffmann
Indra Devi
B.K.S. Iyengar
- Lilias Folan
- Rodney Yee

Ramaswami
Mark Whitwell — Viniyoga
T.K.V. Desikachar

Pattabhi Jois
- Jivamukti
- Tim Miller
- David / Doug Swenson
- Tias Little
- Seane Corn
- Yoga Works
- Bikram
- Power Yoga

Joseph Baptiste > Walter Baptiste > Baron Baptiste

Babaji hat eine eigene Abstammungslinie, die mit der von Krishnamacharya nichts zu tun hat.

Babaji
> Swami Yukteshwar
> Paramahamsa Yogananda
> Bhishnu Ghosh

SARA ELIZABETH IVANHOE

Jean Bernard Rishi

Restorative

Yoga Therapy — Larry Payne

Gary Kraftsow

Vinyasaa / Vinyasa Flow

Bryan / Johnny Kest

Core Power

Shiva Rea

Der am 18. November 1888 geborene Krishnamacharya öffnete das traditionelle Yoga gegenüber dem modernen Zeitgeist – viele von uns praktizieren heute Yoga dank ihm. Seine Lehren verbreiteten sich auf der ganzen Welt und viele moderne Formen des Yoga gehen letztendlich auf ihn zurück. Sie wurden von seinen Schülern und Schülerinnen weiterverbreitet, darunter T.K.V. Desikachar, B.K.S. Iyengar, Pattabhi Jois, Indra Devi, Erich Schiffmann, Mark Whitwell und Ramaswami.

Krishnamacharya passte die Yogapraxis individuell für jeden Schüler an. Er ermutigte sie, ihre eigene Wahrnehmung von Isvara (Gott) zu akzeptieren. Er ließ sich nicht Yogameister nennen und bezeichnete sich selbst als Schüler, womit er zum Ausdruck bringen wollte, wie wichtig das fortdauernde Weiterlernen sei.

Die Bedeutung von Krishnamacharya erinnert uns daran, dass wir ein Bestandteil einer langen, jahrtausendealten Tradition sind, die es auch dann noch lange geben wird, wenn wir unseren Körper verlassen haben.

Wenn du etwas wirklich gut gelernt hast, dann wirst du es nicht mehr auf dieselbe Weise ausdrücken, wie du es gelernt hast.

Krishnamacharya

Finde deine Richtung

DIE YOGA-SUTRAS DES PATANJALI

KEVIN COURTNEY

DER SUTRA-KOMPASS

Patanjali, ein vor etwa 1700 Jahren in Indien lebender Gelehrter, ist nicht der Begründer des Yoga, aber er stellte existierendes Wissen in 195 Aphorismen oder Sutras in einem vierteiligen Lehrbuch zusammen. Dieses beschreibt systematisch und präzise das Ziel des Yoga, verschiedene Übungsformen und was Yogis erwarten können, wenn sie sich aufrichtig der Yogapraxis hingeben.

Die Sutras fassen das Wissen des Raja Yoga, der „königlichen Verbindung", zusammen. Bei diesem Yogaweg geht es vor allem um die Verfeinerung des Bewusstseins. Philosophie, Meditation und Reflexion sollen sie unterstützen, während im Hatha Yoga mehr die körperlichen Übungen, die Asanas, im Mittelpunkt stehen und auf ihre Weise die Entwicklung des Geistes fördern sollen. Im Raja Yoga weisen Texte und Lehren den Weg.

Wichtig: Keine der Yogaarten fordert jemals, bestimmte Lehren blind als Wahrheit zu akzeptieren. Die vor uns lebenden Yogis haben uns einen Kompass hinterlassen, aber den Weg gehen müssen wir selbst, auf unsere eigene Weise.

SUTRA 1.1

Atha Yoga Nusasanam

Jetzt wird Yoga erklärt.

Der erste Vers des Yoga-Sutra-Textes beginnt mit dem Wort „*jetzt*".

„Jetzt" besagt, dass wir endlich angekommen sind und bereit sind zu beginnen. Aber es deutet auch die Komplexität des Verweilens im Augenblick an.

Anwesend zu sein bedeutet, sich in den gerade herrschenden Geisteszustand einzustimmen und den physiologischen Zustand des Körpers ebenso wie den emotionalen Zustand des Herzens zu spüren.

Der jetzige Moment ist angefüllt mit grenzenloser Resonanz, die uns in viele Richtungen führt. Sobald wir uns einstimmen, werden wir vielleicht fortgetragen! Auch die fünf Sinne, die Werkzeuge sind, können uns ablenken. Ein Geruch etwa kann Erinnerungen auslösen. Selbst wenn Sie jetzt mit dem Lesen aufhören würden, um sich umzusehen, würden Sie viele Dinge wahrnehmen, die Sie zum Denken anregen und Sie andere Dinge spüren lassen.

Aber „jetzt" ist die Pforte zum Herzen.

Der Text möchte, dass wir aufnahmebereiter und wacher dem gegenüber werden, was gerade in uns vorgeht, also nicht dem, von dem wir nur möchten, dass es vorgeht. Das kann beängstigend sein. Sie wissen nie, was nach oben steigt, ob alte Traumata oder glückliche Erinnerungen. Ruhig dazusitzen, sich zu entspannen und in den Augenblick einzuatmen ist ein Tor zum Verständnis dessen, was sich im Kern des eigenen Seins wirklich befindet.

SUTRA 1.2

Yoga Chitta Vritti Nirodha

Yoga heißt, die Bewegungen des Geistes kommen zur Ruhe.

Yoga ist Mittel und Ziel. Das bedeutet, wir nutzen die Praxis, um den Zustand des Yoga zu erfahren. Um in den ruhigen Geisteszustand zu kommen, wie er zum Erlangen von Erkenntnis im Jetzt erforderlich ist, müssen wir die richtigen Bedingungen schaffen. Im zweiten Sutra werden diese Bedingungen erklärt.

Sutra 1.2 besagt:

Während der Geist zur Ruhe kommt, das Schwanken des Egos abklingt und der Verstand zu einer gleichmäßig brennenden Kerze wird, tritt ein Zustand der Stille ein und ein Zustand der Vereinigung mit allen Aspekten unseres Seins.

Offensichtlich ist es keine kleine Aufgabe, den Geist zur Ruhe zu bringen. Aber das Yoga-Sutra enthält viele Erkenntnisse, Hinweise und Möglichkeiten für die Yogapraxis, die dem Yogi zu diesem Zustand verhelfen können. Wenn Sie Ihren Leitstern finden wollen, geben Ihnen diese zwei Sutras zwei wichtige Werkzeuge dafür an die Hand: im Jetzt zu sein und die seelisch-geistigen Vorgänge zu beherrschen.

Vielleicht beschäftigen Sie sich sehr lange mit diesen ersten beiden Sutras und nehmen sie sich immer mal wieder vor. Jedes Mal, wenn Sie sie lesen, wird sich ein etwas anderer Sinn entfalten, weil Sie immer eine andere Person an einem anderen Ort oder in einer anderen Lebenssituation sein werden.

Wenn Sie bereit für mehr sind, finden Sie im Text weitere Anmerkungen dazu, was Sie erwarten können, wenn Sie nach innen gehen. Außerdem werden praktische Mittel, Philosophien und Ideen beschrieben, die dazu beitragen können, dass die Yogapraxis Früchte trägt.

Und so wie ein Messer durch Schleifen an einem Stein geschärft werden kann, wird der Geist des Yogis oder der Yogini geschärft, der/die sich mit den Lehren des *Yoga-Sutra von Patanjali* befasst.

Liebe als Reisegefährte

Selbst mit einem wundervollen Reiseführer wie den Yoga-Sutras brauchen wir für eine ruhige Reise ins Innere noch etwas: eine Vereinbarung mit uns selbst, um mit Freundlichkeit und Respekt auf das zuzugehen, was wir finden. Diese Vereinbarung schließen Sie mit sich selbst. Sie wird sehr schnell tiefgründige Aspekte Ihrer Beziehung zu sich selbst ans Licht bringen.

Yoga ist ein Weg zur Verbindung von Körper, Geist und Seele und außerdem ein direkter Weg zur Liebe. Liebe strahlt aus dem Kern unseres Seins, wenn ihr der Weg nicht versperrt ist. Die Yogapraxis entfernt vielleicht vorhandene Sperren.

WIE SIE IHREN SHERPA FINDEN

Yoga wurde traditionell mündlich von Lehrern an Schüler weitergegeben. Die Essenz der Lektionen offenbarte sich nicht nur in den Yogapositionen, sondern auch im Austausch zwischen Lehrer und Schüler. Ein guter Lehrer konnte der Individualität des Schülers Rechnung tragen und auch als eine Art Arzt für ihn fungieren.

Heutzutage ist – vor allem im Westen – der Lernansatz anders. Die Lehrer geben ihr Wissen meist an eine ganze Klasse weiter. Und es gibt ganz untraditionelle Medien wie Bücher, Internet, Skype oder Onlinekurse. Nur noch wenige Schüler nehmen Privatstunden.

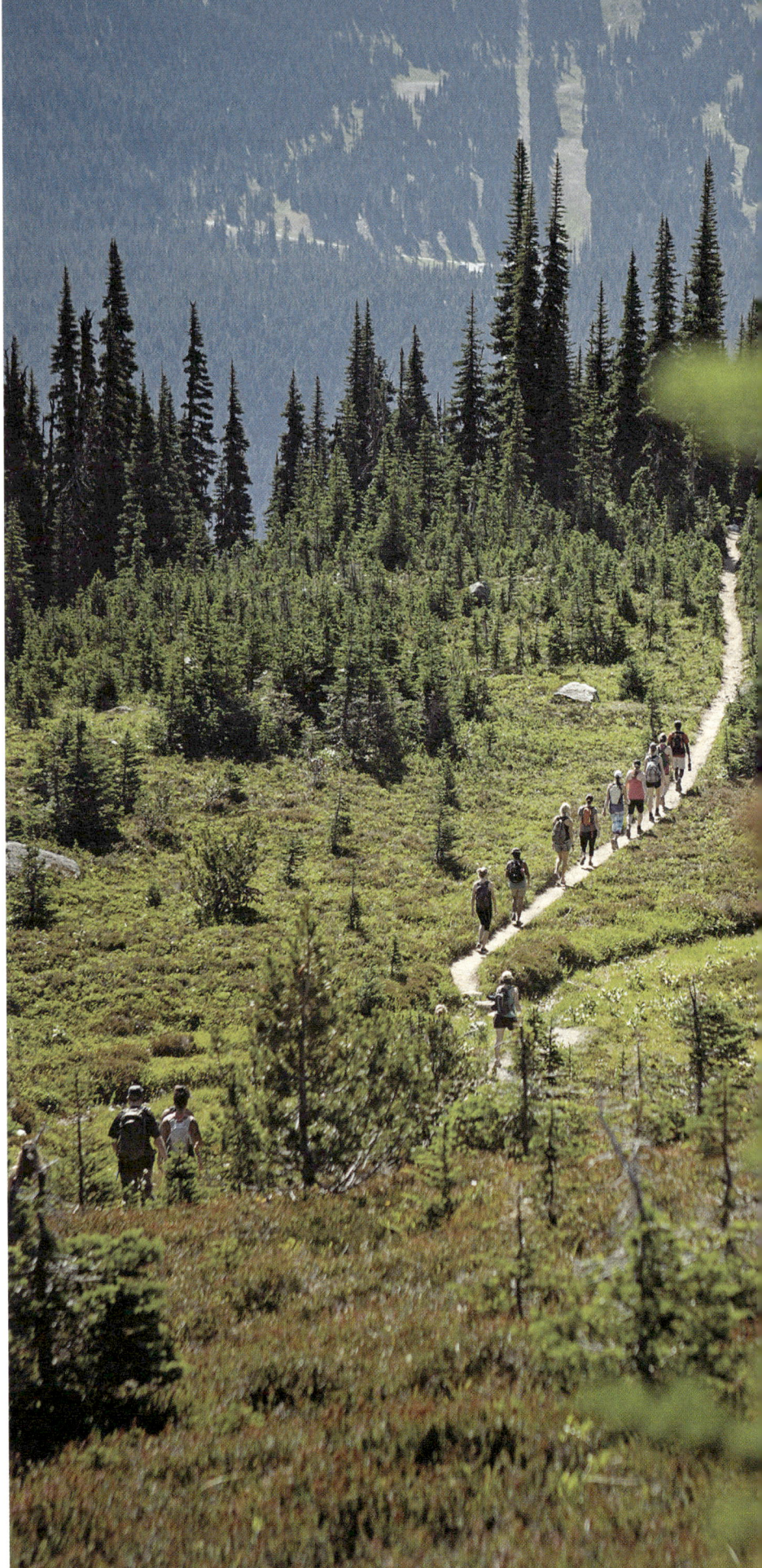

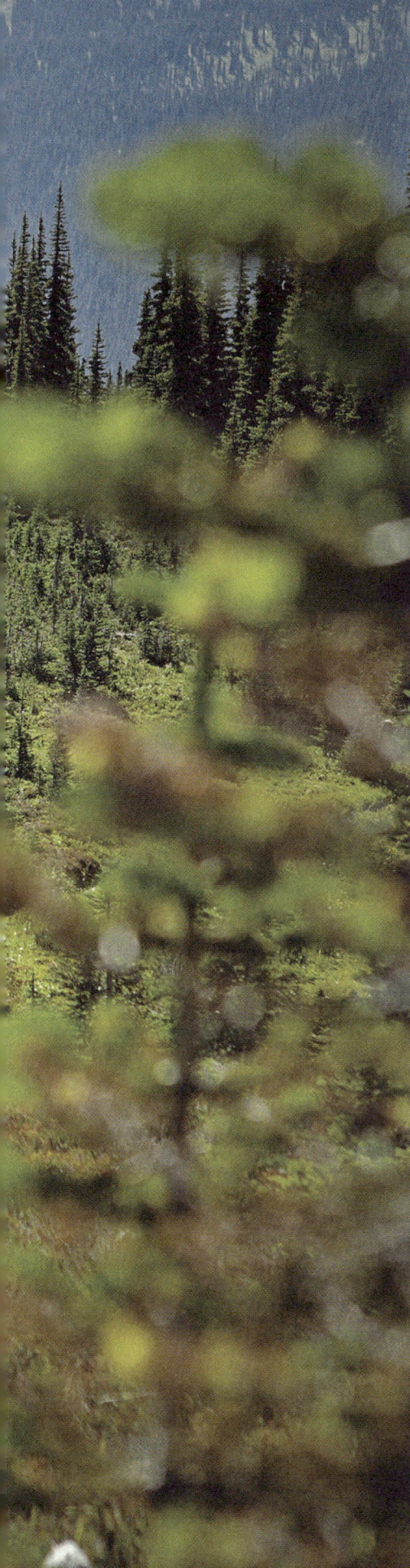

TIFFANY CRUIKSHANK UND SARAH HERRINGTON

Wie finden wir einen Lehrer, der uns besonders anspricht?

1. WELCHE ART YOGA SOLL ES SEIN?

Betrachten Sie den Yogabaum und überlegen Sie sich, welche Art von Yoga Sie jetzt gerade lernen möchten. Und wenn ich „überlegen" schreibe, meine ich damit, dass Sie dies mit Ihrem Verstand und Ihrer Intuition tun. Bei Yoga geht es schließlich auch darum, auf den Körper zu hören, und wenn etwas in Ihnen flüstert, doch mal Iyengar Yoga auszuprobieren, dann hören Sie auf diese innere Stimme, selbst wenn Ihr Verstand keine Ahnung hat, warum! Suchen Sie sich einen Lehrer, der das Yoga lehrt, zu dem Sie sich hingezogen fühlen.

2. EIN MUSS: YOGA LIEBEN UND LEBEN

Halten Sie nach jemandem Ausschau, die oder der gut ausgebildet ist und sich ständig in Kursen und Workshops weiterbildet. Nach Möglichkeit sollte die Person aus ihrer eigenen Erfahrung lehren können, denn Yoga lebt nicht im Verstand, sondern im Erleben. Viel auf der Matte und dem Meditationskissen und in der inneren Welt verbrachte Zeit ist unabdingbar Voraussetzung.

3. RESPEKT UND ZUHÖREN

Yoga kann Sie in gewisser Hinsicht erst einmal verunsichern: Vielleicht kommen Sie sich, wenn Sie zum ersten Mal eine Yogastellung versuchen, albern vor, und auch bei Atemübungen fühlen Sie sich eventuell zunächst etwas unbehaglich. Deshalb sollten Sie nur mit einem Lehrer arbeiten, der Sie respektvoll behandelt, der gut zuhören kann und dem sie vertrauen. Es ist wichtig, dass Sie sich nicht scheuen, Fragen zu stellen. Als Schüler ist man eher in der zuhörenden Position, aber auch die Lehrperson muss zuhören und für Sie da sein, um Sie behutsam zu führen. Die Grenzen zwischen Lehrer und Schüler müssen immer respektiert werden. Der Yogaort muss ein sicherer Raum für Sie sein, an dem Sie sich wohlfühlen. Im Zentrum des Unterrichts muss stehen, was Ihnen auf Ihrer Reise nützt und guttut. Gegenseitiger Respekt ist das oberste Gebot im Verhältnis zwischen Lehrer und Schüler.

PRANAYAMA 101   KIA MILLER

[einatmen]

Prāṇāyāma = Sanskrit für „Vertiefung des prāṇa [Lebensenergie oder Atem]"

„Wenn du einatmest, sei dir bewusst, dass du einatmest. Wenn du ausatmest, sei dir bewusst, dass du ausatmest."

Dies ist eine der frühesten überlieferten Anleitungen für Schüler der Achtsamkeitsmeditation. Sie wird Buddha selbst zugeschrieben, der um 500 v. Chr. gelebt hat.

Wenn Sie einen Zugang zum Hier und Jetzt suchen, dann ist es das Atmen. Es geschieht immer in Echtzeit und bringt viele Hinweise mit sich. Der Atem offenbart unseren wahren oder unterschwelligen Zustand: Ist er eher kurz und ungleichmäßig, fühlen Sie sich wahrscheinlich unruhig. Machen Sie lange und tiefe Atemzüge, sind Sie vermutlich entspannt und ruhig. So ist der Atem ein Spiegel der Seele.

Das Gute daran: Wir können den Spiegel umdrehen, unseren Bewusstseinszustand und unsere Energie nach Wunsch umwandeln. Ein veränderter Atem wirkt sich auch auf Geist und Emotionen aus. So haben wir jederzeit ein wirksames Werkzeug.

Selbst wenn Sie rein gar nichts an den Umständen verändern können, haben Sie es zumindest in der Hand, wie Sie sich „hindurchatmen".

Sein

Nehmen Sie wahr.

Halten Sie einen Moment inne und spüren Sie, wie der Atem in einer konstanten Welle in Sie ein- und aus Ihnen ausströmt.

Der erste Schritt ist, den Atem zu beobachten. Sie werden bald merken, dass Sie allein dadurch ruhiger werden und Stille finden. Sie spüren dann, was der indische Mystiker Kabir als den „Atem im Atem" bezeichnete, die Energie, die uns durchfließt. Wir sind alle von diesem Prana durchdrungen. Wir sind mit der Ganzheit des Lebens verbunden.

Versuchen

Nach dem Beobachten können wir lernen, den Atem zu verändern. Meine Erfahrungen mit den nachfolgenden Atemübungen haben mir gezeigt, dass wir unsere Energie selbst verändern können. Sehen Sie die Übungen als Hilfsmittel für den Umgang mit der eigenen Energie und für das Gleichgewicht des Geistes. Ich habe sie immer parat, um mein Leben zu optimieren.

Machen Sie die folgenden Atemübungen anfangs je drei Minuten und steigern Sie sich langsam auf elf Minuten oder mehr. Notieren Sie, welche Erfahrungen Sie dabei machen und wie Sie sich fühlen.

Langsamer werden

LANGE, TIEFE ATEMZÜGE

Im Durchschnitt atmen wir 16- bis 22-mal pro Minute. Wenn wir aber bewusst tief atmen, können wir diese Zahl auf 4 oder noch weniger reduzieren. Je tiefer wir atmen, desto entspannter werden wir.

Atmen Sie durch die Nase ein. Lassen Sie den Atem zuerst in den unteren Bauchraum fließen, dann in den Brustkorb und in die oberen Lungenspitzen hinter den Schlüsselbeinen. Atmen Sie dann wieder aus und leeren Sie die Lungen in der umgekehrten Reihenfolge: erst den oberen Brustkorb, dann den mittleren, dann den Bauchraum. Dies nennt man die „dreiteilige Yogaatmung".

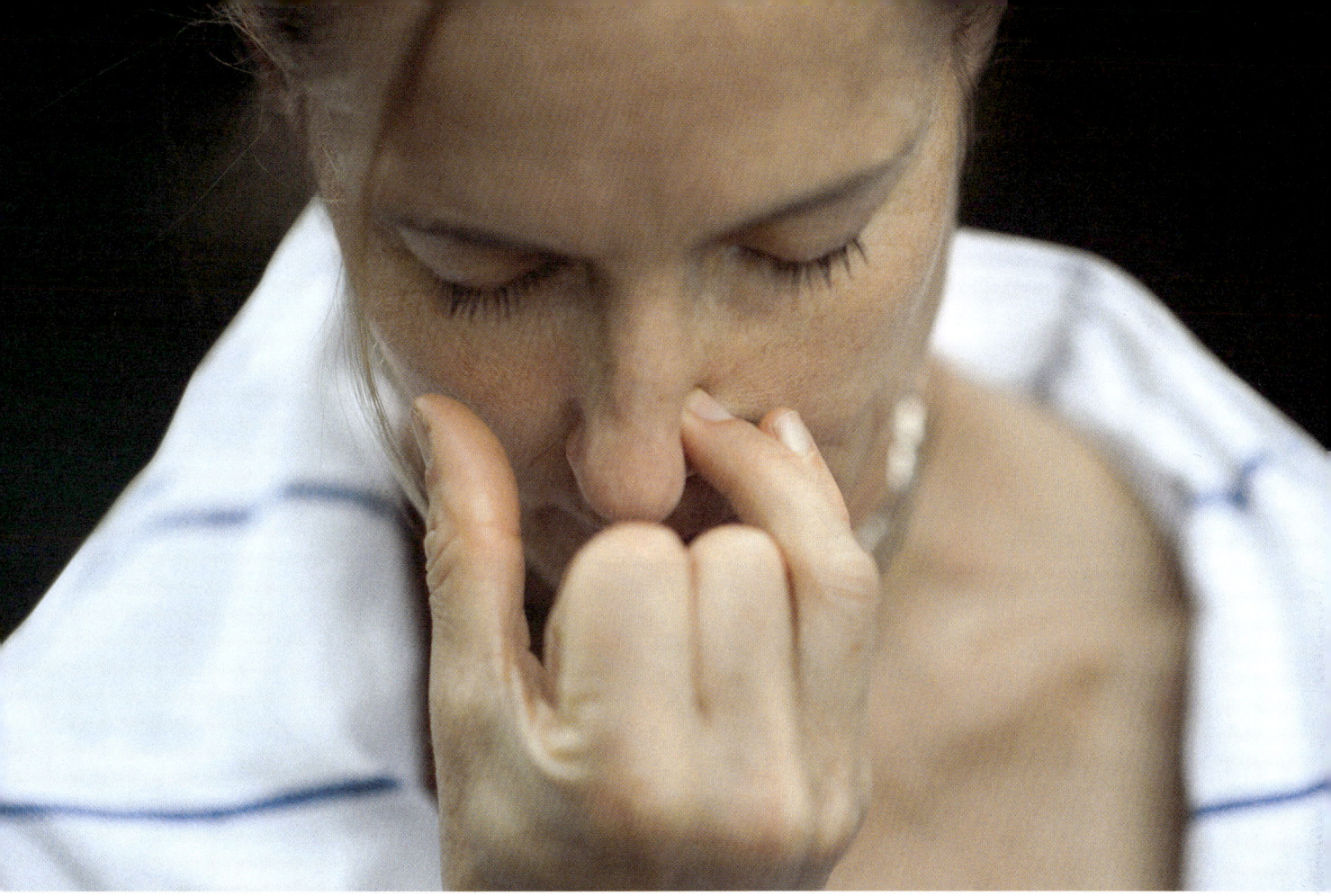

WÄHLEN SIE Probieren Sie, jeweils nur durch ein Nasenloch einzuatmen.

LINKES NASENLOCH Setzen Sie sich bequem hin. Halten Sie das rechte Nasenloch mit dem rechten Daumen zu und atmen Sie 26-mal lang und tief durch das linke. Dies hilft, Unruhe abzubauen. Die kreative rechte Hirnhälfte erhält mehr Energie, während das analytische Denken sich ausruhen darf. Atmen Sie so, wenn Sie Begierden dämpfen wollen oder wenn Sie ein wenig Vitalisierung nötig haben.

RECHTES NASENLOCH Setzen Sie sich bequem hin. Halten Sie das linke Nasenloch mit dem Daumen der linken Hand zu und atmen Sie 26-mal lang und tief durch das rechte. Diese Atmung regt an, macht aktiv und verbessert die Konzentrationsfähigkeit.

Besser als Kaffee

ENERGIEATMEN Bei dieser Atemübung führen Sie sehr kurze Atemzüge durch die Nase aus. Sie gibt Ihnen Frische und Energie. Atmen Sie viermal in kurzen Zügen ein, als ob sie schnuppern würden, und atmen Sie dann in vier kurzen Stößen stakkatoartig aus.

Heizen Sie sich ein

FEUERATMEN – AGNI PRASANA Diese Atemübung war ein wichtiger Auslöser von Veränderungen in meinem Leben. Sie hilft, eingefahrene Wege zu verlassen und eine neue Dynamik von Gesundheit und innerem Leuchten zu schaffen.

Atmen Sie passiv ein, lassen Sie den Atem von selbst einströmen. Dann atmen Sie in kurzen, schnellen Stößen von gleicher Dauer durch die Nase aus. Ziehen Sie während des Ausatmens die Bauchdecke kraftvoll nach innen und lassen Sie sie wieder los.

Diese Übung führt zu Harmonie mit sich selbst auf allen Ebenen. Sie reinigt das Blut und regt den Kreislauf an (aerober Effekt ohne Belastung des Herzens). Mit der Übung können Sie Ihr Nervensystem ausgleichen, die Zellen neu magnetisieren und Ihre Gehirnwellen optimal synchronisieren.

Finde deine Richtung

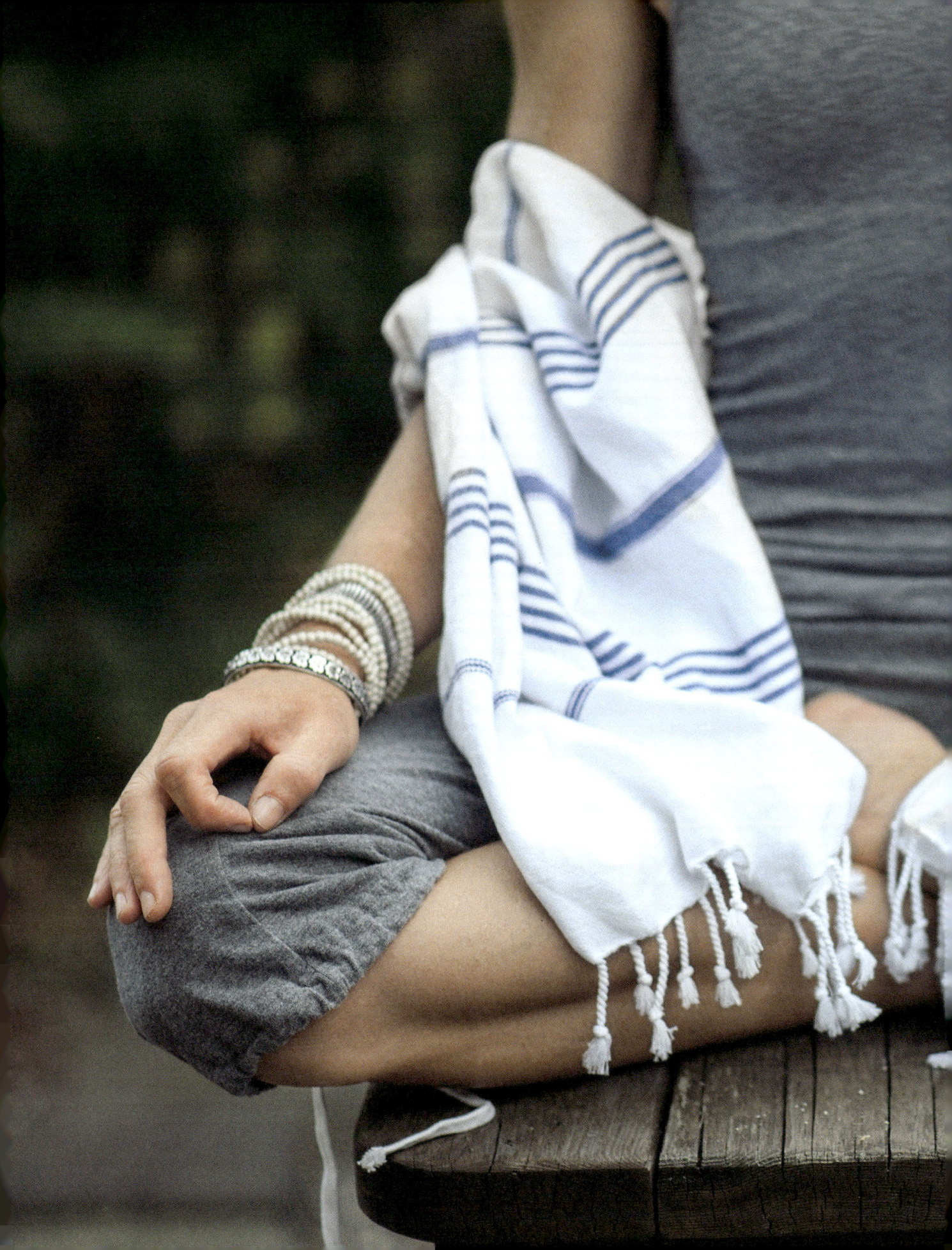

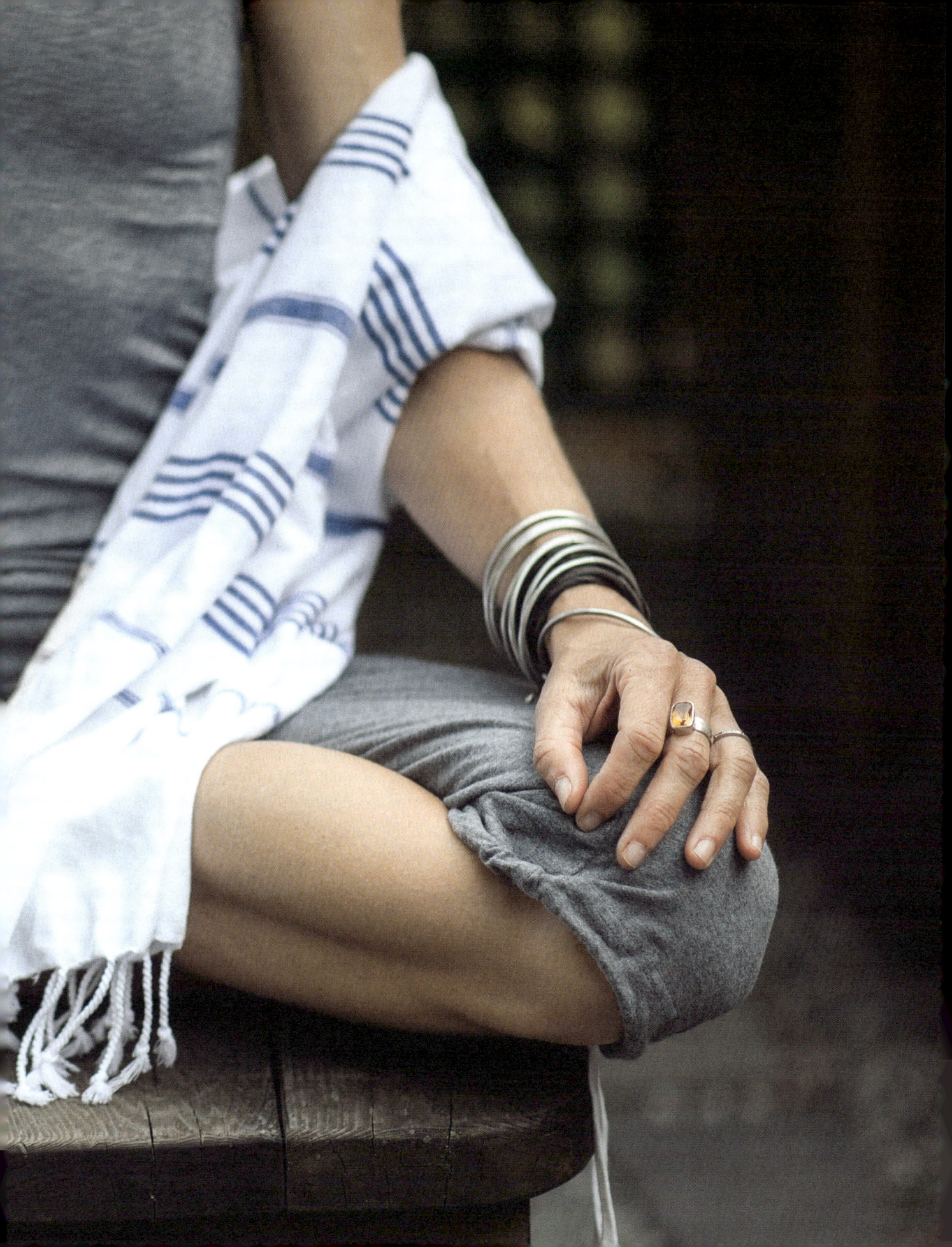

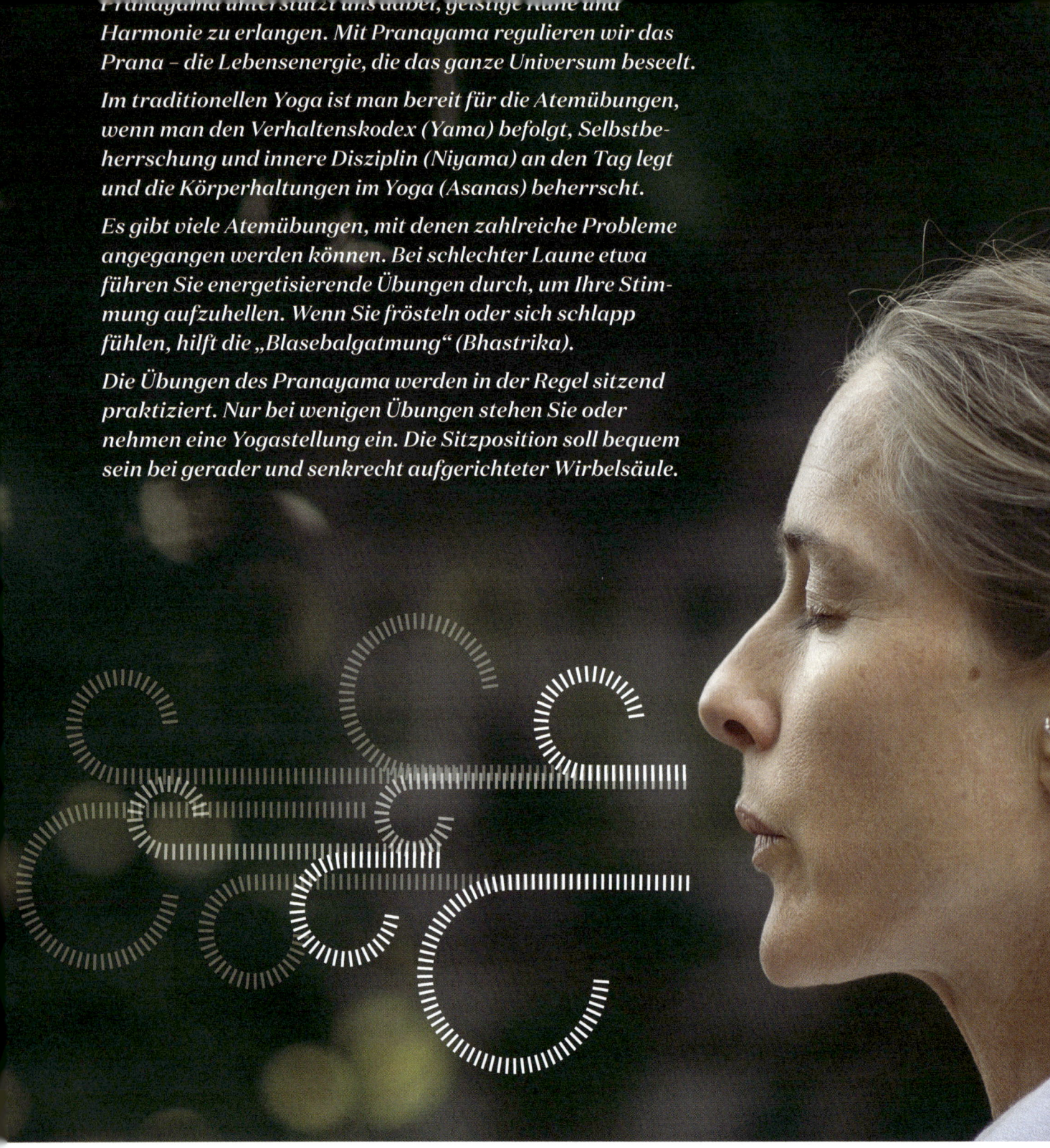

Harmonie zu erlangen. Mit Pranayama regulieren wir das Prana – die Lebensenergie, die das ganze Universum beseelt.

Im traditionellen Yoga ist man bereit für die Atemübungen, wenn man den Verhaltenskodex (Yama) befolgt, Selbstbeherrschung und innere Disziplin (Niyama) an den Tag legt und die Körperhaltungen im Yoga (Asanas) beherrscht.

Es gibt viele Atemübungen, mit denen zahlreiche Probleme angegangen werden können. Bei schlechter Laune etwa führen Sie energetisierende Übungen durch, um Ihre Stimmung aufzuhellen. Wenn Sie frösteln oder sich schlapp fühlen, hilft die „Blasebalgatmung" (Bhastrika).

Die Übungen des Pranayama werden in der Regel sitzend praktiziert. Nur bei wenigen Übungen stehen Sie oder nehmen eine Yogastellung ein. Die Sitzposition soll bequem sein bei gerader und senkrecht aufgerichteter Wirbelsäule.

PRANAYAMA 102 DHARMA MITTRA

Ausprobieren

NADI SODHANA PRANAYAMA (WECHSELATMUNG)
Die wechselseitige Nasenatmung sollten Sie möglichst jeden Tag mindestens zehn Minuten lang durchführen. Sie hilft Ihnen, innere Ruhe zu finden. Die Fingerhaltung der rechten Hand, mit der Sie die Nasenlöcher schließen, ist Vishnu Mudra, die der linken Hand Jnana Mudra (siehe unten).

- Schließen Sie das rechte Nasenloch mit dem Daumen. Atmen Sie langsam durchs linke ein, so lange, wie Sie können.
- Schließen Sie das linke Nasenloch mit dem Ringfinger und lassen Sie das rechte los.
- Atmen Sie durch das rechte Nasenloch aus und ein, schließen Sie dann das rechte und atmen Sie durch das linke aus.

Dies ist die komplette Übung Nadi Sodhana Pranayama. Um sie noch wirkungsvoller zu gestalten, visualisieren Sie die Luft, wie sie ins Nasenloch hinein und die Wirbelsäule entlang nach unten strömt und dann beim Ausatmen durch das andere Nasenloch denselben Weg in die Gegenrichtung nimmt. Dies ist eine hervorragende Atemübung für Menschen mit schwachem Herzen und für Ältere.

ATEMMEDIZIN Wenn Sie sich in einer negativen Gedankenspirale befinden oder bevor Sie eine wichtige Entscheidung treffen müssen, nehmen Sie sich etwas Zeit, um sich zurückzuziehen und ruhig und bewusst zu atmen. Dann kommt Ihr Geist zur Ruhe, und Sie öffnen sich Ihrer inneren Quelle der Wahrheit und Inspiration.

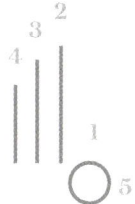

Vishnu Mudra
Zeige- und Mittelfinger sind gebeugt und liegen auf dem Daumenballen, die anderen Finger sind gestreckt.

Jnana Mudra
Bilden Sie mit dem Daumen und dem Zeigefinger einen Kreis; die anderen Finger sind gestreckt.

[ausatmen]

Finde deine Richtung

EINE NEUE SICHT AUF ALTE HINDU-GOTTHEITEN

MANOJ CHALAM

Auf Wanderlust-Festivals und in Yogastudios und überall in Indien begegnen Sie Darstellungen von Gottheiten des Hinduismus, darunter Ganesha, Shiva, Lakshmi und Durga. Wie können Sie eine Beziehung zu diesen Göttern herstellen, die wahrscheinlich in Ihrer Kindheit keine Rolle gespielt haben? Sie könnten sie zum Beispiel als persönliche Archetypen betrachten. Ein Archetyp ist ein kollektiv von den Vorfahren geerbtes Symbol.

Sie können sich fragen, wer Ihr Archetyp ist, zu welcher Gottheit Sie sich am meisten hingezogen fühlen. Meist werden es eine oder zwei sein und im Laufe des Lebens vermutlich nicht immer dieselben! Sind Sie im Moment eher ein Elefant oder ein Affe? Wer spricht Sie an? Überlegen Sie sich, wie Sie die Ideen, die Ihr Archetyp symbolisiert, in Ihr Leben einbinden könnten. Sie erinnern uns an die höheren Ideale, für die wir alle leben können.

Ganesha

Ganesha ist der Gott, der Hindernisse aus dem Weg räumt, der Herr der Hindernisse. Dieser Elefantengott wird im Gebet angerufen, um Erfolg in weltlichen Aktivitäten zu erbitten. Das kann ein neuer Job, eine Ausbildung oder auch nur eine Geburtstagsfeier sein. Er schützt und führt letztendlich zur Erleuchtung.

Meist wird Ganesha mit einer Maus an den Füßen dargestellt. Sollten Sie auf dem Bild oder an der Statue keine Maus finden, dann ist Ihr Geist die Maus, und Sie machen Ganesha komplett. Die Maus symbolisiert unseren Verstand, der sich überall tummelt, so wie Mäuse es tun. Indem Ganesha auf der Maus reitet, kontrolliert er sie. Das heißt, er kontrolliert unseren Geist und beruhigt ihn. Ganesha bringt Sie in den Zustand der Versenkung (Samadhi). Ihr Geist ist dabei so intensiv auf den Gegenstand der Konzentration gerichtet, dass er mit diesem eins wird. Es gibt dann keine Hindernisse mehr. Das zeigt, dass die Hürden in unserem Leben sich nicht außerhalb, sondern in uns befinden. Sie werden **Vrittis** (Gedankenwellen) genannt.

Ganesha entfernt Hindernisse, indem er Ihnen zu innerer Ruhe verhilft.

[Geben Sie sich auf einer Skala von 1 bis 10 eine Ganesha-Punktezahl. Wie groß ist der Elefantenanteil in Ihrem jetzigen Leben?]

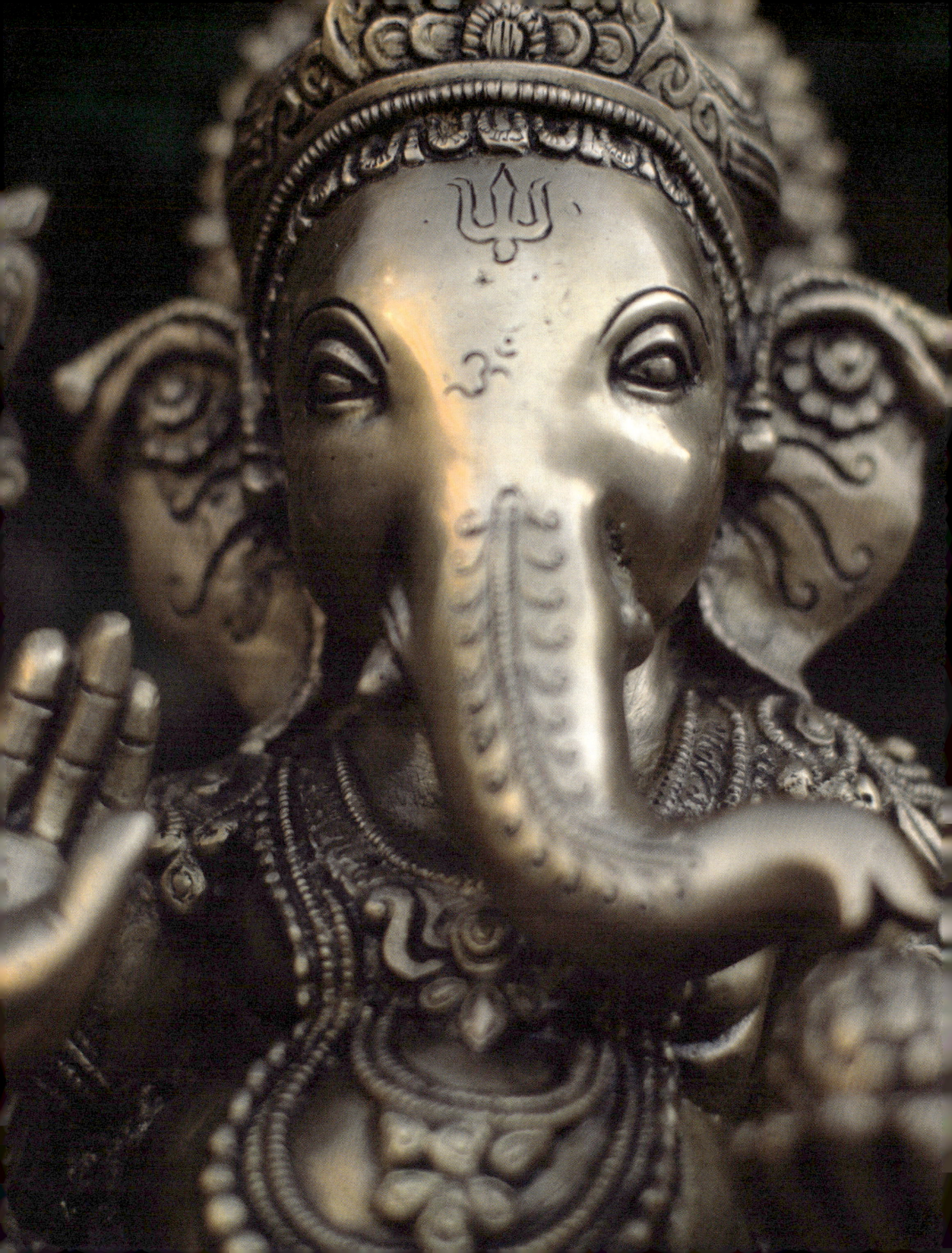

Der König des Tanzes (Nataraja)

Das Leben ist ungewiss. Jederzeit kann alles Mögliche passieren. Die Frage ist: Wie kann man ein Leben voller Ungewissheit in Gewissheit leben?

Indem wir den kosmischen Tänzer Shiva Nataraja umarmen, können wir lernen, dem Leben mit Freude und Staunen zu begegnen. Sein Tanz erinnert an den konstanten Fluss von Werden und Vergehen. Shiva hilft uns, im Leben die Balance zwischen Anstrengung und Leichtigkeit zu finden. Er lässt uns erkennen, was wir loslassen und akzeptieren sollen und was wir zu ändern suchen sollen. Viele Menschen fühlen sich mit Shiva verbunden, wenn sich ihr Leben verändert.

Shiva sagt: Das Leben ist ein Tanz. Es ist von Natur aus chaotisch. Gehen Sie es an, schaffen Sie, zerstören Sie. Lassen Sie den Tanz aber nicht zu einem Drama werden. Erkennen Sie sich selbst: Sie sind reines Bewusstsein, die Stille, die nie geboren wird und niemals stirbt.

[Ihre Shiva-Punktezahl]

Durga

Die Göttin Durga hat einen zerstörerischen Aspekt. Sie befreit uns von negativen, unnützen Energien, innen und außen.

Durga kann die Dämonen vernichten, die uns quälen. Sie reinigt uns von hemmenden Verhaltensmustern und sorgt dafür, dass die **Samskaras** (Konditionierungen) an Kraft verlieren. Durga verleiht uns Stärke nach innen und Mitgefühl nach außen, sodass wir belastbar sind und Menschen helfen können.

Der Löwe, den sie reitet, ist wie ein Löwe, der sich im Traum auf Sie stürzt. Wenn Sie schweißgebadet aufwachen, haben Sie eine höhere spirituelle Ebene erreicht.

[Wie ist gerade Ihre Durga-Punktezahl?]

Lakshmi

Lakshmi als Göttin des Reichtums und der Schönheit lehrt uns ein Leben in materieller und spiritueller Fülle. Es gibt viele Arten von Reichtum, und Lakshmi lädt uns ein, uns für alle zu öffnen. Sie ist die Glück verheißende Göttin des Shri (Glück, Gedeihen), das Sie strahlen lässt und in die Lage versetzt, jeden Aspekt Ihres Lebens zu verschönern.

Die Fülle, die diese Göttin schenkt, ist universell. Jeder Teil des Universums ist auch ein Teil von Ihnen. Jeder Augenblick des Lebens, ob gut oder schlecht, wird voll und ganz angenommen.

Lakshmis Bild ist häufig als Glücksbringer über Haustüren angebracht. Sie lehrt uns, Grihasta-Yogis zu sein, dem Pfad der Haushalter zu folgen. Wir lernen, den Ashram nach Hause zu bringen.

[Ihre Lakshmi-Punktezahl]

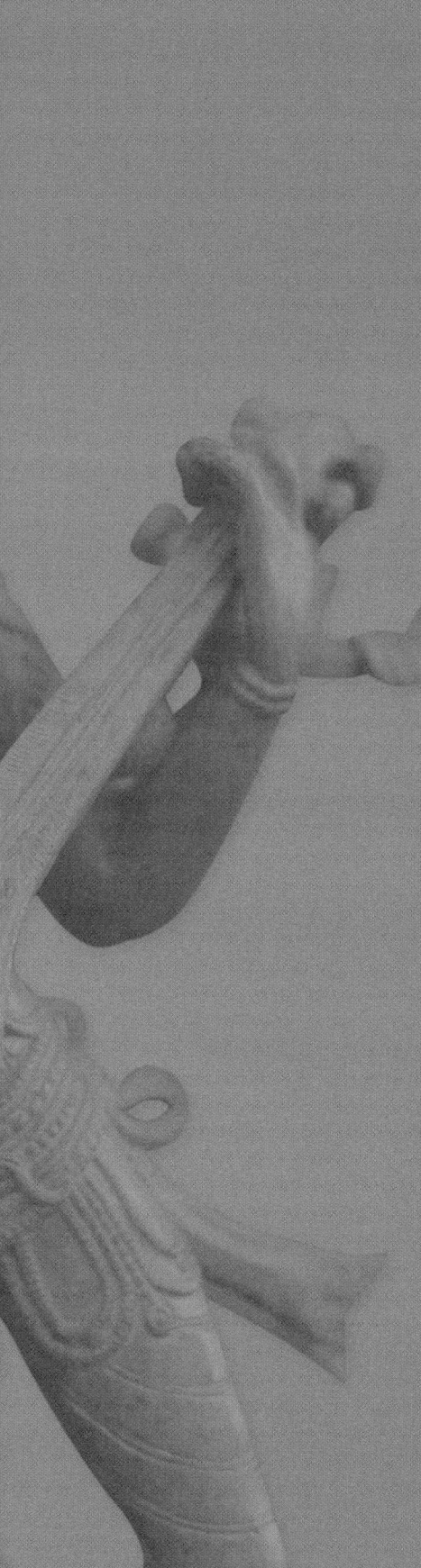

Saraswati

Die Göttin Saraswati steht für Wissenschaft, Rede, intuitive Weisheit, Musik, Tanz und Kreativität. Alles fließt mit ihrer Gnade. Sarasvati sagt, dass es zwei Wege zur Erleuchtung gibt: durch die heiligen Schriften ebenso wie durch das Herz, das auf Darstellungen von der Sitar in den Händen der Göttin verkörpert wird. Singen öffnet das Herzchakra und macht so großartige Einsichten möglich. In diesem Zeitalter der Finsternis, in dem Gier, Eifersucht und Kriege herrschen, schlägt Sarasvati den Weg über das Herz vor.

Der Fluss der Intuition, den Ihnen Saraswati gewährt, ist aufs Höchste gerichtet. Mit ihm werden Sie so gut in dem, was Sie tun, dass der Redefluss einer natürlichen Quelle tiefer Weisheit entspringt. Dieser Fluss führt zu großartigen kreativen Fortschritten in Wissen, Musik, Tanz und den Künsten. Sarasvati vermittelt die höchste Kraft der Energie, den Zugang zu dem, was hinter den Buchstaben eines Wortes steckt.

Am einen Ende ihrer Sitar sitzt ein Schwanenkopf. Der Schwan steht für Viveka, die Fähigkeit zur Unterscheidung als Voraussetzung für die spirituelle Suche, vor allem die Fähigkeit zur Unterscheidung zwischen Wirklichem und Unwirklichem. Der Schwan gleitet elegant durchs Wasser, das an ihm abperlt. Genau so gleiten große Meister durchs Leben, ohne dass Geschehnisse an ihnen haften bleiben. Unter Wasser jedoch paddelt der Schwan wie wild. Dies symbolisiert, dass die Meister spirituelle Übungen praktizieren, um sich scheinbar mühelos durchs Leben bewegen zu können.

[Ihre Saraswati-Punktezahl] ① ② ③ ④ ⑤ ⑥ ⑦ ⑧ ⑨ ⑩

Buddha

Buddha lehrt Befreiung und Heilung durch Mitgefühl, vermittelt uns ein Bewusstsein für Ruhe, inneren Frieden und letztendlich spirituelles Erwachen.

Buddha, der Erwachte oder Erleuchtete, erwachte aus dem Traum des Lebens, wurde erleuchtet und erreichte Moksha (Befreiung von der Bindung an die Welt und vom Kreislauf der Geburten). Der Name ist abgeleitet von Buddhi (Intelligenz). Buddha heißt, dass der Intellekt „zu sich selbst" erwacht ist. Buddhi ist die Fähigkeit des Verstandes, die dem Selbst am nächsten ist.

Buddha saß 49 Tage unter dem Bodhibaum, bis er Nirwana verwirklichte. Die Pfauen verkörpern die Universalität und die Fülle des Geistes, so wie Pfauen im Frühjahr ihre Federn spreizen.

[Ihre Buddha-Punktezahl] ① ② ③ ④ ⑤ ⑥ ⑦ ⑧ ⑨ ⑩

Finde deine Richtung

Tara

Tara ist die Göttin des Mitgefühls, des Heilens und der Erlösung.

Bergauf zu steigen, um inneren und äußeren Frieden zu erlangen, ist eine Metapher für den spirituellen Weg. Das tat Buddha: Er zog sich aus der Gesellschaft zurück, meditierte und ging in sich. Die Göttin Tara hingegen stieg vom Berg hinunter und begab sich in eine Welt voll Chaos und Ungewissheit, um Menschen mittels Liebe, Heilen und letztendlich Moksha (spirituelle Befreiung) zu helfen. Ihre Motivation war das Mitgefühl, und sie inkarnierte als ein Bodhisattva (erleuchtetes Wesen) auf der Erde, um uns zu helfen.

Die chinesische oder fernöstliche Bodhisattva-Variante der in Nepal, Tibet und Indien verehrten Tara ist die Göttin Guanyin.

Tara ist der Archetypus für Menschen, die große Heiler sind und/oder selbstlos dienen. Prominente Beispiele: Mutter Teresa und Mahatma Gandhi. Solche Menschen werden niemals müde, weil sie in Verbindung mit der göttlichen Energie stehen. Müdigkeit tritt nur bei selbstsüchtigen, auf dem Ego eines Menschen basierenden Motiven auf.

[Ihre Tara-Punktezahl]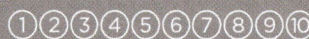

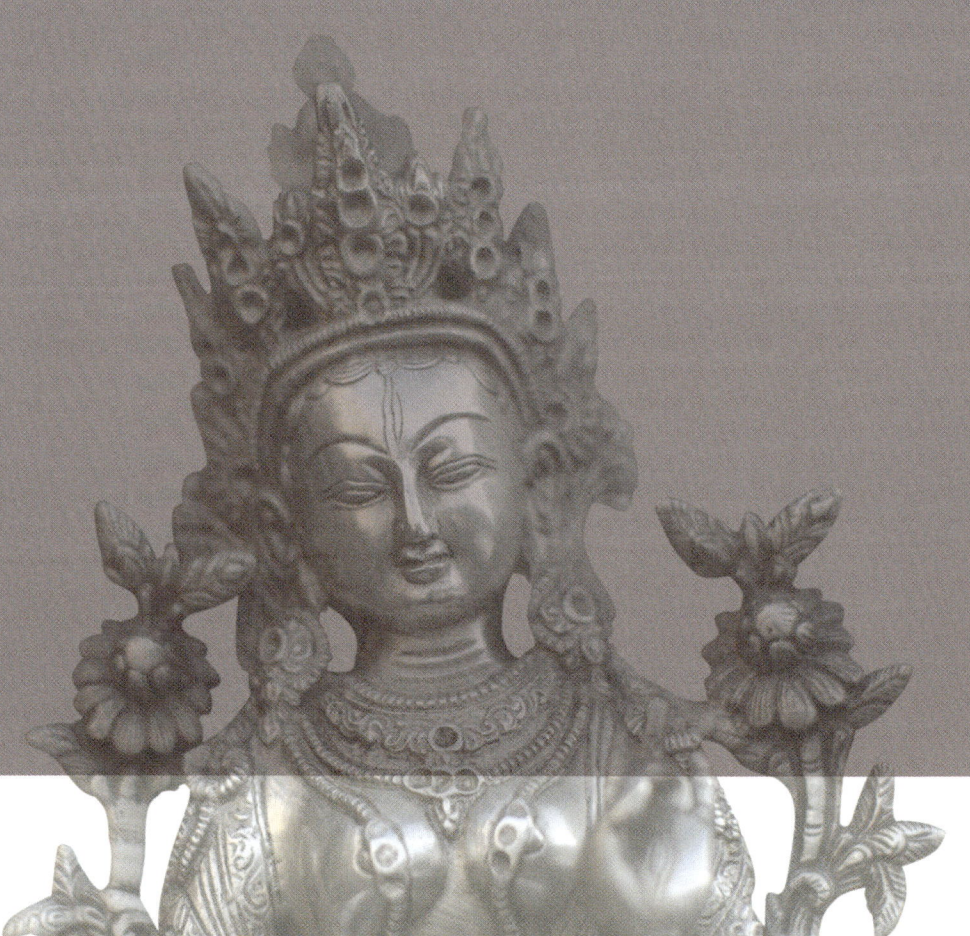

Hanuman

Übermenschliche körperliche und geistige Stärke mit höchster Hingabe repräsentiert Hanuman. Ihm ist das Herzchakra zugeordnet. Er wird als Beschützer verehrt, ist ein großer Held und Schutzpatron der Soldaten.

Es ist kaum bekannt, dass Hanuman eine Inkarnation des Götterpaars Shiva und Shakti ist. Als Shiva einmal auf dem Berg Kailash meditierte, kam ihm eine Erkenntnis, über die er danach mit seiner Frau Shakti sprach. Er sagte ihr, dass der Gott Rama der wichtigste Herrscher des Universums sei. Shakti erwiderte: „Was? Du bist doch der Wichtigste von allen." Shivas Antwort lautete: „Nein, die Dinge haben sich verändert. Die Menschen leben zu sehr im Kopf, und ihre Selbstsucht hat Streit, Eifersucht und Krieg zur Folge. Deshalb werde ich als dienender Affe inkarnieren. Durch meine Selbstlosigkeit werde ich den Menschen die Kraft der Hingabe und des Lebens aus dem Herzen heraus zeigen." Daraufhin meinte Shakti: „In diesem Fall werde ich als dein Schwanz inkarnieren, damit wir immer zusammenbleiben." Hanuman ist also Shiva und trägt die Kundalini Shakti mit sich.

[Ihre Hanuman-Punktezahl]

Kali

Die Göttin Kali steht für Güte in einer grimmigen Form. Sie vernichtet negative Energien, sowohl solche, die wir in uns tragen, als auch solche, die gegen uns gerichtet sind.

Kali ist nackt, weil Maya (die Welt der Illusion) sie nicht verdeckt. Sie ist die „schwarze" Göttin und fast reines Bewusstsein.

Kali schlägt die Hände der Dämonen ab und fertigt sich einen Rock daraus. Hände stehen für karmische Taten, und mit dem Abhacken beseitigt Kali die Auswirkungen des Karma und befreit uns so von inneren Fesseln. Sie köpft die Dämonen auch und macht aus den Köpfen eine Girlande. So entfernt sie alle negativen Muster (Samskaras), die uns erdrücken. Die 54 Schädel ihrer Girlande symbolisieren einerseits die 54 Buchstaben des Sanskrit-Alphabets und stehen andererseits auch für die Samskaras, die tief sitzenden, unser Leben dämonisiere Gewohnheiten.

Die Göttin Kali befreit uns von blockierenden Verhaltensmustern. Sie fegt die Samskaras weg, die zu Abhängigkeiten führen können. Sie gibt uns innere Stärke und Mitgefühl nach außen, sodass wir anderen helfen können und zugleich innerlich gefestigt bleiben.

[Ihre Kali-Punktezahl]

Finde deine Richtung

Wir manifestieren uns ständig. Jeder Gedanke schafft einen Energiefluss in und um unseren Körper. Diese Energie zieht etwas Gleichartiges an. Wenn Sie also denken: „Ich kann nichts und bin ein Versager", offenbart sich diese Negativität in Ihrer Energie, und Sie werden keine guten Erfahrungen anziehen. Das Gegenteil wird passieren, wenn Sie eine hohe Meinung von sich haben. Durch Gedanken wie „Ich bin großartig" strahlen Sie Selbstvertrauen aus und ziehen großartige Erfahrungen an. Jeder Ihrer Gedanken wird sich in Ihren Erfahrungen manifestieren. Ihre Gedanken und Ihre Energie erschaffen Ihre Realität.

PECH MANIFESTIEREN

„Manifestieren" ist ein Modewort. Wer an der Oberfläche bleibt, den kann der Begriff aber in die Irre führen. Wenn Sie Ihre Energie wirklich nutzen wollen, um Größe zu manifestieren, müssen Sie alles aus dem Weg räumen, das Sie daran hindert, an Ihre eigene Größe zu glauben.

Ein „Kurs in Wundern" lehrt, dass Sie gewissermaßen um alles gebeten haben, was Ihnen widerfährt. Ihre Absichten erschaffen Ihre Welt. Deshalb müssen Sie sich nicht rückblickend ärgern. Erkennen Sie an, wie negative oder ungeschickte Gedanken sich auf Ihr Leben auswirken. Das ist ein Weg, Ihre Erfahrungen zu verändern. Ihr Manifestationsprozess sollte damit beginnen, dass Sie sich ehrlich eingestehen, welche Gedanken und Zweifel Sie daran hindern, vom Leben zu bekommen, was Sie gerne hätten. Wenn Sie die Blockaden einmal erkannt haben, können Sie sie abbauen, um Platz für positive Manifestationen zu machen.

Wichtiger als die äußere Welt ist, was sich in unserem inneren Erleben abspielt, ob wir uns etwa für das Erfahren von Liebe oder Angst entscheiden. Wählen wir Liebe, ziehen wir mehr Liebe an. Sagen Sie sich nicht: „Wie kann ich etwas bekommen, um mich besser zu fühlen?", sondern vielmehr: „Wie kann ich mich besser fühlen und positive Energie ausstrahlen, um mehr Großartigkeit in mein Leben zu bringen?" Der Schwerpunkt muss darauf liegen, den inneren Zustand zu heilen.

DIE FÜNF SCHRITTE ZUR VERWIRKLICHUNG IHRER WÜNSCHE

Beim Praktizieren der folgenden Schritte sollte Ihr erstes Ziel sein, sich gut zu fühlen. Erst danach geht es darum, was von außen kommt. Denn wer sich gut fühlt, zieht Gutes an. Wenn Sie es sich zur Hauptaufgabe machen, glücklich zu sein, ist es darüber hinaus sowieso nicht so wichtig, was Ihnen außen begegnet. Ihre wahre Manifestation ist Lebensglück.

Erster Schritt: Platz schaffen

Zunächst nehmen Sie sich Zeit, Zweifel an Ihrer Glücksfähigkeit auszuräumen. Dabei helfen Gebete. Bitten Sie das Universum täglich darum, Sie von allen einschränkenden Überzeugungen zu befreien. Seien Sie offen für Zeichen vom Universum und nehmen Sie die Aufgaben an, die Ihnen gestellt werden. Diese können in vielen Formen auf Sie zukommen. Vielleicht werden in einer (neuen) Beziehung längst vergessene Geschichten aufgerührt, sodass Sie endlich Ihre Ängste heilen können. Oder Sie verlieren Ihre Arbeitsstelle und werden dadurch eigenständiger und können Selbstliebe erlernen. Haben Sie Vertrauen, dass solche Situ-

heiten bieten, Ihre Energiefelder zu säubern und in Ihrem Leben Platz zu schaffen für alles, was Sie sich wünschen.

Ihr Job bei diesem Schritt ist es, um Führung zu bitten. Erlauben Sie dem Universum, Ihnen die Aufgaben zu geben, die jetzt wichtig für Sie sind. Stellen Sie sich den Herausforderungen und vertrauen Sie darauf, dass Sie, je gründlicher Sie Ihre Gedanken und Energien reinigen, umso mehr Positives anziehen werden.

Zweiter Schritt: sich klar werden

Klarheit ist oberstes Gebot bei der Verwirklichung Ihrer Wünsche. Sie brauchen genaue Vorstellungen, womit Sie Ihr Leben bereichern möchten, sonst werden sich vielleicht unerwünschte Dinge manifestieren. Konzentrieren Sie sich auf Ihren Wunsch und schreiben Sie alles auf, was damit zusammenhängt. Wenn Sie etwa gerne einen neuen Job hätten, überlegen Sie sich, wie er aussehen sollte: Büro, Kollegen, Gehalt usw. Machen Sie keine Kompromisse. Das hilft Ihnen dabei, Klarheit über Ihre Wünsche und ein geistiges Bild davon zu erlangen.

Der wichtigste Teil dieses Schritts besteht darin zu überlegen, wie Sie sich fühlen möchten. Dann versuchen Sie, Zugang zu diesem Gefühl zu finden, und die Manifestation nimmt Form an. Wenn Sie nicht wirklich fühlen, was Sie erleben möchten, kann es sich nicht manifestieren.

Dritter Schritt: denken – fühlen – glauben

Jetzt fassen wir die ersten beiden Schritte zusammen. Nehmen Sie sich jeden Tag Zeit, um an Ihren Wunsch zu denken und zu spüren, wie es sein wird, wenn er sich erfüllt hat. Das können Sie überall tun: in einer Meditation, bei einer Visualisierungsübung, auf einem Spaziergang … Je mehr Sie spüren, wie es sich anfühlt, wenn Sie Ihrem Wunsch gemäß leben, desto mehr glauben Sie daran, dass es bald so weit sein wird. Aus einer metaphysischen Sicht ist es bereits da, wenn Sie es glauben.

Vierter Schritt: entspannen

Der nächste Schritt ist für die Manifestation entscheidend. Wenn sich Ihr Wunsch wirklich real manifestieren soll, lehnen Sie sich jetzt entspannt zurück. In einem „Kurs in Wundern" wird das so ausgedrückt: „Wer sich des Ergebnisses sicher ist, kann getrost darauf warten." Behalten Sie diesen Satz im Kopf und bleiben Sie Ihrem Glauben treu, dass Ihr Wunsch sich erfüllen wird. Vertrauen Sie auch darauf, dass das Universum vielleicht noch einen viel besseren Plan für Sie hat. Auch wenn Sie sich ganz klar über Ihren Wunsch sind, können Sie nicht kontrollieren, wann und wie genau er in Erfüllung geht. Bleiben Sie ruhig und entspannt. Das Universum hält Ihnen die Stange!

Fünfter Schritt: Vertrauen Sie dem Universum

Sie sind eingeweiht. Sie wissen genau, was Sie möchten, und strahlen keine Energie von Angst oder Zweifel mehr aus. Alle Zweifel sind weggeschmolzen, Wissen hat das Wünschen ersetzt. Diese Sicherheit kommt ganz natürlich. Wenn Sie die Schritte eins bis vier gewissenhaft praktiziert haben, sehen Sie jetzt ganz klar und fühlen sich glücklicher. Dieser Prozess ist stark und heilend. Er führt zu der Gewissheit, dass Sie genau am richtigen Platz sind. Das Akzeptieren Ihrer Größe in diesem Moment erweckt weitere Größe. Eingeweiht zu sein verhilft Ihnen zu dem Wissen, dass Sie bereits in Ihrer gewünschten Manifestation leben. Mit der Zeit wird das Universum mit Ihrer Energie aufholen, und Ihre Wünsche werden sich verwirklichen. Der Prozess, dass die Manifestation dem Glauben folgt, ist eine wahre Co-Kreation.

BLEIBEN SIE DABEI

Behalten Sie diese fünf Schritte bei und vertrauen Sie darauf, dass Sie im Moment genau da sind, wo Sie sein müssen. Ist Ihr größter Wunsch, sich einfach wohlzufühlen? Sie werden alles bekommen, was dieses Gefühl auslöst. Sich wohlzufühlen ist die wahre Manifestation – alles andere ist das Sahnehäubchen auf dem bereits köstlichen Kuchen!

Finde deine Richtung

ROLF GATES

Welle eins *Boden*

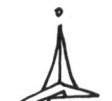

RUHE

Wir verwurzeln uns mit **3** tiefen Atemzügen.

E = EINATMEN
A = AUSATMEN

Yoga ist ein Weg zur Ruhe und zur Wahrheit darüber, wer du bist. Es geht darum, ständig nach innen zu horchen und um Unterstützung zu bitten und dann genug zu wagen und genug zu vertrauen …, um das zu tun, wozu du aufgefordert bist.

ERICH SCHIFFMANN

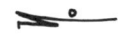

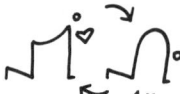

4 x

Blick und Brustkorb nach vorne.

Entspanne dich und genieße den Augenblick.

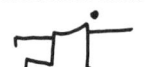

Geh mit dem Hund spazieren, wedle mit Steißbein und Wirbelsäule.

RÜCKGRATBALANCE
links und rechts

Wirbelsäule strecken und die Streckung bis in die Fingerspitzen und Zehen verlängern. 4 … 3 … 2 … strecken und loslassen.

Hebe die Fersen, strecke das Steißbein nach oben … Stütze dich mit abgespreizten Armen auf die Fingerspitzen, ziehe dich sanft in die Länge.

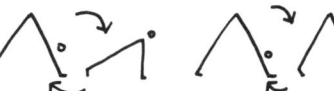

4 x

Welle zwei *Sonnengruß mit Ausfallschritt*

Auf der Matte, Herz erhoben, Hände offen.

Ausatmen, Ausfallschritt rechts nach hinten.

Während der Atem tiefer wird, lass den Körper um den Atem herum weich werden.

Einatmen, dabei rechtes Bein anheben.

Brustkorb nach vorne, mit einem starken hinteren Bein.

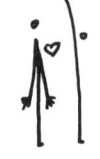

E   A E   AE   AEA   E   A   E AEAEAEA E   A   E A

SONNENGRUSS A

Ziehe durch Hände und Füße Energie in deinen Rumpf.

Ausatmen, Ausfallschritt links nach hinten.

Hinteren Oberschenkel anspannen.

Einatmen, dabei linkes Bein anheben.

Zur anderen Seite wechseln.

E   A E   A   E   AEA   E   A   E AEAEAEA E   AE   A E

Die Augen sind ruhig, der Körper schwingt.

Genug wagen, genug vertrauen.

Zweite Seite

E   A E   A   E   A   EAEAE A   E AEAEAEA E   A   E A

IN JEDER POSITION BEIM EIN- UND AUSATMEN JEWEILS BIS 4 ZÄHLEN

Welle drei *Stehende Positionen*

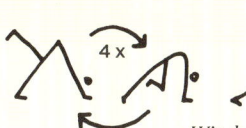 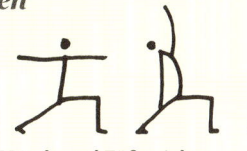

Windmühle: Brust und Blick nach unten.

Hände und Füße ziehen Energie in dein Zentrum … aus dem Zentrum … verankere dich im Boden.

Zur anderen Seite wechseln und wiederholen.

Augen ruhig, Körper dynamisch, leuchte von innen.

Tritt in deine Vision ein und erlaube dem Atem, Energie durch die Position zu schicken.

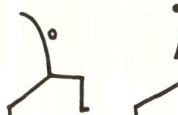 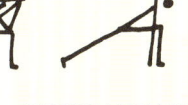 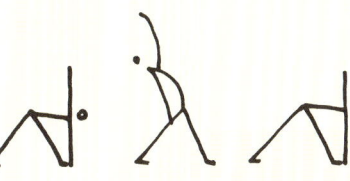

Entspanne dich und fühle dich eingebunden, bis zum Punkt der Inspiration.

Handflächen zusammengedrückt, Füße auf den Außenkanten.

PARSVAKONASANA (GESTRECKTER SEITWINKEL) *Für Einsteiger: Hand an die Innenkante des Fußes.*

Gestreckter Winkel zur anderen Seite.

Wecke das Herz

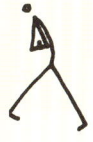 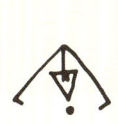 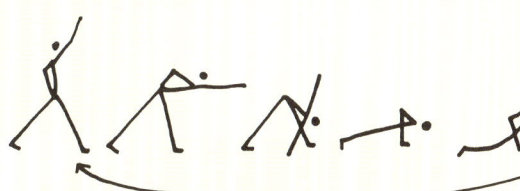

UMGEKEHRTES NAMASTE
Richte die Füße nach vorn aus. Beuge den Oberkörper etwa im rechten Winkel vor. Führe die Handflächen hinter dem Rücken zusammen.

Nimm den Arm hoch. Verankere dich mit dem hinteren Fuß im Boden. Die Hand nach vorne und nach unten führen.

PARIVRTTA TRIKONASANA (GEDREHTES DREIECK) *Setze die Hand auf dem Boden oder dem Block ab. Schiebe die rechte Hüfte zurück und führe auch die obere Schulter zurück.*

Erlaube der Symmetrie der Position, deine Energie auszugleichen.

Finde deine Richtung

IN JEDER POSITION BEIM EIN- UND AUSATMEN JEWEILS BIS 4 ZÄHLEN

Welle vier *Balance*

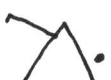 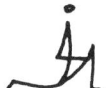 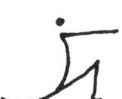 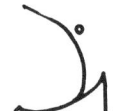 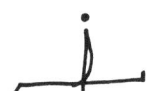

Seite wechseln und wiederholen.

Beim Einatmen Bein hochnehmen, beim Ausatmen Ausfallschritt.

Hinteres Knie am Boden, Handflächen auf dem rechten Knie.

Handflächen zueinander, Schultern locker.

Rückbeuge Wirbel für Wirbel; bis 4 zählen.

HANUMANASANA (SPAGAT)
Spanne die Oberschenkel, um die hinteren Oberschenkelmuskeln zu schützen. Strahle Energie über die vier Ecken des vorderen Fußes aus.

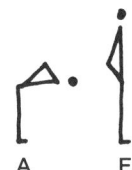 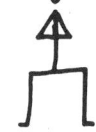

Halte die Energie in deiner Mitte und strahle Energie durch die Füße aus.

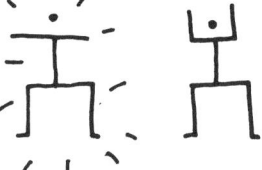

A   E

Langsam hochkommen, Handflächen an die Hüften.

TEMPELHALTUNG *Drehe die Fußspitzen nach außen, Knie über den Fußknöcheln, Hüfte nach unten.*

Der Blick ist fest, das Gesicht entspannt.

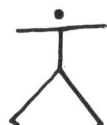 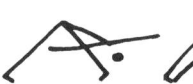 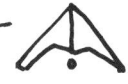 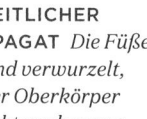 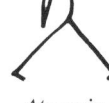 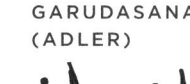 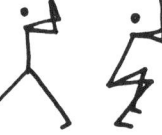

Fußspitzen nach vorne, Fersen hinten.

Herz etwas höher als die Hüften.

Werde lang und schmelze.

SEITLICHER SPAGAT *Die Füße sind verwurzelt, der Oberkörper geht nach vorne.*

Atme ein, hebe das Herz, führe die Schultern nach hinten.

GARUDASANA (ADLER)

Welle fünf *Stehen*

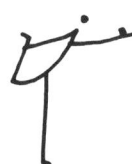 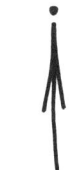 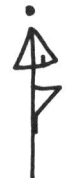 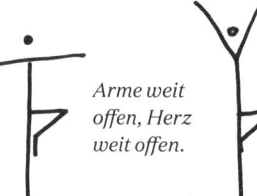 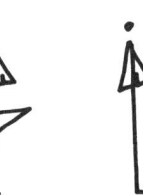

Arme weit offen, Herz weit offen.

Seitenwechsel. Ein volles Vinyasa durchführen, zuletzt auf dem Bauch liegen.

NATARAJASANA (TÄNZER) *Fasse dein Fußgelenk, strecke den anderen Arm nach vorne.*

Entspannen … integrieren … die Seite wechseln.

BAUM

Bewegungen ruhig und präzise, Körpersprache zuversichtlich.

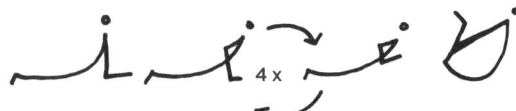 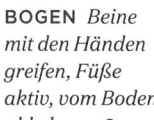 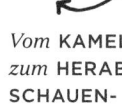 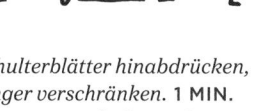

SPHINX *Die Ellbogen unterhalb der Schultern aufstützen. Alle Zehen in den Boden pressen.*

KOBRA *Abdrücken mit den Händen.*

BOGEN *Beine mit den Händen greifen, Füße aktiv, vom Boden abheben … 2 x.*

Vom **KAMEL** *zum* **HERABSCHAUENDEN HUND**

Schulterblätter hinabdrücken, Finger verschränken. **1 MIN.** *Nimm einen Block, um die Füße zu verwurzeln und die Hüften noch höher zu bringen.*

RAD

Welle sechs *Hüften und Abschluss*

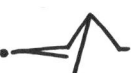 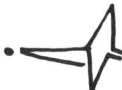

Die Füße wandern nach außen zur Mattenkante. Knie zusammen. Die Hände liegen am Boden nahe an den Hüften. Oberschenkel anspannen und loslassen.

SUPTA BADDHA KONASANA (LIEGENDER SCHMETTERLING) *Fußsohlen aneinanderdrücken, die Knie nach außen fallen lassen.* **10-15 SEKUNDEN.**

Bring deine Knie zueinander… umarme sie und zieh sie zur Brust, **10-15 SEKUNDEN.**

Mit dem ganzen Körper atmen.

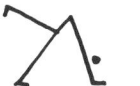 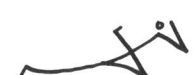 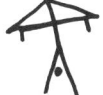

Hebe das linke Bein und geh in die **TAUBENHALTUNG** *auf der rechten Seite … Die Hände wandern nach vorn, die Brust oder Stirn auf dem Boden ablegen.* **1-3 MIN.**

Die Hände wandern zu den Hüften, bring das rechte Bein vor und nimm die **AGNISTAMBHASANA (BRENNHOLZSTAPEL)** *ein: rechtes Bein über das linke, rechter Knöchel liegt auf dem linken Oberschenkel, der Fuß ragt über den Oberschenkel hinaus. Die Hände wandern nach vorne. Bleibe* **1-3 MIN.** *in dieser Stellung.*

Entspanne den Körper; beobachte, wie Entspannung in Stille übergeht.

Playlist zur Richtungssuche
Ausgewählt von Kelly Casey

We've Been Inside For Too Long — *Kyson*

Amateur Cartography — *Obfusc*

Awash — *Manual*

A Walk — *Tycho*

Cirrus — *Bonobo*

Sleeping Children Are Still Flying — *Blue Sky Black Death*

Kusanagi — *Odesza*

Halving the Compass — *Helios*

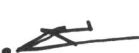 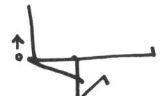 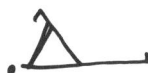 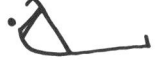

Lege dich auf den Rücken, strecke die Beine, umfasse das Knie … atme hinein, pausiere. **3-5 SEKUNDEN.** *Dann Seitenwechsel.*

Mach eine Drehung, zieh das Knie über den Körper und streck den Arm nach außen (Kinn dicht an der Brust). **3-5 SEKUNDEN.**

Greife den linken Fuß mit beiden Händen, strecke das linke Bein.

Atme ein … Führe beim Ausatmen die Stirn in Richtung Bein und zähle dabei 5 … 4 … 3 … 2 … nun der Kontakt … komm zurück zur Mitte und führe die Übung dann zur anderen Seite durch, beuge das rechte Knie und führe die Drehung erneut aus.

Wir tauchen auf, lodern hell im Moment, leben leidenschaftlich, HALTEN NICHTS ZURÜCK, und wenn der Moment vorüber ist, ist unsere Arbeit getan. Wir treten zurück und lassen los.

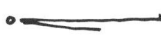

NAMASTE *Heil unseren Seelen, Friede allen Menschen.*

Die Welt ist die große Arena, in die wir kommen, um stark zu werden.

Swami Vivekananda

KAPITEL 3

Finde deinen Kern

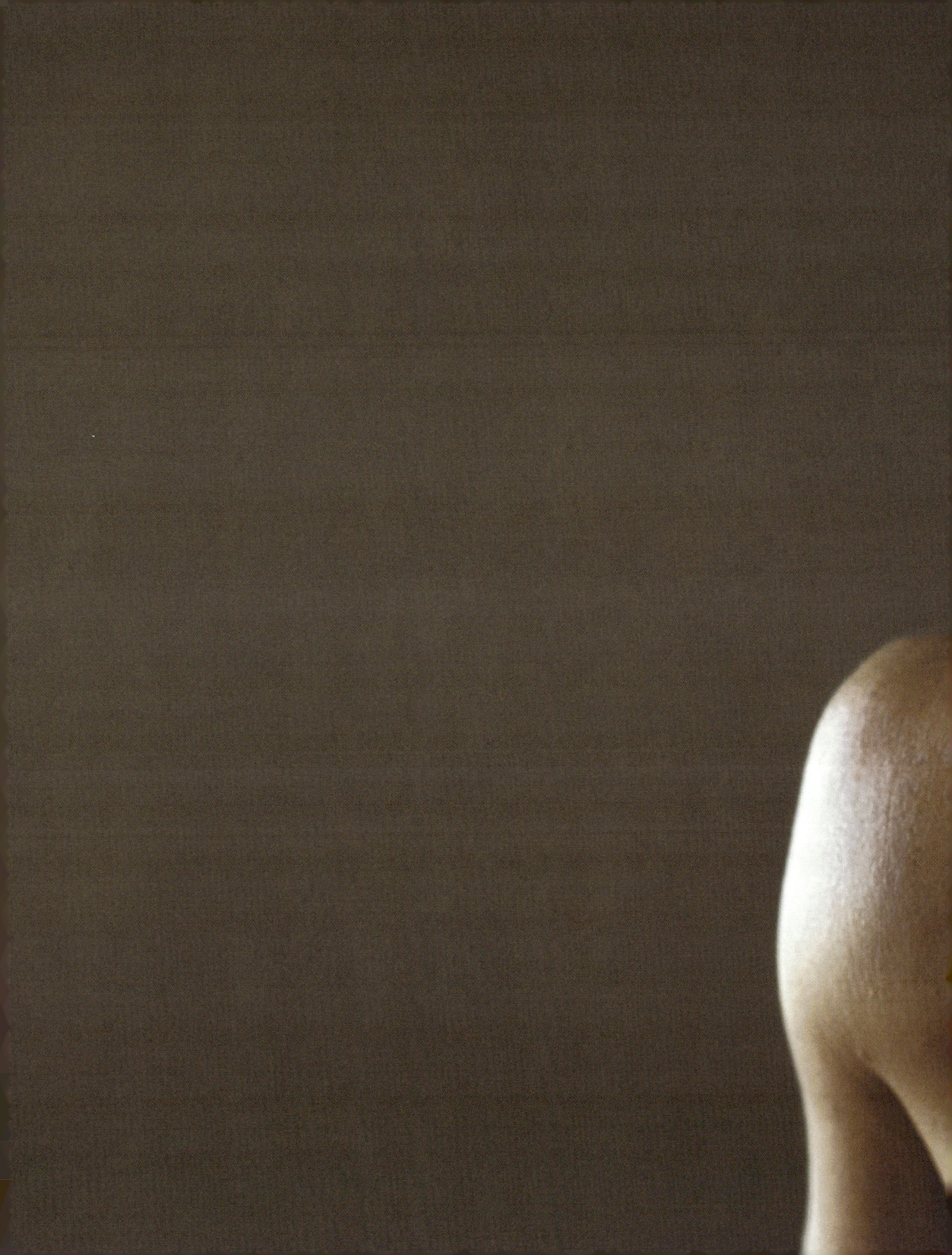

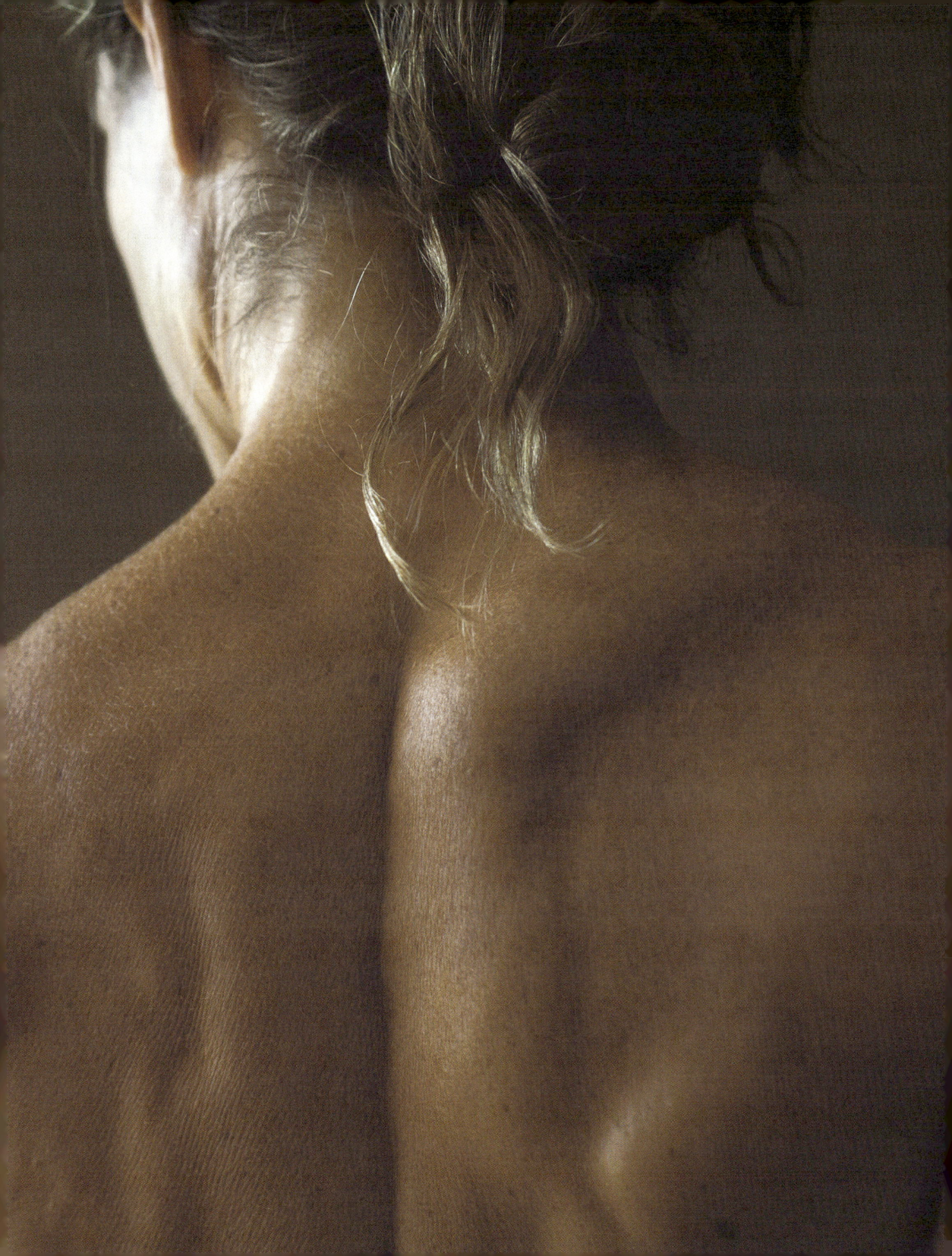

DER AUSGANGSPUNKT NICOLE LINDSTROM

Schließe die Augen

Der innerste Kern, unsere Mitte, ist das, was bleibt, wenn alle Hüllen abgenommen sind. Wenn wir uns nackt, ungeschützt und verwundbar fühlen und unser Energiekörper strahlt. Unsere Mitte, ob sie von Helligkeit oder aber unermesslichen Seelenqualen umgeben ist, verbindet uns mit der Essenz unseres Seins.

Auch wenn wir im Innersten verletzlich sind, spüren wir dort doch auch eine unglaubliche Stärke und Beständigkeit. Mag die Erde unter uns zu beben beginnen und die Welt um uns herum zusammenbrechen, unser Innerstes bleibt – ruhig und unberührt.

Wenn wir den Kern finden, erlaubt uns das, unseren inneren Kompass abzulesen und uns mit ernsthaftem Fragen durch die Welt zu bewegen. In konfliktreichen Zeiten lehrt er uns, wie wir den Kloß im Hals herunterschlucken und unsere Wahrheit aussprechen. In Zeiten der Angst lehrt er uns, den Knoten im Magen aufzulösen und mutig vorwärtszuschreiten.

Stimme dich ein.

Fühle das sanfte Pochen in deiner Brust.

Das sachte Ansteigen und Absteigen deines Atems.

Wo beginnt er?
Wo ist sein Ursprung?

Höre zu.
Frage.
Fahre fort.
Denke nach.
Entdecke.

Die eigene Mitte ist der Ausgangspunkt der Reise zu uns selbst.

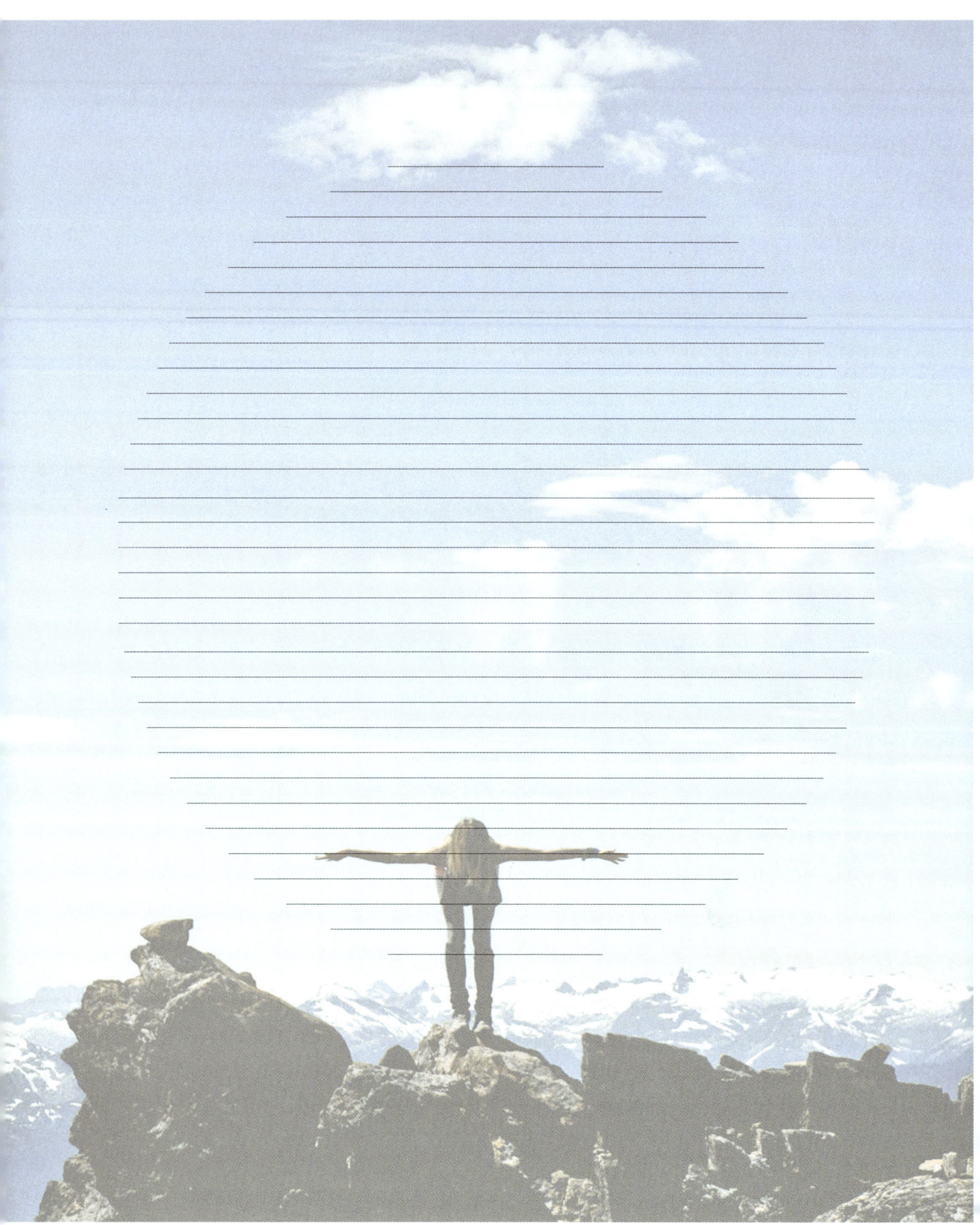

NEHMEN SIE KURS AUF

SHARON SALZBERG

Wenn wir uns unsere Fähigkeit zum Glück kleinreden, bleiben wir in unseren Vorsätzen mittelmäßig und glauben, unserem Leben sei nichts anderes beschieden. Als meine Freunde und ich Räumlichkeiten für die Insight Meditation Society (IMS) suchten, wollten wir ein zum Verkauf stehendes Haus in Barre, Massachusetts, besichtigen. Als wir vor dem Termin noch ein wenig durch den dortigen Stadtpark spazierten, sahen wir dort eine Tafel mit dem Motto der Stadt: „RUHIG UND WACHSAM". Weil diese zwei Begriffe für die Meditationspraxis so wichtig sind und der Ausgleich zwischen diesen beiden Eigenschaften entscheidend für das Weiterkommen auf dem Meditationspfad ist, nahmen wir dies als Omen und kauften das Haus.

Einige Jahre später fiel uns ein kleiner Band über die Geschichte von Barre in die Hände, in dem auch das Haus erwähnt ist, in dem die IMS inzwischen untergebracht ist. Es war einst für den Colonel Gaston erbaut worden, des Vizegouverneurs von Massachusetts. Sein Lebensmotto: „Lebe jeden Tag so, dass du jedem verdammten Kerl in die Augen schauen kannst, um ihm zu sagen, dass er zur Hölle fahren soll."

Ich erzähle diese beiden Geschichten gerne zusammen, weil ich denke, dass wir bewusst oder unbewusst alle ein Motto haben, aus dem hervorgeht, wer wir sind, wozu wir fähig sind, worum es in unserem Leben geht und welche Aufgaben wir haben. Vielleicht haben wir wie Colonel Gaston nur eine recht beschränkte Sicht.

Ich möchte Ihnen einige Anregungen geben, wie Sie einen kreativen Sinn fürs Mögliche entwickeln können, der Sie bei Ihren Vorhaben leitet:

GEHEN SIE IN DIE TIEFE. Vielleicht denken Sie, dass Ihr allergrößter Wunsch viel Geld ist. Aber Sie werden das Geld nicht als Scheine und Münzen im Haus haben wollen. Im Grunde geht es uns ja nicht ums Geld, sondern darum, was es verspricht, also Sicherheit, Freiheit, Wahlmöglichkeiten und/oder frei verfügbare Zeit. Überlegen Sie sich, wofür Sie Geld haben möchten, und überlegen Sie dann, wie Sie diese Ziele auf andere Weise erreichen könnten. Wäre es nicht möglich, mehr Sicherheit, mehr Freizeit usw. auch anders zu verwirklichen?

VERLASSEN SIE DEN TUNNEL. Die Inderin Sudha Chandran, eine klassische Tänzerin, stand scheinbar am Ende ihrer Karriere, als ihr rechtes Bein amputiert werden musste. Aber zur Verblüffung aller kehrte sie mit Prothese auf die Bühne zurück und war bald erneut eine der besten ihres Fachs. Gefragt, wie sie das geschafft habe, antwortete sie lapidar: „Man kann auch ohne Beine tanzen." Wir sind zu viel mehr fähig, als unsere Konditionierung behauptet. Wenn Sie so eine Einschränkung spüren, erlauben Sie sich, Ihre Gedanken aus dem Käfig zu befreien.

BLEIBEN SIE IN KONTAKT. Denken Sie immer wieder an Ihr persönliches Motto: Was möchten Sie am meisten vom Leben, worin besteht Ihr größtmögliches Glück? Überlegen Sie, ob sich Ihre Visionen irgendwie in Ihren Handlungen widerspiegeln. Wenn Sie glauben, dass dies nicht der Fall ist, halten Sie sich vor Augen, dass das Wesen aller Transformation in der Fähigkeit zum Neubeginn besteht. Wir machen Fehler, können aber noch einmal anfangen. Wir vermasseln es, verlieren das Ziel aus den Augen, kommen vom Weg ab, fallen hin – müssen aber immer in der Lage sein, uns selbst zu vergeben und ohne Groll einen Neubeginn zu wagen.

DIE MACHT DER WORTE

DIES IST DEIN LEBEN.
TU, WAS DU LIEBST, UND TU ES OFT.
WENN DU ETWAS NICHT MAGST, DANN ÄNDERE ES.
WENN DU DEINE ARBEIT NICHT MAGST, DANN KÜNDIGE SIE.
WENN DU ZU WENIG ZEIT HAST, HÖR AUF MIT FERNSEHEN.
WENN DU DIE LIEBE DEINES LEBENS SUCHST, BLEIB STEHEN – SIE KOMMT ZU DIR, WENN DU BEGINNST, DAS ZU TUN, WAS DU LIEBST.
HÖRE AUF NACHZUDENKEN, DAS LEBEN IST LEICHT.
ALLE GEFÜHLE SIND SCHÖN.
WENN DU ISST, DANN WERTSCHÄTZE JEDEN LETZTEN BISSEN.
ÖFFNE DEINEN VERSTAND, DEINE ARME UND DEIN HERZ FÜR NEUE SITUATIONEN UND MENSCHEN – WIR SIND VEREINT IN UNSEREN UNTERSCHIEDEN.
FRAGE DEN NÄCHSTEN MENSCHEN, DER DIR BEGEGNET, NACH SEINER LEIDENSCHAFT UND TEILE DEINEN INSPIRIERENDEN TRAUM MIT IHM.
REISE VIEL. WEG ZU SEIN HILFT DIR, DICH SELBST ZU FINDEN.
MANCHE GELEGENHEITEN KOMMEN NUR EINMAL – ERGREIFE SIE.
DAS LEBEN SIND DIE MENSCHEN, DIE DU TRIFFST, UND DIE DINGE, DIE DU MIT IHNEN ERSCHAFFST, ALSO GEH LOS UND ERSCHAFFE.
DAS LEBEN IST KURZ. LEBE DEINEN TRAUM UND TEILE DEINE LEIDENSCHAFT.

Übersetzt ins Deutsche von Stephan Gerd Meyer, www.stephangerdmeyer.de
Englischsprachiges Original von Holstee, www.holstee.com

MICHAEL RADPARVAR

Etwas Magisches passiert, wenn Sie sich erlauben, Ihren Leitstern zuerst zu erkennen und dann zu benennen. Vielleicht gehen Sie ein Risiko ein, aber Sie werden danach glücklich sein, es gewagt zu haben.

Im Frühjahr 2009 schlug mein Bruder Dave mir und dem Firmenmitbegründer Fabian Pfortmüller vor, uns etwas Zeit zu nehmen, um zu formulieren, warum genau wir drei Wochen zuvor unsere Firma Holstee ins Leben gerufen hatten. Die Gründung war ein Risiko, denn die Wirtschaft steckte damals in der schlimmsten Rezession, die unsere Generation bis dato erlebt hatte. Wir hatten tausend Dinge zu erledigen, fanden aber Daves Idee trotzdem gut, denn sie würde uns auf unserer Reise helfen. Unsere Aufzeichnungen würden eine wichtige Botschaft für unsere künftigen Ichs sein, aus einer Zeit, als unser Denken glasklar war. Wir setzten uns also hin, um für uns Erfolg zu definieren, und zwar bewusst nicht finanziellen Erfolg. Alles, was uns wichtig war, kam zur Sprache: Lebensphilosophie, Leben, Ernährung, Reisen, Hoffnungen und Träume, Erkenntnisse von Freunden und Familie – alles. Dann brachten wir diese Gedanken zu Papier. Und sicherheitshalber legten wir den entstandenen Text an einem sicheren Ort ab, unter der Rubrik „Über uns" auf unserer Website. Wir nannten ihn unser Manifest.

Das Manifest wurde unerwartet rasend schnell bekannt. Bald war es eines der am meisten geteilten Bilder im Netz, und zwar weltweit. Wir ließen es sogar drucken und nahmen es in unser Sortiment auf, um es auch offline zu verbreiten. Seit dem Tag, an dem wir diese Worte zu Papier brachten, spiegeln sie sich in unserer Unternehmenskultur und unseren Produkten. Sie sind so sehr im Denken und Leben von uns dreien verwurzelt, wie wir es uns niemals hätten vorstellen können.

Wir sind begeistert und auch demütig, weil das Holstee-Manifest für so viele Menschen in aller Welt eine Bedeutung hat oder gewinnt. Ursprünglich hatten wir es nur für uns geschrieben. Wir wurden schon gefragt, wie wir ein Manifest verfassen konnten, das sich so verbreitet. Nein, wir hatten kein Geheimrezept und vor allem beim Schreiben keine Erwartungen. Wenn Sie also einmal Ihre authentischen Vorsätze festhalten wollen, gibt es nur eine Regel: Schreiben Sie sie nur für sich selbst auf. Und fragen Sie sich nicht, was Sie tun möchten, sondern warum.

Letztendlich findet nichts so ein Echo wie der Klang der Ehrlichkeit.

DIE ARCHITEKTUR DER WAHRHEIT

ELENA BROWER
UND JONINA TURZI

Die Themen Mitte und Wahrheit gehören untrennbar zusammen. In der Mitte zu sein können wir uns als zentrierten Zustand der Leichtigkeit vorstellen, eine Daseinsform, die uns allen jederzeit offensteht, sowohl emotional als auch strukturell.

Wahrhaftigkeit zwischen Menschen ist nie eine Konstante. Geheimnisse, Verstecken und Lügen strapazieren auch den Körper. Wenn wir lügen, etwas verbergen oder für uns behalten, geraten wir von der Mitte weg. Der Körper hat dann chronischen Stress, der einen degenerativen neurologischen Prozess anstößt. Dieser führt zu Fehlabstimmungen in unseren Resonanzkreisen. Mentaler Stress aufgrund von Lügen zehrt an den Hirnnerven und führt auf Dauer zu Zellschäden im Gehirn. Dies kann zu Motivationsschwäche und lahmender Kreativität führen. Unser Selbstbewusstsein sinkt ebenso wie die Fähigkeit zu stabilen Beziehungen. Steht ein Geheimnis oder etwas Ungesagtes im Raum, müssen wir eine innere Kluft aufrechterhalten zwischen dem, was gesagt, und dem, was nicht ausgesprochen werden darf. Stresshormone fließen durch die neuronalen Netze und halten den Körper in einem Zustand innerer Unruhe. Unsere Organe und Drüsen müssen immer wieder in höchste Alarmbereitschaft gehen und Schwerstarbeit leisten. All das manifestiert sich am Ende in Erschöpfung, häufigem Kranksein oder großer Traurigkeit.

„Dauerstress kann uns in einen gewissen Trott verfallen lassen, und die Verdrahtung unserer neuronalen Netze sorgt dafür, dass wir ständig dieselben dysfunktionalen Verhaltensweisen wiederholen und dabei auf andere Ergebnisse hoffen. Wenn chronischer Stress zu Depressionen führt und unser Verhalten repetitiv wird, ist unser analytisches Denken geschwächt. Die Stresshormone im Blut verhindern die Aktivierung der höheren Gehirnfunktionen, die Synergien ermöglichen."

Villoldo und Perlmutter,
DAS ERLEUCHTETE GEHIRN

Lügen stört die Schwingungen. Wir schwindeln alle mitunter und kennen die Unsicherheit, die sich damit einstellt. Gewohnheiten und Beziehungen, von denen Sie wissen, dass sie Ihnen schaden, bringen Sie zum Grübeln und vielleicht Lügen und Negieren – beides Ursachen von Stressantworten des Körpers. Solche Handlungen (Sich-Sorgen-Machen, Sich-den-Kopf-Zerbrechen, Lügen) sind selbst gewählt. Man entscheidet sich dafür, sich zu sorgen, über etwas zu grübeln, zu lügen. Für all das bezahlt man einen Preis. Haut und Haar, Muskeltonus, Aufmerksamkeit, Zufriedenheit – alles leidet darunter. Ich verliere mein Gefühl von Hingabe. Sobald ich alles auf den Tisch lege, mir Raum verschaffe, das Gespräch suche, kehre ich zurück und spüre mich wieder. Zur Wahrheit zu kommen kann schwierig sein, aber es hilft immer.

Zum Glück haben wir unsere Yogapraxis. Yoga fordert und fördert Ehrlichkeit. Wir bringen den Körper ins Lot und suchen in jeder Position den optimalen Energiefluss. Im Abschnitt in diesem Kapitel, in dem es um den Körper geht, definieren wir diesen Kern, diese Mitte, auf unerwartete Weise und richten die Aufmerksamkeit auf diese Einsicht. Die Praxis wird uns spüren lassen, wie sich Kernresonanz anfühlt; und dann können wir beginnen, diese Empfindung zu nutzen, um unsere Beziehungen auf die Wahrheit auszurichten.

Eine einfache Schreibübung kann Ihnen dazu verhelfen, Ehrlichkeit zu erkennen und sich in Ihrem Körper und Geist auf einmal viel wohler zu fühlen. Beim Praktizieren von Yoga bewegen wir uns auf natürliche Weise hin zum Empfinden für die richtige Ausrichtung. Wir spüren mehr freien Raum im Körper, wenn wir die Wahrheit aussprechen. Sowohl die perfekte Ausrichtung als auch Ehrlichkeit ermöglichen unserem Körper, sich auf zellularer Ebene zu entspannen.

1.
2.
3.
4.
5.
6.
7.
8.
9.
10.
11.
12.

SCHREIBÜBUNG *Schreiben Sie an einem Tag alle Ihre noch so kleinen Lügen auf. Nehmen Sie es mit Humor, denn es liegt auch Komik darin.*

EXTRA *Machen Sie eine Liste der Lügen, die Sie zugeben müssen.*

Linderung häufiger Leiden mit Su Jok

JOSEPH GIACONA

*Meiner Erfahrung nach leistet eine erfolgreiche Heilmethode drei Dinge: **Sie entgiftet, nährt und harmonisiert.** Von allen Heilkünsten, die dies vollbringen, ist eine der einfachsten und effektivsten die koreanische Handakupunktur Su Jok.*

*In der koreanischen Sprache heißen **Su** „Hand" und **Jok** „Fuß". Die Therapie Su Jok ist also Akupunktur an Händen und Füßen. Sehr feine Nadeln werden in die Haut gestochen, um die Selbstheilungskräfte des Körpers anzuregen. Diese wirksame und heute auch im Westen weitverbreitete Heilmethode wurde vor 2000 bis 4000 Jahren in China entwickelt.*

Bei Su Jok werden Nadeln nur in die Hände oder Füße gestochen. Dort sitzen Hunderte von Energiepunkten, an denen die natürlichen Selbstheilungskräfte stimuliert werden. Wenn Sie sich selbst behandeln möchten, probieren Sie am besten zunächst Akupressur, mit der Sie die Punkte durch Druck und Massagen aktivieren.

Su Jok besagt, dass die Hand den ganzen Körper repräsentiert, sie ist sozusagen sein Mikrosystem. Grob gesagt entspricht der Daumen dem Kopf, der Zeigefinger und der kleine Finger den Armen, der Mittelfinger und der Ringfinger den Beinen. Der Handrücken steht für die Rückseite des Körpers, zu dem auch die Nieren gehören. Der Handteller entspricht anderen Organen auf der Vorderseite des Körpers, darunter dem Dünndarm.

Über diese Körperprojektionszonen auf der Hand haben Sie Zugang zu allen wichtigen Organen, Organsystemen, Zellen und sogar Chakras am ganzen Körper. Sie benötigen lediglich eine Art Tastinstrument, etwa einen Bleistift mit Radierer, einen Kreuzschlitzschraubendreher oder einen Kugelschreiber.

KOPFWEH BEHANDELN

Suchen Sie den Punkt auf dem Daumen, der der schmerzenden Stelle entspricht. Die Oberseite des Kopfes wird von der Daumenspitze repräsentiert. Nehmen Sie den Stift und drücken Sie etwas auf der Daumenspitze herum, bis Sie einen Punkt finden, der besonders empfindlich ist und beim Drücken schmerzt oder sich verspannt anfühlt. Sie werden wahrscheinlich mindestens eine solche Stelle finden. Sie hat in irgendeiner Form Ähnlichkeit mit der Region, wo der Kopfschmerz auftritt.

Massieren Sie den Bereich ein paar Minuten lang und verstärken Sie den Druck allmählich. Er sollte etwas unangenehm, aber erträglich sein. Wenn jeder Punkt, den Sie massieren, schmerzempfindlich ist, dann drücken Sie zu fest. Nach ein paar Minuten werden Sie hoffentlich feststellen, dass der Kopfschmerz nachlässt oder vergeht.

Während der ganzen Zeit sollten Sie bewusst atmen. Tiefes Atmen regt die Blutzirkulation an, sorgt für Entgiftung und transportiert Nährstoffe ins Gewebe. Der Atem ist der Quell des Lebens und spielt auch beim Su Jok eine wichtige Rolle.

NACKENSCHMERZEN LINDERN

Suchen Sie den Punkt auf dem Daumen, der dem schmerzenden Nackenbereich entspricht.

HALSWIRBEL 1 = *Auf der Daumenrückseite etwas unter dem ersten Gelenk*

HALSWIRBEL 7 = *Auf der Daumenrückseite etwas unter dem zweiten Gelenk*

BRUSTWIRBEL 8 = *Am oberen Rand der „Tabatière", eines Grübchens zwischen zum Daumen gehörigen Sehnen*

BRUSTWIRBEL 9 = *Direkt über dem Handgelenk/Ellenknochen*

Bei Nackenschmerzen kurz unter der Schädelbasis, beim ersten Halswirbel, gibt es eine empfindliche Stelle etwas unter dem ersten Gelenk auf der Daumenrückseite. Massieren Sie diesen Bereich ein paar Minuten und verstärken Sie den Druck allmählich, bis Sie Erleichterung verspüren.

KIEFERGELENKSSCHMERZEN BEHEBEN

Die meisten Menschen pressen unbewusst die Zähne zusammen – zu Hause, bei der Arbeit, oft im Schlaf. Eine mögliche langfristige Folge ist das TMJ-Syndrom, eine Kiefergelenkserkrankung.

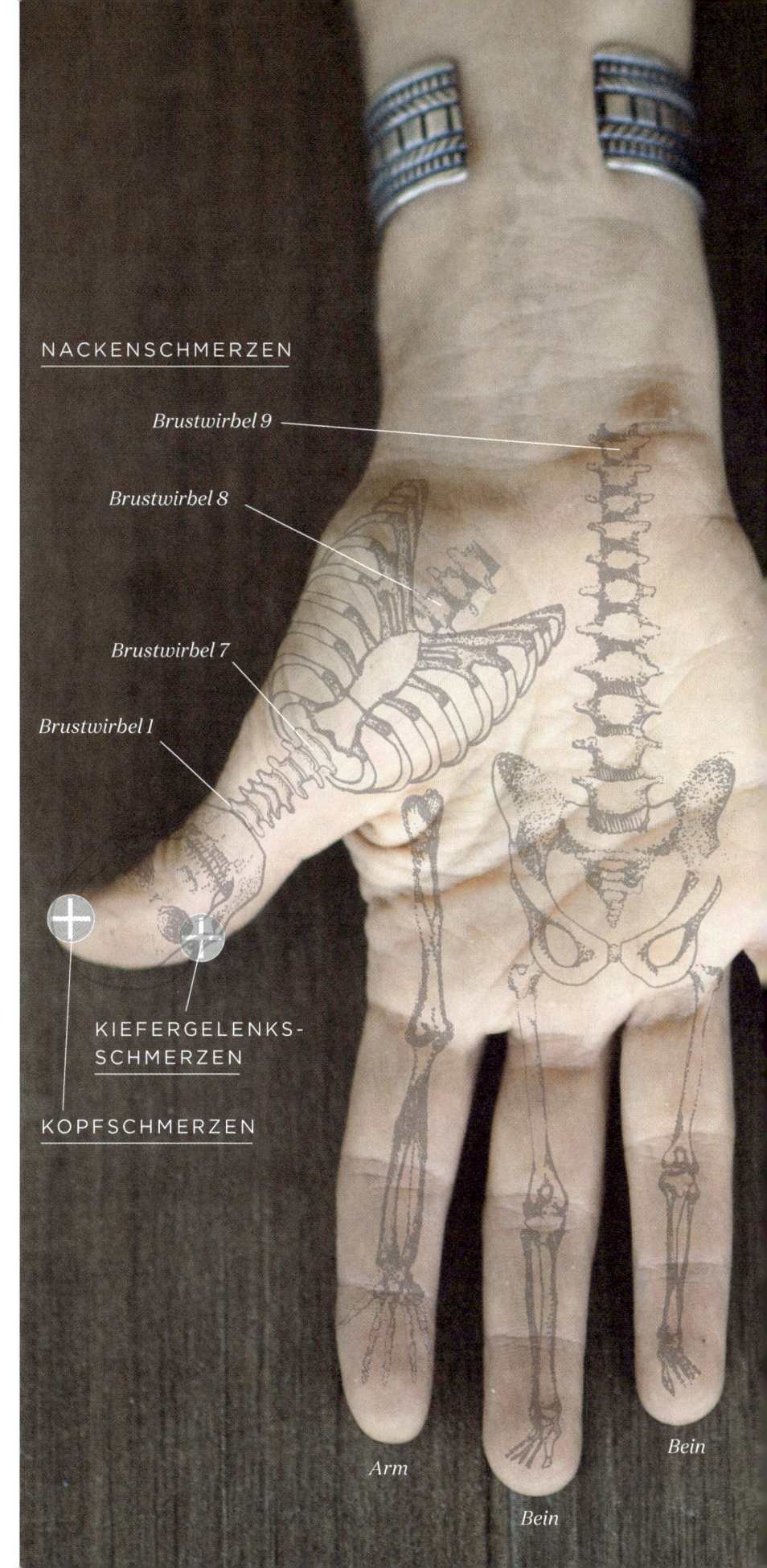

NACKENSCHMERZEN

Brustwirbel 9
Brustwirbel 8
Brustwirbel 7
Brustwirbel 1

KIEFERGELENKSSCHMERZEN

KOPFSCHMERZEN

Arm *Bein* *Bein*

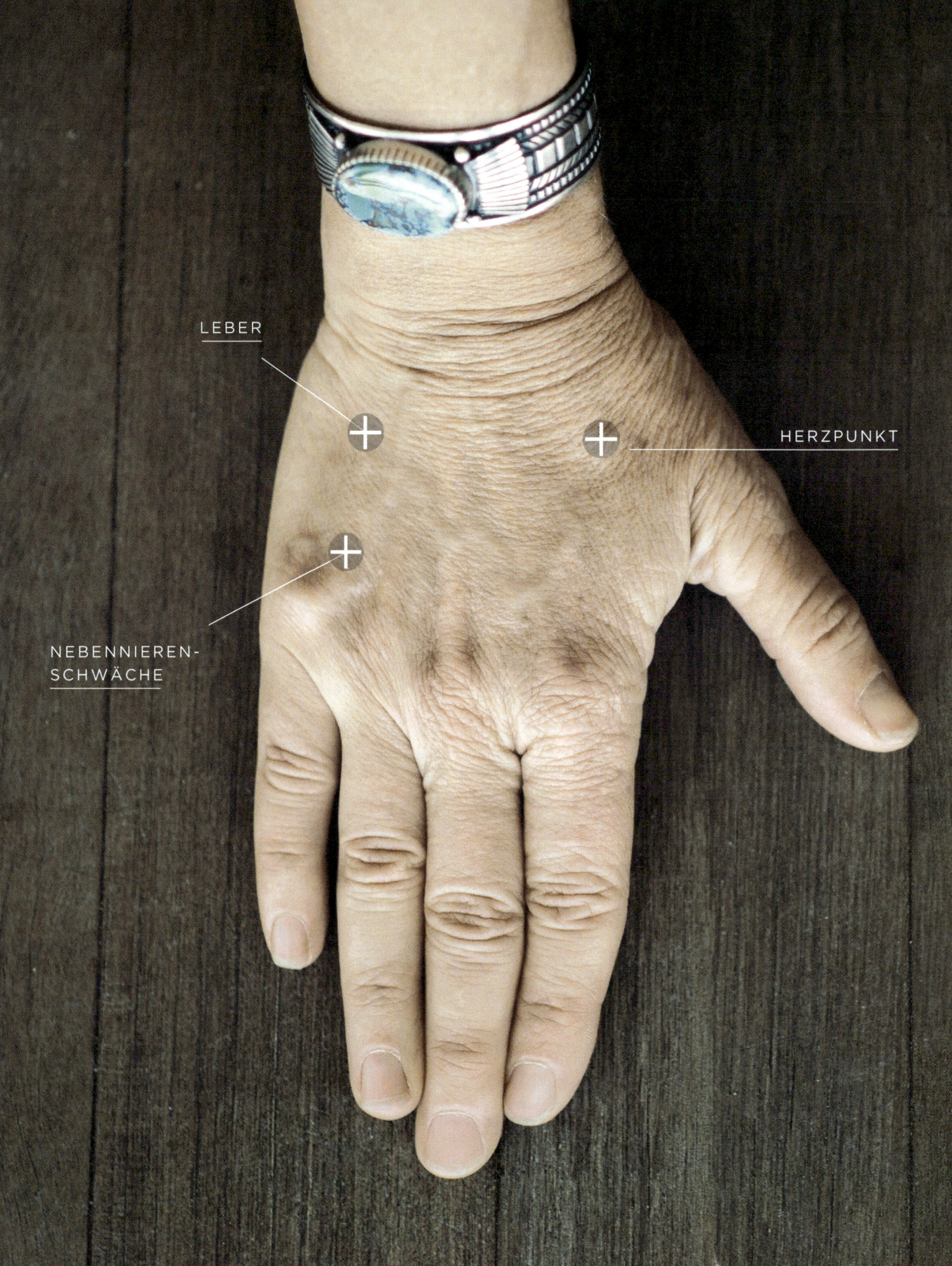

Kieferprobleme können sich auf die Wirbelsäule und andere Körperregionen auswirken. Fehlstellungen des Kiefers bringen die Muskulatur und das Bindegewebe an Schädel und Nacken aus der Balance. Das Ungleichgewicht breitet sich entlang der ganzen Wirbelsäule aus, bis hinunter zur Hüfte und zum Becken. Das kann Knie- und Fußbeschwerden hervorrufen.

Die zwei wichtigen Su-Jok-Akupunkturpunkte für Kiefergelenkssymptome befinden sich etwas weiter vorne als die Ohren der Schädelzeichnung auf dem Daumen der auf Seite 87 abgebildeten Handinnenseite. Ertasten Sie die sensiblen Punkte wie oben beschrieben und massieren Sie sie.

NEBENNIERENSCHWÄCHE BEHANDELN

Stress, Allergien, Panikattacken, Schlafstörungen und ein allgemeines Gefühl der Kraftlosigkeit sind Symptome einer Nebennierenschwäche.

Die Nebennieren sitzen oben auf den Nieren sind wichtige Hormondrüsen, die alle möglichen Körperfunktionen steuern. Sie sind oft das erste Organ, das aufgrund unserer modernen tempo- und stressreichen Lebensweise schwächelt. Wenn Sie an Stress, Allergien, Panikattacken, Schlafstörungen und/oder allgemeiner Kränklichkeit leiden, stimulieren Sie die Nebennierenpunkte auf der Hand.

DIE LEBER HEILEN

Die Leber ist ein extrem wichtiges Verdauungs- und Entgiftungsorgan. Wenn Sie öfter mal in einer Bar oder Kneipe abhängen, dann werden Sie im Leberbereich der Hand einige empfindliche Stellen ertasten können. Um die Leberfunktion anzuregen, massieren Sie Ihre Hand etwas unterhalb der Handgelenksfalte auf der Seite des kleinen Fingers. Wenn Sie nicht innerhalb von zehn Sekunden eine Reaktion spüren, ändern Sie den Korrespondenzpunkt.

VORBEUGEN UND GESUND BLEIBEN

Su Jok ist sehr hilfreich bei der Behandlung akuter Symptome. Es kann aber auch dazu beitragen, Krankheiten vorzubeugen, die Vitalität zu steigern und Ihr Allgemeinbefinden zu verbessern. Der Punkt, den Sie dafür vor allem stimulieren sollten, ist der Herzpunkt im Zentrum des fleischigen Hügels auf der Handaußenseite unter dem Daumen. Sie tragen Medizin in Ihren Händen mit sich!

BEIM KLETTERN DIE ANGST ÜBERWINDEN — STEPH DAVIS

Viele fragen mich, wie sie sich von Angst befreien können. Beim Klettern spielt Angst eine große Rolle. Zu lernen, wie man mit ihr umgeht, ändert nicht nur das Erlebnis beim Klettern, sondern das ganze Leben. Meine Gefühle zum Thema Angst haben sich im Laufe der Zeit sehr verändert. Heute denke ich, dass es mir nicht wirklich darum geht, Angst loszuwerden. Es wird sie immer geben, und sie ist sogar ein wichtiger Motivator dafür, in Bestform zu bleiben und uns immer gut zu sichern. Angst schärft die Wahrnehmung und treibt zu Höchstleistungen an. Die Hauptfrage ist, wie man mit der Angst lebt, wie man sie handhabt, anstatt ihr zu erlauben, uns zu kontrollieren und die Leistung einbrechen zu lassen.

Eine neue Kletterroute zu probieren kann Ängste auslösen. Sie waren noch nie in dieser Wand, Sie wissen nicht genau, wie schwierig die Route sein wird und welche Passagen am heikelsten sind. Und da der Schwierigkeitsgrad nicht immer objektiv feststellbar ist, kann es gut sein, dass Sie die Route als anspruchsvoller empfinden als andere Kletterer. Die Schwierigkeiten fordern vielleicht genau die Fähigkeiten, die nicht Ihre Stärken sind. Vielleicht stürzen Sie ins Seil oder geben auf. Das eigentliche Problem ist hier also das Unbekannte, vor dem Menschen generell eher zurückschrecken.

Mit dieser Art von Angst umzugehen ist gar nicht schwer. Sie müssen sich einfach überlegen, wie Sie die Anzahl der unbekannten Einzelfaktoren reduzieren können. Dies kann durch das Sammeln und Aufbereiten von Informationen erfolgen. So bringen Sie Licht ins Dunkel, und alles erscheint dann weniger bedrohlich. Ihre Zuversicht wird steigen.

Wenn ich eine neue Route angehen will, frage ich andere Kletterer nach ihren Erfahrungen und suche im Internet nach Informationen. Außerdem begebe ich mich möglichst schon vorab zum Berg und mache mich von unten etwas mit der Route vertraut. Wenn man ungefähr weiß, wo und wann der schwierigste Teil kommt, kann man sich darauf einstellen, und das Unbekannte verliert seinen Schrecken.

Wenn ich dreimal pro Woche ein Fingerkrafttraining absolviere, habe ich genug Kraft, um im vertikalen Gelände auch mal etwas länger zu hängen. Deshalb hat dieses Training hohe Priorität für mich. Man ist gut in dem, was man regelmäßig übt, und so probiere ich als Abwechslung zu meinen Stammrouten laufend neue aus.

Versuchen Sie einmal, Ihre Gefühle von Angst und Zweifel aus der Distanz zu betrachten. Sie werden merken, dass es sich eher um Angst vor dem Unbekannten handelt. Listen Sie dann alles auf, was Sie durch Recherchen und Vorbereitungen über das neue Ziel herausgefunden haben. Dies wird Ihr Selbstvertrauen erhöhen, und Sie werden spüren, dass Sie den Weg zum Ziel genießen werden, weil er Ihnen eigentlich schon vertraut ist.

Ein wichtiger Teil des Klettersports besteht darin, schwierige Abschnitte immer wieder zu durchklettern, bis man sie ohne Sturz bewältigt. Auch Tänzer, Musiker oder Turner gehen so vor. Die Angst vor dem Unbekannten spielt da keine Rolle mehr, denn manchmal versuchen sich Kletterer bis zu 100 Mal an einer Route, bis sie den perfekten Aufstieg schaffen.

In solchen Fällen kommt eine kompliziertere Art von Furcht ins Spiel: Versagensangst. Je öfter man eine Route versucht, sie fast makellos durchklettert hat und dann kurz vor dem Ziel doch noch ins Seil stürzt, desto mehr steigt der Druck, das nächste Mal erfolgreicher zu sein. Jedes Mal wenn Sie die Route nicht ganz perfekt gemeistert haben, müssen Sie sich bewusst entscheiden, es noch einmal zu versuchen und nicht zu einer leichteren Route zurückzukehren, die mehr Spaß und Erfolg verspricht. Bei jedem Versuch stellt sich immer drängender die Frage nach Aufwand und Ertrag. Investiert man in etwas, das letztlich nicht zum Erfolg führt? Es ist schwer, nicht zu sehr auf das Ergebnis zu schielen. Schnell verliert man so die Freude am Klettern an sich.

Jeder passionierte Kletterer, der sich an einem Klettervorhaben versucht, kennt solche mentalen Reisen. Meiner Ansicht nach sind sie wertvolle Lektionen fürs Leben, die vielleicht sogar das allerbeste Motiv für das alpine Klettern sind.

Das Schwierigste an einem Kletterprojekt ist, dass man mit aller Kraft die Verwirklichung anstreben muss, das Ergebnis aber nicht allzu wichtig nehmen darf. Wenn Ihnen der Erfolg nicht so wichtig ist, werden Sie kaum die Energie aufbringen, über Ihre Grenzen hinauszugehen. Sind Sie hingegen zu ehrgeizig, kann dies zu psychischen Belastungen führen: Stress, Angst und Druck. Die Erfahrung hat mich gelehrt, mich direkt vor dem Start einer Tour von jedem psychischen Druck zu befreien. Statt zu denken: „Wenn es wieder nicht klappt, flippe ich aus", sage ich mir, dass es gar keine Rolle spielt, ob ich dieses oder ein andermal fehlerfrei durchkomme. Falls ich ins Seil stürze, versuche ich es halt erneut. Ich werde es ganz sicher irgendwann schaffen, egal wann. Mit dieser Einstellung fühle ich mich viel freier und genieße das Klettern ohne Stress. Und oft bin ich genau dann, wenn ich so entspannt klettere, erfolgreich.

Ich habe schon viele Kletterprojekte durchgezogen. Manchmal empfand ich eine Weile nach dem erfolgreichen Absolvieren einer Route überraschenderweise sogar eher eine gewisse Enttäuschung. Die erste Zeit danach fühlt man sich großartig und stolz und irgendwie erleichtert, es endlich geschafft zu haben. Man hat schließlich lange Zeit darauf hingearbeitet, und nun ist die Mühe belohnt worden. Aber die Zufriedenheit lässt bald nach. Irgendwie vermisst man die Vorbereitungsarbeit, eine gewisse Leere kommt auf, die sich erst wieder mit einem neuen Vorhaben füllen lässt. Seltsamerweise ist die Vorbereitung auf die Durchkletterung einer Route eigentlich genüsslicher als das Erreichen des Ziels. Etwas zu Ende zu bringen fühlt sich zwar gut an, bedeutet aber zugleich, dass etwas vorbei ist.

Denken Sie immer daran, dass das Leben eine Reise ist, kein Ziel. Jede Minute des Lebens verdient Ihre Wertschätzung!

Finde deinen Kern

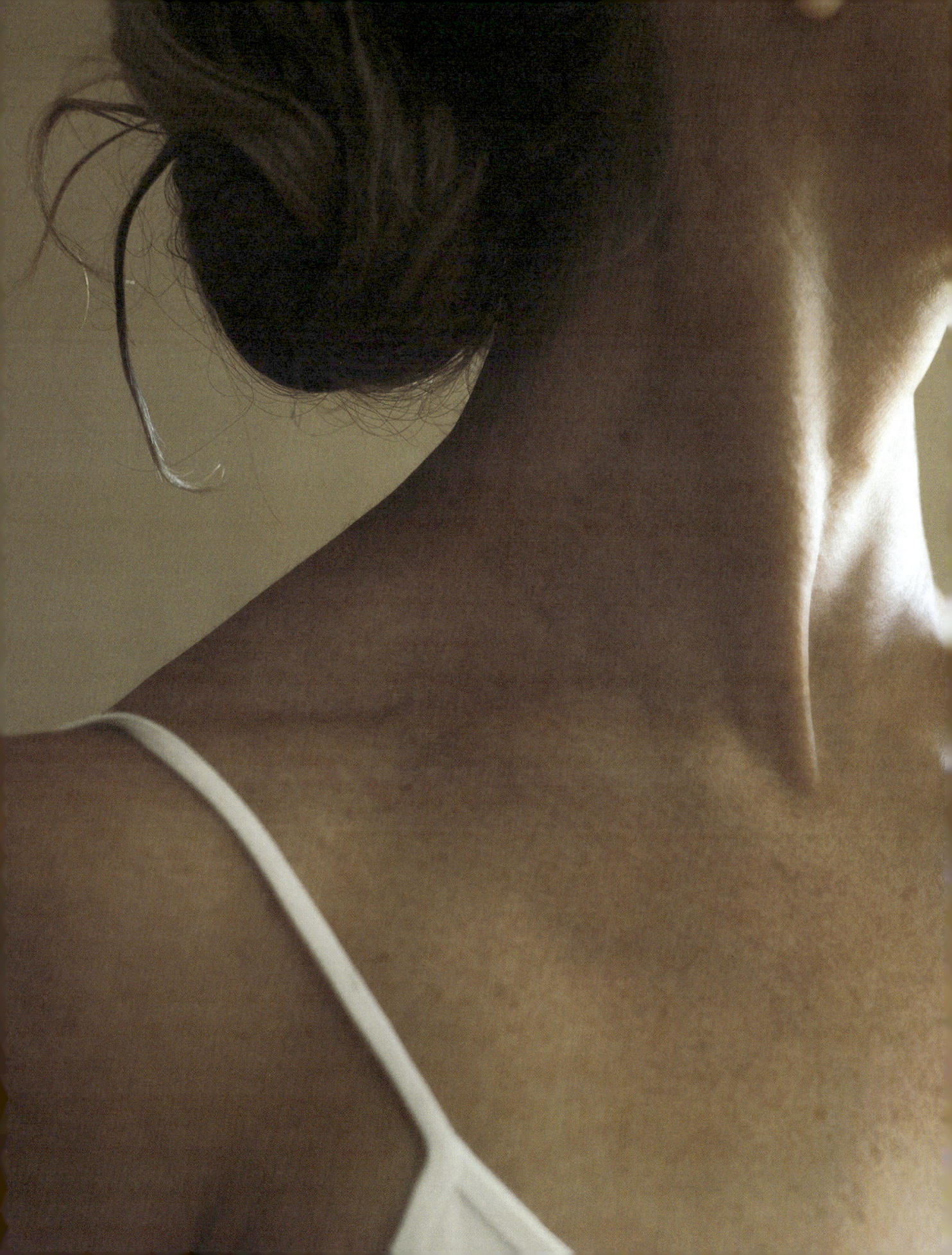

SCHUYLER GRANT UND ERICA JAGO

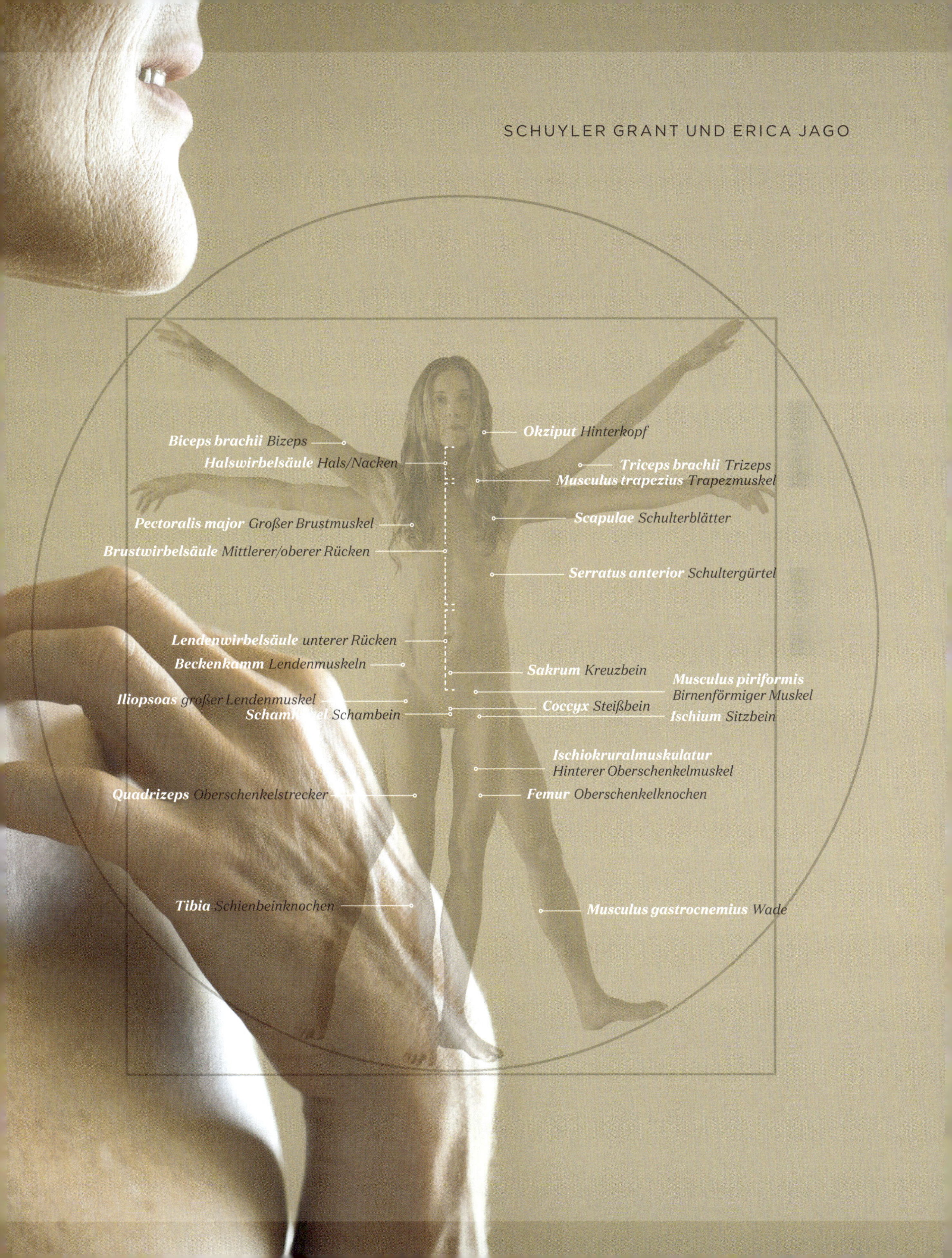

Biceps brachii Bizeps
Halswirbelsäule Hals/Nacken
Okziput Hinterkopf
Triceps brachii Trizeps
Musculus trapezius Trapezmuskel
Pectoralis major Großer Brustmuskel
Brustwirbelsäule Mittlerer/oberer Rücken
Scapulae Schulterblätter
Serratus anterior Schultergürtel
Lendenwirbelsäule unterer Rücken
Beckenkamm Lendenmuskeln
Sakrum Kreuzbein
Musculus piriformis Birnenförmiger Muskel
Iliopsoas großer Lendenmuskel
Schambein Schambein
Coccyx Steißbein
Ischium Sitzbein
Ischiokruralmuskulatur Hinterer Oberschenkelmuskel
Quadrizeps Oberschenkelstrecker
Femur Oberschenkelknochen
Tibia Schienbeinknochen
Musculus gastrocnemius Wade

DAS TAO DER CHAKRAS THOMAS DROGE

In der spirituellen Tradition Indiens wird der Körper in seiner physischen und seiner energetischen Form wahrgenommen. Diese energetische Form wird „feinstofflicher Körper" genannt. Zu ihm gehören Chakras, die durch Energiekanäle (Nadis) verbunden sind. Prana (Lebenskraft) nutzt diese Energiekanäle, um sich im Körper auszubreiten.

Die sieben Hauptchakras liegen entlang der feinstofflichen Wirbelsäule und verteilen sich vom Steißbein bis zum Scheitelpunkt des Kopfes. Jedes Chakra entspricht einem bestimmten körperlichen und spirituellen Entwicklungszustand. Den Chakras werden Organe, emotionale und spirituelle Themen, körperliche Beschwerden, Farben und Klänge zugeordnet.

Es ist möglich, auf die Chakras einzuwirken, zum Beispiel durch Asanas, Meditation, Atemübungen, Berührungen und die Umgebung. In diesem Kapitel erfahren Sie, wie sich unsere Probleme auf der körperlichen oder geistigen Ebene durch die spirituelle Asanapraxis des Öffnens und Aktivierens der Chakras transformieren lassen. Diese Energiewirbel sind Pforten der Wahrnehmung, die unser Bewusstsein buchstäblich in mehrere Dimensionen versetzen können.

Beginnen wir mit dem Wurzelchakra und arbeiten wir uns dann von der Erde bis zum Himmel hoch.

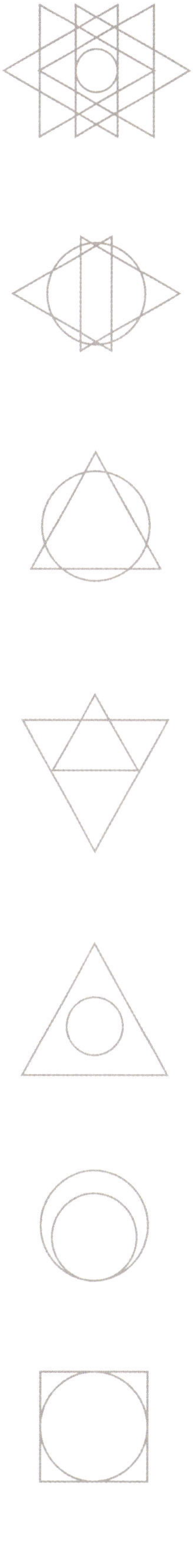

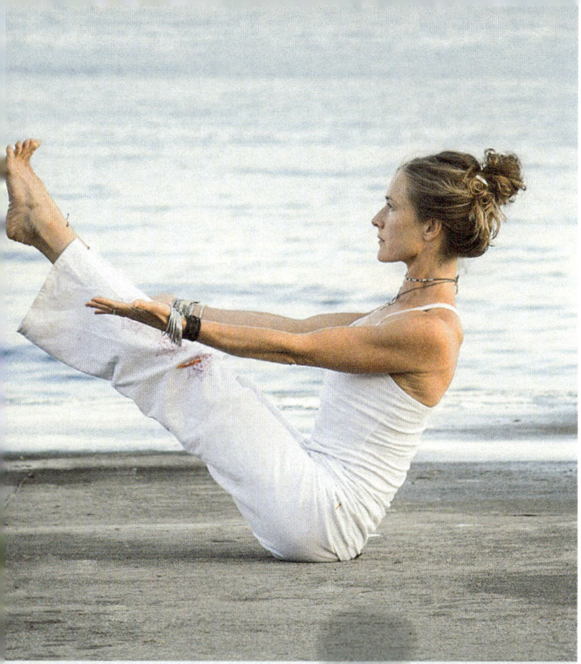

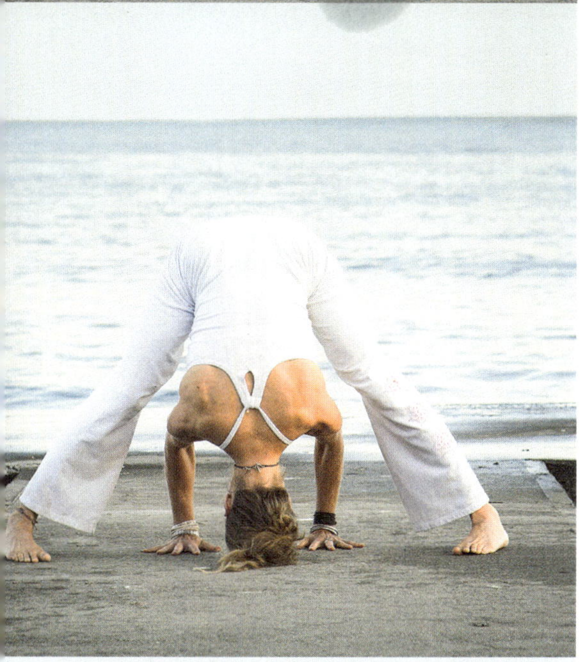

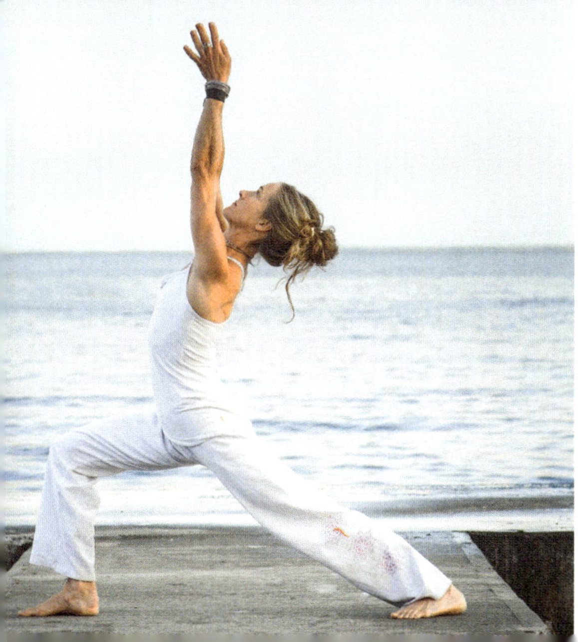

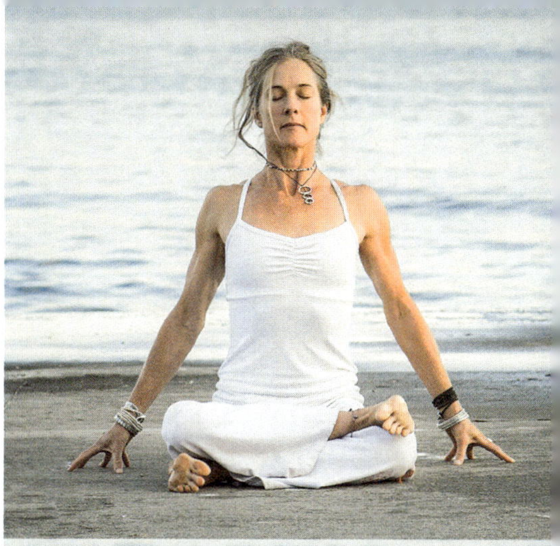

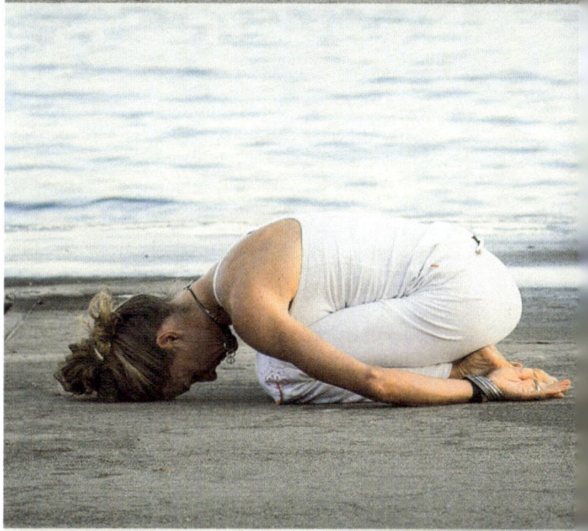

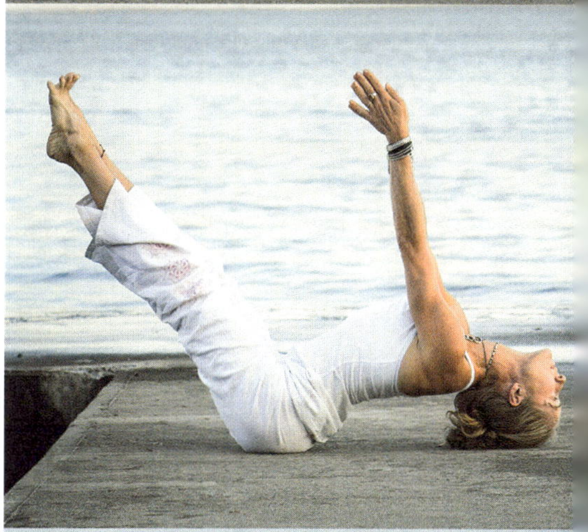

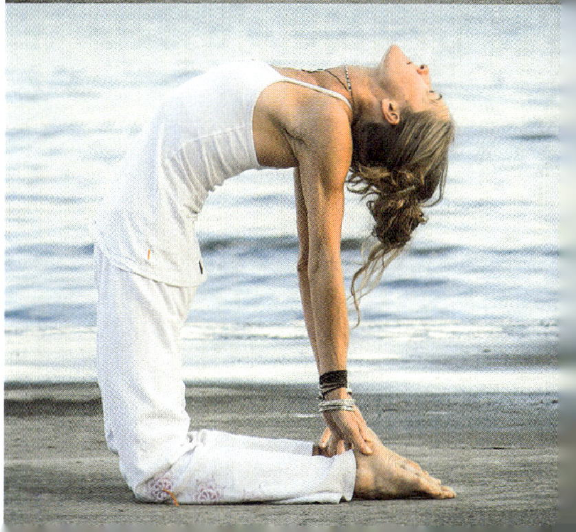

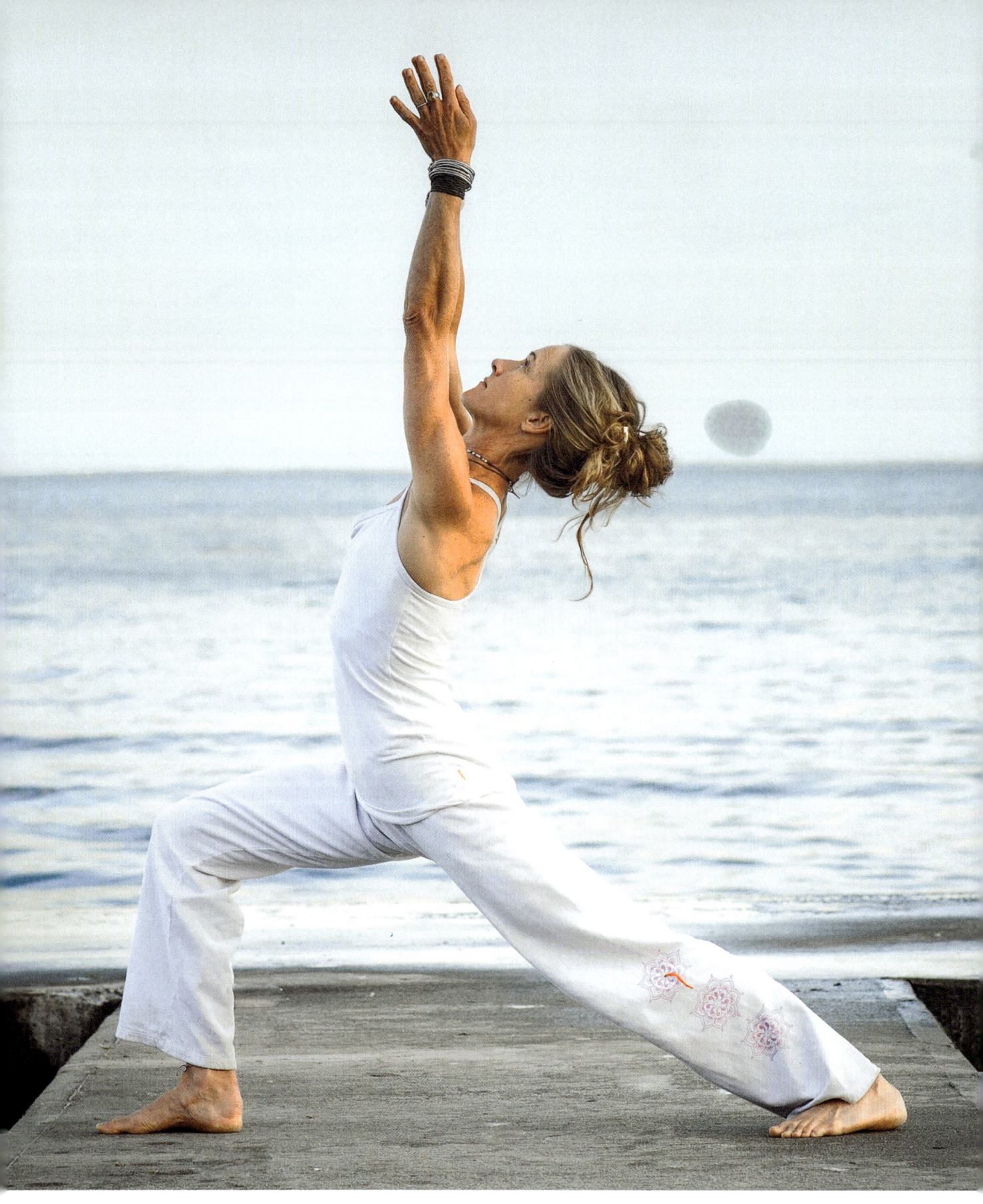

DAS ERSTE CHAKRA
Muladhara: Mula (Wurzel), adhara (Stütze)

Dieses Chakra befindet sich am Ende des Steißbeins, an der Basis der Wirbelsäule. Zu seinen Entsprechungen gehören die physische Identität, Überleben, Stabilität und Triebenergie. Wenn es im Ungleichgewicht ist, begünstigt dies auf der psychologischen Ebene Angst, Verlorenheit und Nervosität, auf der körperlichen Ebene Müdigkeit, Schlaflosigkeit, Schmerzen in der Lendenwirbelsäule, Immunstörungen und Fettleibigkeit.

Um Muladhara zu stärken, kräftigen wir unseren Körper und verbinden ihn mit der Stabilität der Erde. Auf diese Weise fühlen wir uns im Leben verwurzelt, werden selbstbewusst, mutig und unerschrocken.

ASANAS: *Berghaltung, Krieger, Stehende Vorbeuge.*
FARBE: *Rot;*
ELEMENT: *Erde;*
SINNESWAHRNEHMUNG: *Geruch.*

DAS ZWEITE CHAKRA
Svadhisthana: Sitz der Lebenskraft

Dieses Chakra liegt zwischen Kreuz- und Schambein, etwa auf der Höhe der Geschlechtsorgane, und entspricht dem Schwerpunkt des Körpers. Es steht in Zusammenhang mit dem emotionalen und sinnlichen Selbst. Svadhisthana umfasst die Fortpflanzungsorgane, die Nieren, die Hüften und das Schambein. Im zweiten Chakra sind Fließen, Sinneslust, Tanzen sowie körperlicher und emotionaler Ausdruck verwurzelt. Psychologisch ist es mit den Aspekten Macht und Kontrolle, Moral, Obsession, Schuld, Vorwürfen und Sucht verbunden. Mit der von ihm in der körperlichen Welt freigesetzten Energie ist nicht zu spaßen. Weitere Stichworte in Bezug auf dieses Chakra sind emotionale Identität, Begehren, Fortpflanzung, Selbstliebe (insbesondere körperlich) und Beziehungen. Ist es im Ungleichgewicht, kann dies zu Erkrankungen der Sexualorgane, Ischias- und Kreuzschmerzen, Schwindel, Menstruationsproblemen und hormonellen Schwankungen führen.

Ist Ihr Svadhisthana im Gleichgewicht, führen Sie ein ausgeglichenes, vitales, sexuell ungehemmtes, erfolgreiches und glückliches Leben.

ASANAS: *Hüftöffner, gegrätschte Vorwärtsbeuge im Stehen, gegrätschte Vorwärtsbeuge, gebundener Grätschsitz (Baddha Konasana).*
FARBE: *Orange;*
ELEMENT: *Wasser;*
SINNESWAHRNEHMUNG: *Geschmack.*

Finde deinen Kern

DAS DRITTE CHAKRA
Manipura: Stadt der Juwelen

Das Solarplexus-Chakra Manipura ist ein Zentrum der Energie und der Transformation im Körper. Wenn wir uns wirklich ändern möchten, entflammen wir in Zusammenhang mit diesem Chakra in alchemistischen Übungen ein inneres Feuer und verbrennen unser früheres Selbst, um Platz für ein neues zu machen. Juwelen haben die Form von Prismen, die Lichtstrahlen umlenken und so einen neuen Blick auf die Realität eröffnen. Deshalb erinnern sie uns daran, dass die Realität von der Wahrnehmung geformt wird.

Dem Manipura zugeordnet sind die Organe Magen, Leber, Gallenblase und Dünndarm. Dieses Chakra kann Ihnen helfen, gegen psychologische Probleme wie geringes Selbstbewusstsein, Schüchternheit, Depression, Angst vor Zurückweisung, Perfektionismus, Wut, Zorn und Unentschlossenheit anzugehen.

Wenn Ihr Manipura im Gleichgewicht ist, sind Sie zuversichtlich, klar, entscheidungsfreudig, produktiv und konzentriert und erfreuen sich einer exzellenten Verdauung.

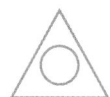

ASANAS: *Halbe Drehung, Bootshaltung, Brücke, Reverse Warrior (Viparita Virabhdrasana) und natürlich der „Feueratem" sind gute Übungen für dieses Chakra.*
FARBE: *Gelb;*
ELEMENT: *Feuer;*
SINNESWAHRNEHMUNG: *Sehen.*

DAS VIERTE CHAKRA
Anahata

Anahata bedeutet wörtlich „nicht angeschlagener Ton". Es ist das Herzchakra, das Zentrum im Chakrasystem, und stellt eine Brücke zwischen den drei unteren, weltlich orientierten und den drei oberen, spirituell ausgerichteten Chakras dar. Durch das Herzchakra harmonisieren wir Himmel und Erde und finden ein dynamisches Gleichgewicht zwischen spiritueller Praxis und irdischem Leben. Ich glaube fest daran, dass Anahata die Macht hat, Schmerz und Leid zu überwinden. Der Kern dieses Chakras ist Liebe, und Liebe ist die einigende Heilkraft, die uns alle verbindet. Eine der besten Möglichkeiten, das Herzchakra zu stärken, besteht darin, es offen der Welt anzubieten.

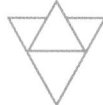

ASANAS: *Adler, Kuh, Rückbeugen und den Brustkorb öffnende Übungen.*
FARBE: *Grün;*
ELEMENT: *Luft;*
SINNESWAHRNEHMUNG: *Tasten.*

DAS FÜNFTE CHAKRA
Vishuddha: Reinigung

Anders als die unteren Chakras konzentriert sich Vishuddha auf den spirituellen und metaphysischen Weg. Es sitzt am Hals oder Kehlkopf und verbindet die spirituelle und körperliche Ebene durch Schallschwingungen. Das laute Lesen von Gedichten sowie Gebete und Gesänge sind hervorragende Möglichkeiten, den positiven Charakter dieses Chakras auszudrücken. Die Kehle, Schilddrüsen und Nebenschilddrüsen sind Vishuddha zugeordnet. Beschwerden in diesen Regionen lassen sich oft mittels Kommunikation und Kreativität heilen.

ASANAS: *Fisch, Löwe und unterstützter Schulterstand.*
FARBE: *Blau;*
ELEMENT: *Äther;*
SINNESWAHRNEHMUNG: *Hören.*

DAS SECHSTE CHAKRA

Ajna: das Dritte Auge

Ajna befindet sich zwischen den Augenbrauen. Es ist verbunden mit der Fähigkeit der Selbsterkenntnis. Es liegt auf dem Akupunkturpunkt, der oft als „ruhiger Geist" bezeichnet wird. Es schenkt uns die einzigartige Fähigkeit, unsere Sehkraft mit dem Kronenchakra zu verbinden, um Zugang zum großen kollektiven Bewusstsein zu gewinnen. Mit diesem Chakra können wir Störungen in unserem Körper und unserem Energiefeld feststellen. Um eine Überaktivierung zu vermeiden, muss es über den Atem im Element Erde verwurzelt werden. Ist Ajna im Ungleichgewicht, können Kopfweh, Albträume, Augenschmerzen und Lernstörungen die Folge sein. Im ausgeglichenen Zustand schenkt das Chakra tiefe Ruhe und Klarheit, und wir können Gedanken in die Realität umsetzen.

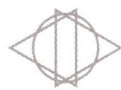

ASANAS: *Atemübungen, Meditation, Kindeshaltung, Yoga Nidra.*
FARBE: *Indigoblau;*
ELEMENT: *Licht;*
SINNESWAHRNEHMUNG: *übersinnliche Wahrnehmung.*

DAS SIEBTE CHAKRA

Sahasrara: Tausendblättriger Lotus

Der Lotus repräsentiert die unendliche Schöpfung und Zerstörung aller Dinge. Sahasrara sitzt am Scheitel des Kopfes und versetzt Sie in die Lage, eine Verbindung mit Gott oder einer höheren Macht aufzubauen und aus dieser Quelle Führung zu erfahren. Ist dieses Chakra geöffnet, kann es die Gesetze von Zeit und Raum außer Kraft setzen und Ihnen Zugang zur Vergangenheit und zur Zukunft zugleich gewähren. Es geht dabei aber nicht darum, die Zukunft vorherzusehen, wie manchmal fälschlich angenommen. Eine tiefe Verbindung mit Sahasrara ermöglicht Ihnen vielmehr einen glasklaren Blick auf die Gegenwart.

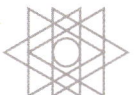

ASANAS: *Baum, Adler, Meditation im Sitzen.*
FARBE: *Weiß (Sahasrara hat alle Farben des Spektrums);*
ELEMENT: *Gedanke;*
SINNESWAHRNEHMUNG: *Einheit und Verbundenheit aller Dinge.*

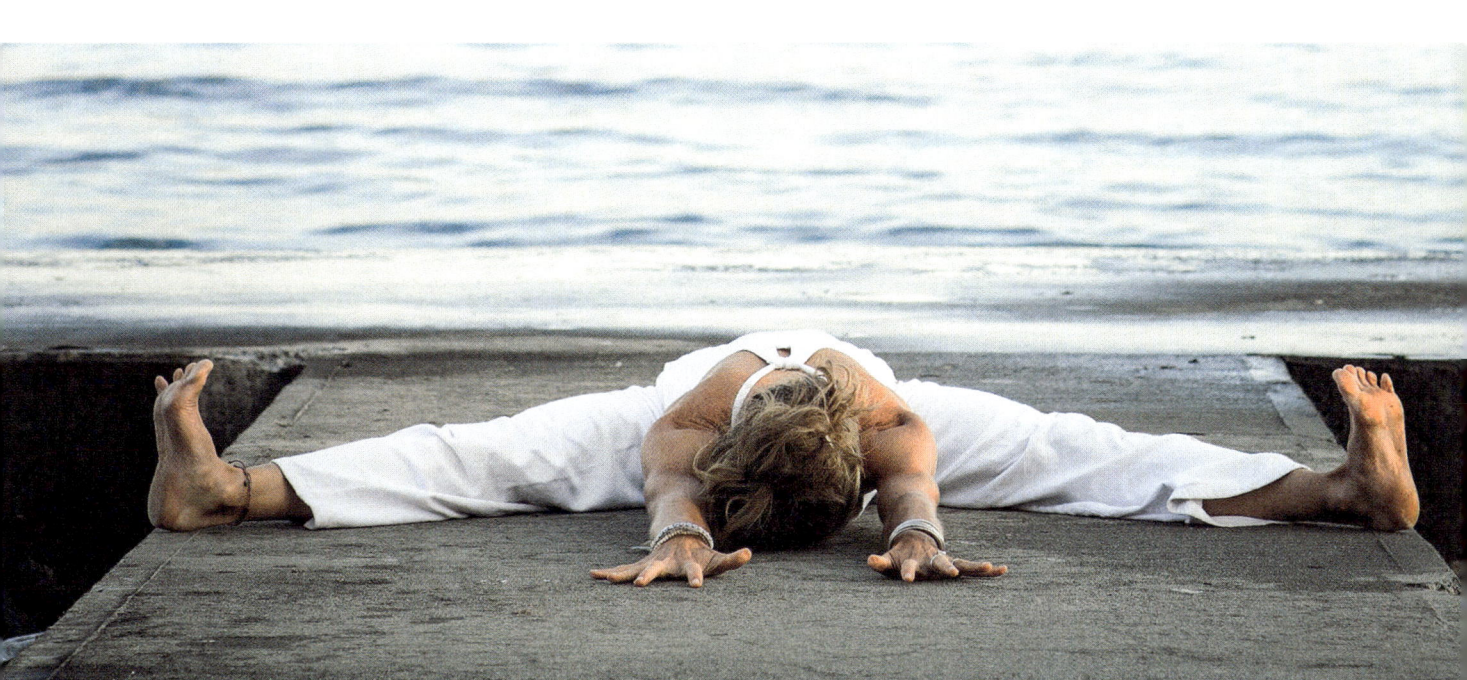

Finde deinen Kern

ELENA BROWER
UND JONINA TURZI

Stell dir vor, dein Körper wäre ein Apfel. Sein Kern ist die Wirbelsäule. In der nachstehenden Übungssequenz übst du zunächst, dich aus deiner Mitte heraus in einfachen Positionen zu stabilisieren. Zunehmend dynamischere Bewegungen werden „axial" möglich, wenn du dich bewusst bewegst. Beachte beim Üben, dass das Becken eigentlich aus zwei Teilen besteht, dem rechten und dem linken. Spüre, wie diese zwei Knochen dich bei den Positionen führen. Fortgeschrittene können die Bewegungen der Knochen denen des Atems folgen lassen.

Welle eins *Initiation*

APANASANA
Spreize die Gesäßknochen und hebe sie vom Boden ab.

LÄNGENDEHNUNG
Strecke die Arme und Beine ganz lang. Eventuell kannst du dabei die Füße gegen eine Wand oder einen Block drücken. Verlängere deine Schambeinknochen und Gesäßknochen in Richtung Füße.

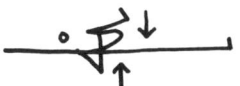

BEINHEBEN AUF DEM RÜCKEN
Lasse linkes Bein und linken Arm in der Längendehnung und hebe das rechte Bein in angewinkelter Stellung, das Knie geht zur rechten Hand. Ausgehend vom rechten Sitzknochen hebst du nun das ganze rechte Bein an. Atme und fühle eine gesunde Teilung im Becken; spüre, wie beide Seiten sanft gegeneinander arbeiten und die Längsachse der Wirbelsäule kräftigen.

Playlist für das Finden des eigenen Kerns
Ausgewählt von Kelly Casey

10 Laws	*East Forest*
Bron-Yr-Aur	*Led Zeppelin*
Theme from Prince Avalanche	*Explosions In The Sky*
Heartbeats	*José González*
Wonderwall	*Ryan Adams*
Soak It Up	*Houses*
Vapour	*Vancouver Sleep Clinic*
Big Light	*Houses*
Parade of Wind	*Slow Dancing Society*
Grandmothersphere	*East Forest*

Welle zwei *Akzeptanz*

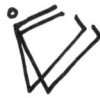

SCHAUKELNDES BOOT
Aus einer beliebigen Variante der Bootshaltung heraus verlagerst du dein Gewicht schaukelnd von einer Seite zur anderen und hebst den jeweils gegenüberliegenden Sitzbeinhöcker vom Boden ab. Der Rücken bleibt dabei ganz gerade.

„Körperliche und persönliche Integrität sind eng verbunden."
JONINA TURZI

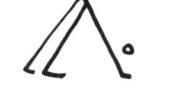

HERABSCHAUENDER HUND

BRETT

Welle drei *Ausdehnung*

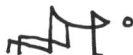

ASHTANGASANA

Knie, Brust und Kinn werden in Richtung Boden gedehnt.

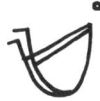

ANHEBEN AUF DEM BAUCH

Verwurzle den linken Hüftknochen im Boden. Hebe den rechten Hüftknochen an und das rechte Bein ein paar Zentimeter vom Boden ab. Der rechte Hüftknochen darf den Boden nicht mehr berühren (zur Kontrolle kannst du die Hand darunterschieben). Dann den rechten Hüftknochen langsam herunterlassen und den ganzen Ablauf auf der linken Seite wiederholen.

SCHAUKELNDER BOGEN

Greife mit den Händen die Fußknöchel. Strecke die Hüften und hebe Arme und Beine vom Boden ab, Knie und Schultern etwa auf gleicher Höhe. Verlagere dein Gewicht schaukelnd von einer Seite zur anderen und hebe den jeweils gegenüberliegenden Beckenknochen vom Boden ab. Wenn möglich, bleibe auf jeder Seite ein paar Atemzüge lang.

Welle vier *Konzentration*

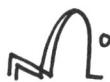

KATZE

Verwurzle im Stütz die Beckenknochen in Richtung Knie. Hebe deine Bauchorgane und dehne deine Lendenwirbelsäule durch einen Katzenbuckel.

Fortgeschrittene können die ganze Übung vom Stütz/Brett ab mit einem Fuß vorne ausführen.

HOVER CRAWL

Vom Stütz aus bringst du dein rechtes, über dem Boden schwebendes Knie bis knapp vor dein rechtes Handgelenk. Schiebe den rechten Beckenknochen nach vorne und oben in Richtung der rechten Schulter. Lege das Knie sanft auf dem Boden ab und wandere mit den Händen nach vorne. Anschließend Seitenwechsel und die Übung wiederholen.

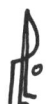

STEHENDE VORBEUGE

Beuge den Oberkörper aus der Hüfte nach vorn. Schiebe Brust und Kinn so weit wie möglich in Richtung der Füße, so weit es dein Becken eben zulässt.

Welle fünf *Bewusste Entwicklung*

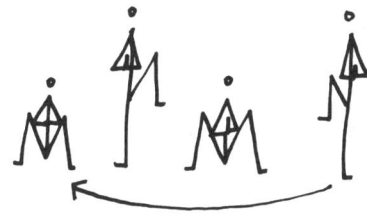

VON DER HOCKE AUFSTEHEN, BEIN HEBEN

Verlagere in der Hocke dein Gewicht aufs rechte Bein und hebe das linke Becken und Bein an. Schiebe dich nach oben; die linke Hüfte bleibt angehoben. Am obersten Ende dieser Bewegung ist die rechte Hüfte unten und etwas nach hinten versetzt, die linke oben und nach vorne versetzt. Setze dich wieder in die Hocke und wiederhole die Übung zur anderen Seite.

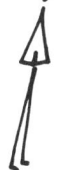

BERGHALTUNG

Vom Berg aus steigen wir von der Matte.

Man sieht nur mit dem Herzen gut. Das Wesentliche ist für die Augen unsichtbar.

Antoine de Saint-Exupéry

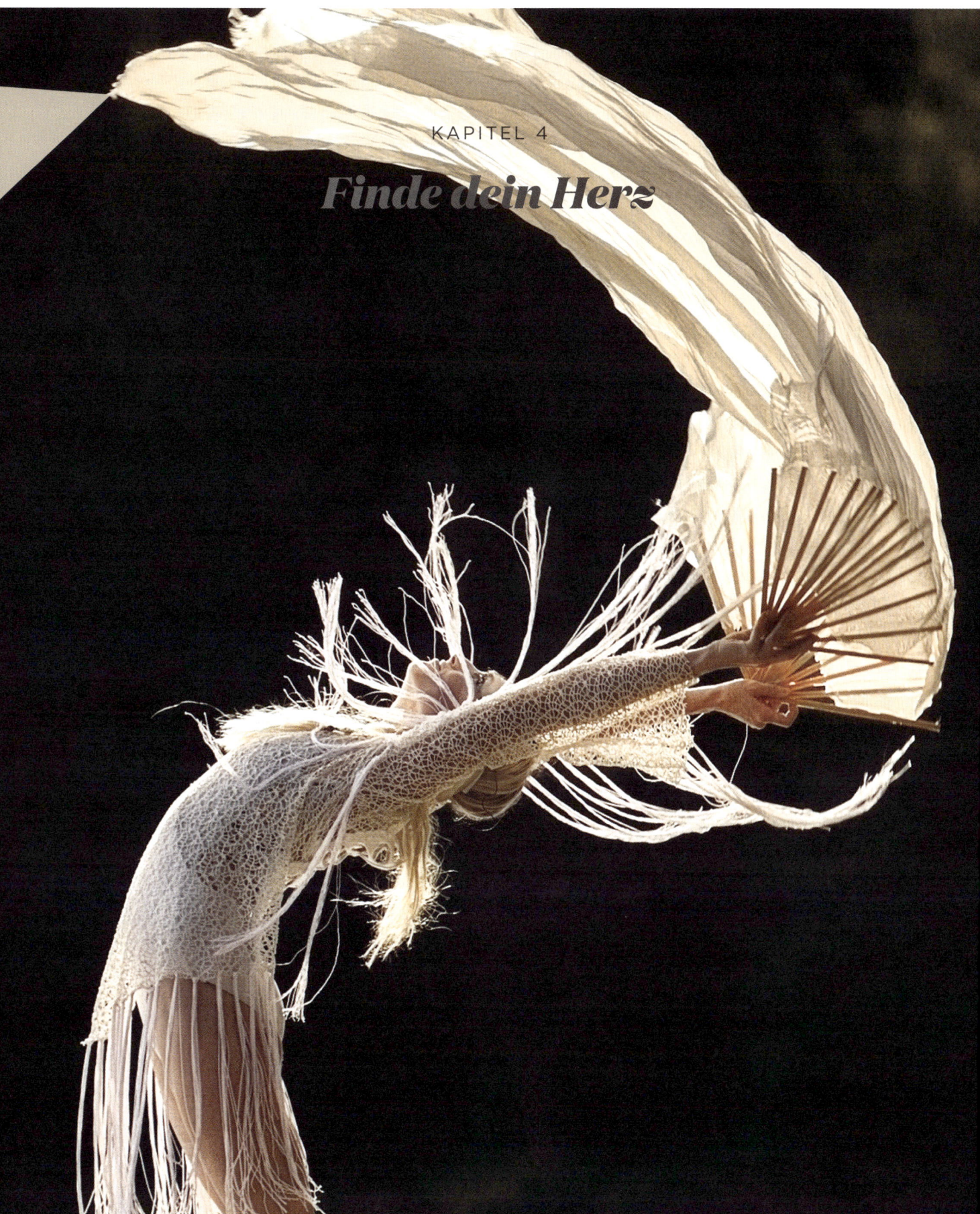

KAPITEL 4

Finde dein Herz

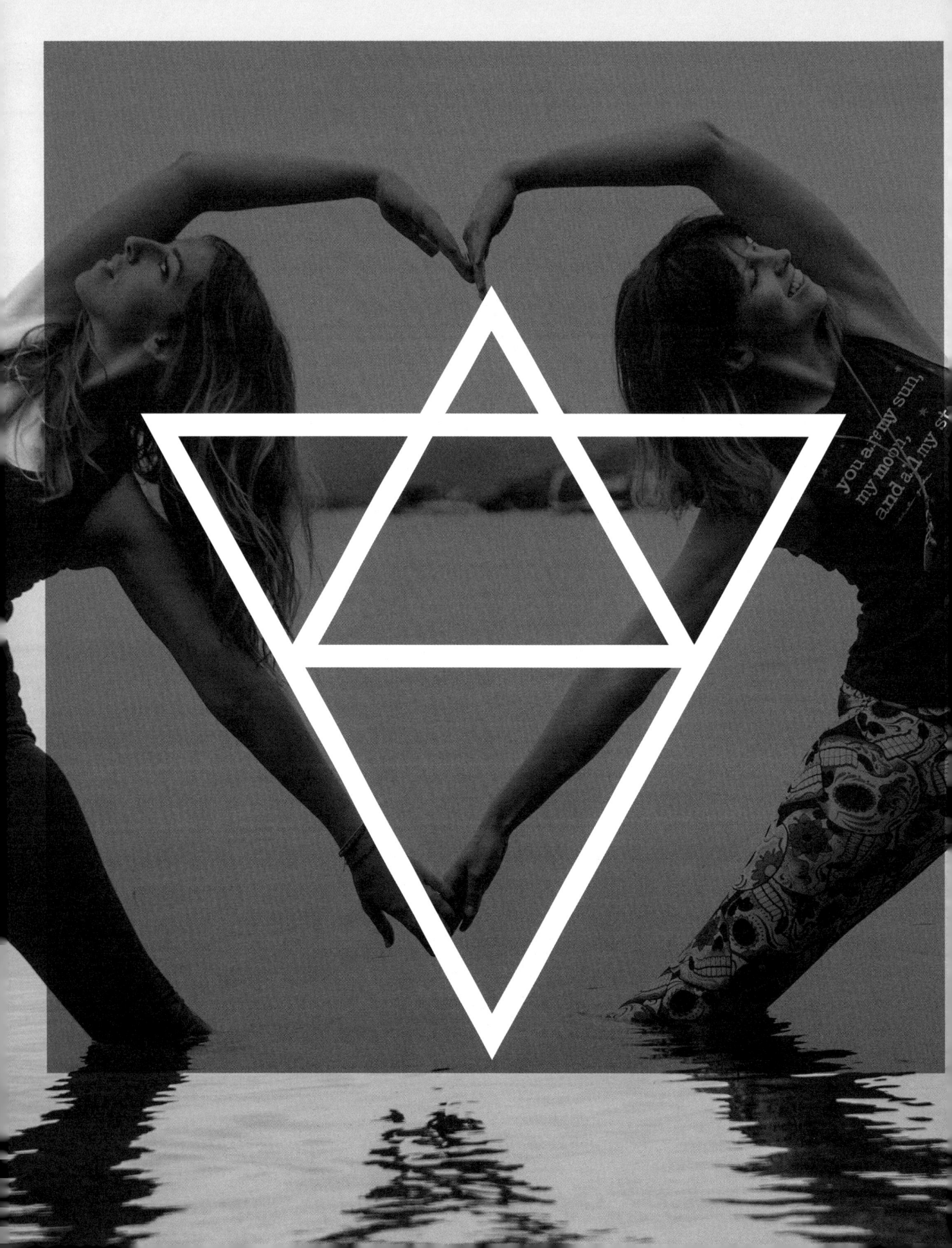

HERZZENTRUM SARAH HERRINGTON

Wir wollen einen Ausflug in ein mächtiges und wildes Terrain machen: das Herz.

Das Herz ist ein bewegliches Objekt, rätselhaft.

Es ist ein Motor mit Ventilen, es treibt uns an.

Es öffnet sich wie eine Tür und schließt sich wie eine Blume.

Es kann verletzt werden und wieder heilen.

Es hat eine Stimme und sagt uns die Wahrheit.

Wir können nicht über Yoga reden, ohne auch dem Herzen Aufmerksamkeit zu schenken. Bei den Yogapositionen spielt es eine Rolle, wohin sich das Herz bewegt: beim Heraufschauenden Hund in Richtung Himmel, bei der Vorwärtsbeuge nach innen. Wir üben: aus dem Herzen sprechen, beherzt handeln, das Herz verbeugen – mit Hingabe an das, was wir lobpreisen.

Im alten Ägypten war das Herz das einzige Organ, das bei einer Mumifizierung im Körper belassen wurde. Die Ägypter stellten sich das Herz als Zentrum des Seins vor, den Sitz des Intellekts und der Gefühle. Und auch wenn die Wissenschaft vorgibt, dies widerlegt zu haben, wissen wir es besser.

Siehe zu diesem Kapitel Yoga-Tagebuch S. 16 f.
(www.irisiana-verlag.de/yogatagebuch)

WENN DAS HERZ BRICHT: TRAUER BEWÄLTIGEN

SEANE CORN

Trauerfälle kommen oft unerwartet, können uns wie ein Schlag treffen und unser Leben komplett umkrempeln. Sie machen uns verletzlich, zart und sogar dankbar. Trauer ist ein Kummer, so unbeschreiblich, dass wir ihn nur dann als völlig menschlich und absolut unausweichlich sehen können, wenn wir lange genug leben, um sowohl den Schmerz als auch die Freude auszuhalten, die das Leben ausmachen.

Mein Vater starb 2010 nach einem langen brutalen Kampf gegen den Krebs, der seinen Körper ruiniert und seine Seele freigelegt und unsere kleine Familie im Hin und Her zwischen Akzeptanz und Leugnen völlig aus der Bahn geworfen hatte. Als er mich einmal umarmte, kurz bevor er das physisch nicht mehr konnte, sagte er mir, dass ich mich nie mehr so elend und verwundbar fühlen würde wie in diesen Tagen. Während ich den neuen Tumor auf seiner Schulter betrachtete, von dem ich hätte schwören können, dass er ein paar Stunden vorher noch nicht da gewesen war, meinte er: „Deine Trauer wird dich entweder zerstören oder befreien. Im Moment fühlst du das noch nicht, weil du mittendrin steckst. Aber du wirst es durchstehen, deine Seele wird gesunden, du wirst wachsen und du wirst dankbar sein." Ich antwortete: „Du kannst mich mal", und dann lachten und weinten wir zusammen über die Grauenhaftigkeit der Sache und über die Schönheit, von der wir wussten, dass wir sie beide eines Tages verstehen würden. Ich in meinem Kampf ums Loslassen und darum zu akzeptieren, dass er sterben musste.

Ich werde nicht versuchen, Ihren großen Kummer oder Verlust oder Ihre furchtbare Trauer zu verstehen. Ich würde nie sagen: „Ich weiß, wie Sie sich fühlen", denn das stimmt nicht. Ich weiß nur, wie sich meine Trauer angefühlt hat, und erkenne an, dass Sie Ihre ganz eigene Traurigkeit spüren. Und ich weiß, dass Sie, wenn Sie stark genug sind, sich ihr zu stellen, in sie hineinzuatmen und sich den wiederkehrenden Wellen von unaussprechlichen und oft widersprüchlichen Emotionen gegenüber zu öffnen, irgendwann Heilung erfahren werden.

Eine der letzten Bitten meines Vaters an mich war, dass ich die Trauerrede halten sollte. Da stand ich nun vor dem zerstörten Körper meines Vaters im Sarg hinter mir. Die Menschen vor mir trauerten alle auf ihre persönliche Art. Meine Großmutter war verzweifelt, meine Mutter erleichtert, mein Bruder wütend. Viele der Anwesenden waren wie benommen. Ich atmete tief ein und begann: „Ich wusste immer, dass dieser Moment kommen würde, dass ich vor euch stehen würde, um meinem Vater Lebewohl zu sagen, und ich wusste, dass es hart für mich sein würde. Aber ich habe die Intensität dieses Moments unterschätzt. Er ist weit mehr als nur hart. Der Schmerz, den ich fühle, ist noch schlimmer, als ich gedacht hatte, und meine Trauer offensichtlich. Aber eine so große Trauer zu empfinden kann nur bedeuten, dass auch meine Liebe zu meinem Vater so groß war … und dafür bin ich dankbar."

Möge Ihre eigene Trauerreise Sie öffnen für die Ebenen des Wissens, Mitgefühls und Friedens, die Ihre Seele befreien, Sie für die universelle Liebe öffnen und Ihnen ermöglichen, die Schönheit, die Süße und die unerträgliche, aber herrliche Vergänglichkeit aller Dinge anzunehmen.

Finde dein Herz

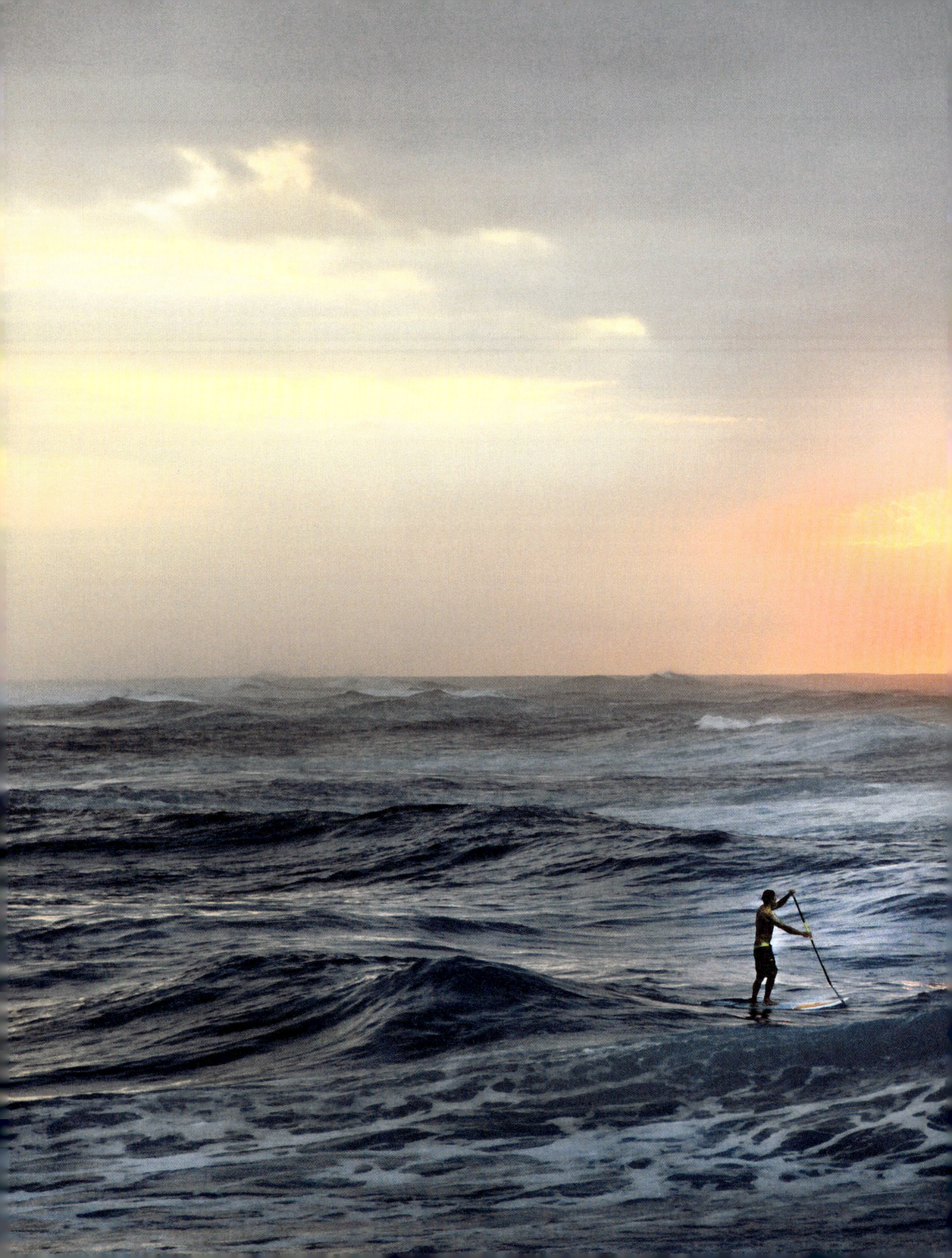

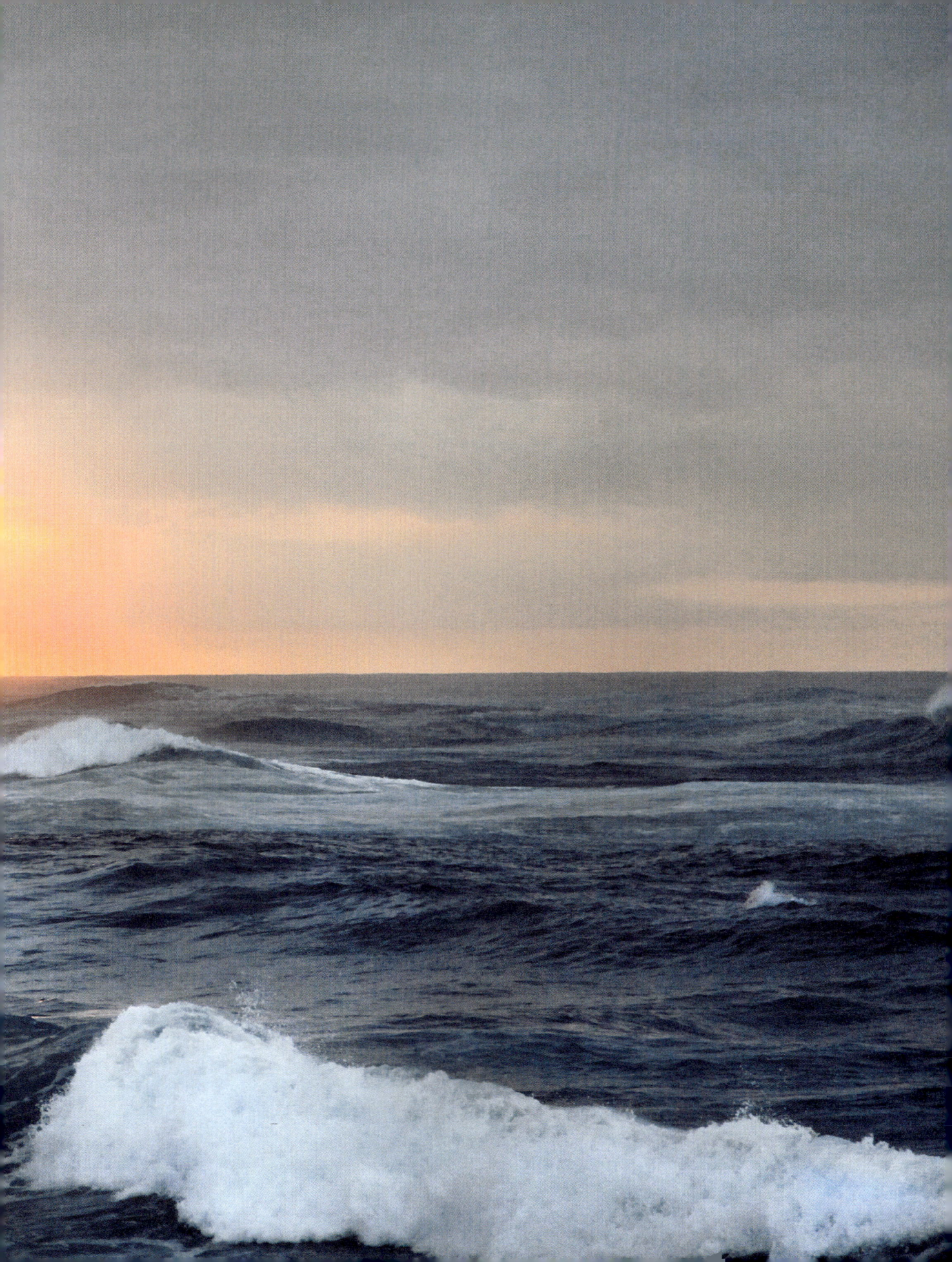

TIEFE DANKBARKEIT   ROLF GATES

Ich mit fuhr einer Gruppe Yogaschüler von einem Kurs zurück nach Chicago. Unterwegs sahen wir die Spuren eines Tornados, der dort gewütet hatte. Umgeworfene Lastwagen lagen neben der Straße, am Himmel war unheimlich blaurotschwarz. Trotz der Windböen und unserer Sorge um die Lastwagenfahrer war die Autofahrt erfüllt von Freude und Lachen, wie immer, wenn Yogis zusammen unterwegs sind. Irgendwann begann eine der Mitfahrerinnen, die ihren Mann verloren hatte, über die Liebe zu ihm und das Glück zu sprechen, ihn einen Teil des Lebens als Gefährten gehabt zu haben. Sie beschrieb einen Moment kurz vor seinem Tod, als er von der Krankheit schon sehr geschwächt und wegen der Schmerzmedikamente verwirrt war. Er schaute sie mit klaren Augen an und sagte: „Wenn ich das Drehbuch meines Lebens hätte schreiben können, hätte ich es so verfasst, wie es war." Da trat Stille im Auto ein. Darin lag unsere gemeinsame Überzeugung: Wenn unsere Freundin in ihrem Leben nur das an Liebe erfahren würde, wäre es schon genug.

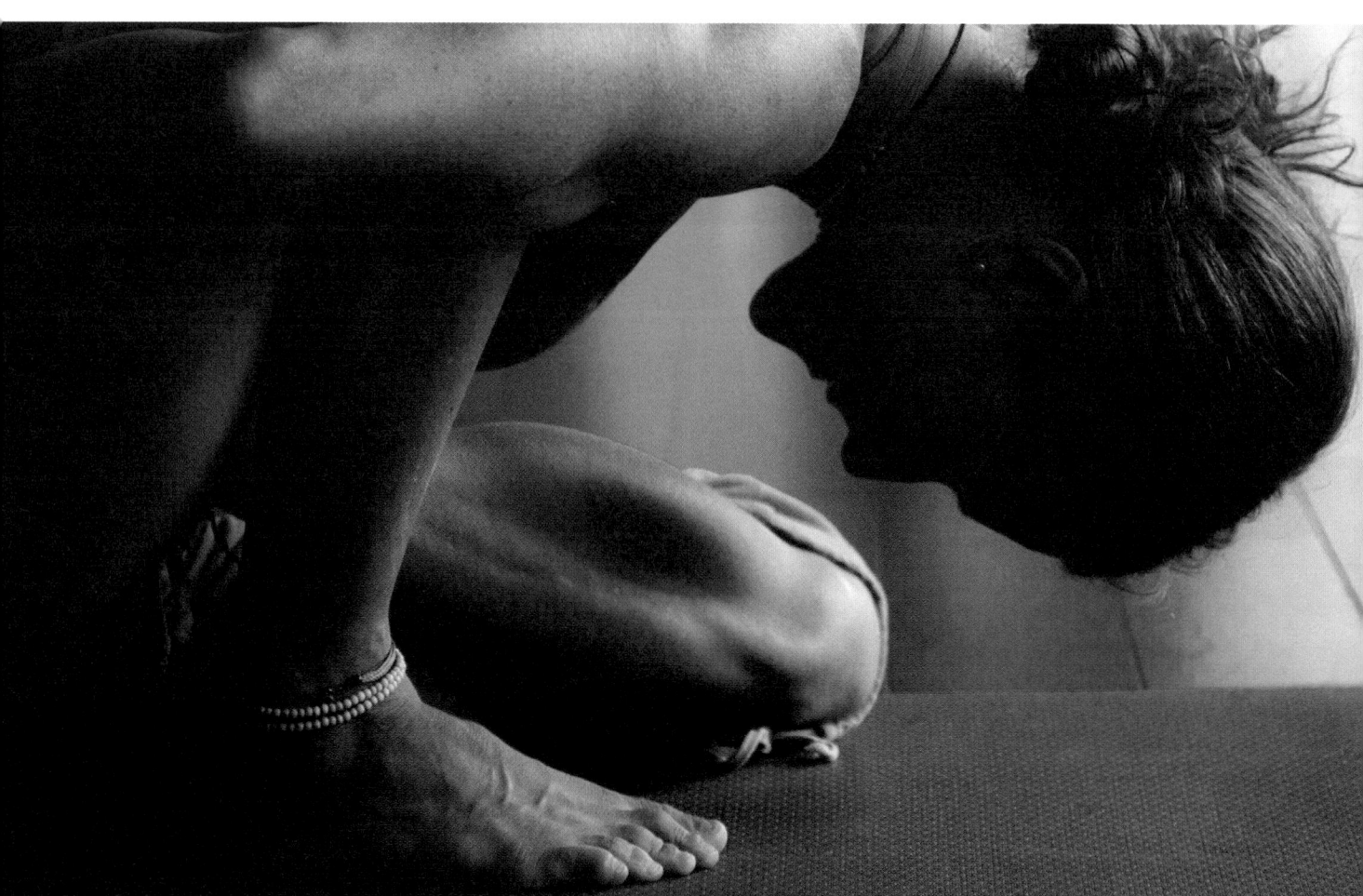

Ich hatte ein Jahr lang mit viel Schmerz und Verlusten zu tun gehabt. Es war so schlimm, dass ich nicht darüber reden konnte. Ich verstand ja selbst nicht richtig, was ich darüber dachte.

Meine Mutter war Lehrerin, mein Vater Pfarrer. Als Yogalehrer bin ich etwas von beidem. Damals hielt ich Reden bei einer Trauerfeier für den 18-jährigen Sohn eines Freundes, einem Gottesdienst für einen Mann, der nicht lange zuvor Vater geworden war, und bei einer Spendensammlung im Namen eines verstorbenen 21-Jährigen. Ich musste viele Emotionen mittragen. Es half mir, dass ich gebraucht wurde, denn so musste ich mich selbst nicht ganz auf den Schmerz einlassen.

Damals im Auto in der Sturmnacht wurde mir klar: Der furchtbare Schmerz nach einem Verlust bringt auch eine Lehre mit sich. Es genügt, dass wir die von uns Gegangenen geliebt haben und sie uns geliebt haben. Wenn mir kein weiteres Glück im Leben zuteilwird, als die Person, die ich so sehr vermisse, geliebt zu haben, und wenn ich auch in diesem Leben keine andere Liebe mehr erfahren werde, so ist es doch genug.

Anderntags auf dem Flug nach Kalifornien konnte ich endlich meine Trauer und meinen Schmerz über die vielen Verluste zulassen. Fast eine Stunde lang ließ ich meinen Tränen freien Lauf; der Passagier neben mir schlief zum Glück fest. Im Weinen spürte ich auch, dass ich schon so viel im Leben erfahren habe, das genug war. Ich wurde als Kleinkind adoptiert, und meine Eltern erzählten mir später immer wieder, wie sehr mich die Nonnen geliebt hatten, die mich vorher umsorgt hatten, dass ich ein ganz besonderes Baby für sie gewesen war. Das war genug. Ich wuchs unter Menschen auf, die mit ihren Gefühlen nicht hinter dem Berg hielten. Das war genug. Ich betete eines Morgens, und meine Trunksucht wurde von mir genommen. Das war genug. Ich kannte meine ältere Schwester Wendy 26 Jahre lang und liebte sie aus ganzem Herzen. Das war genug. Ich ging eines Tages zur Arbeit und traf eine Frau, die ich später heiraten würde. Das war genug. Ich durfte erleben, wie meine Tochter Jasmine auf die Welt kam. Das war genug. Ich hielt meinen Sohn Dylan in den Armen, und er öffnete seine Augen und sah zum ersten Mal das Licht. Das war genug. Bevor mein Freund Jude starb, ließ er mich an seiner Liebe zu Natur und Kunst teilhaben. Noch heute denke ich an ihn, wenn ich eine schöne Landschaft sehe. Das war genug. Ich habe die Gnade gespürt, die sich zeigt, wenn sich Menschen zu Yogakursen oder Meditations-Retreats treffen. Das war genug. Wenn ich bereit bin, Verlustschmerz zu ertragen, kann ich die Tiefe meiner Liebe und meiner Dankbarkeit spüren. Das ist genug.

Ein Verlust bringt Fragen mit sich: Wie soll ich weiterleben? Welche Art von Leben könnte dem Glück gerecht werden, einen so wertvollen Menschen gekannt zu haben? Wenn ich weiß, dass ich mehr als genug vom Leben empfangen habe, wenn ich gar nichts mehr brauche, was soll ich dann hier noch auf der Erde?

Unsere einst geliebten Menschen flüstern uns zu:

„Liebe so, wie du mich geliebt hast; lache so, wie wir beide gelacht haben; sei so freundlich, wie wir zueinander waren; erkenne mich in jedem Menschen, der dir begegnet. Das wäre genug."

Finde dein Herz

STIMMMEDITATION

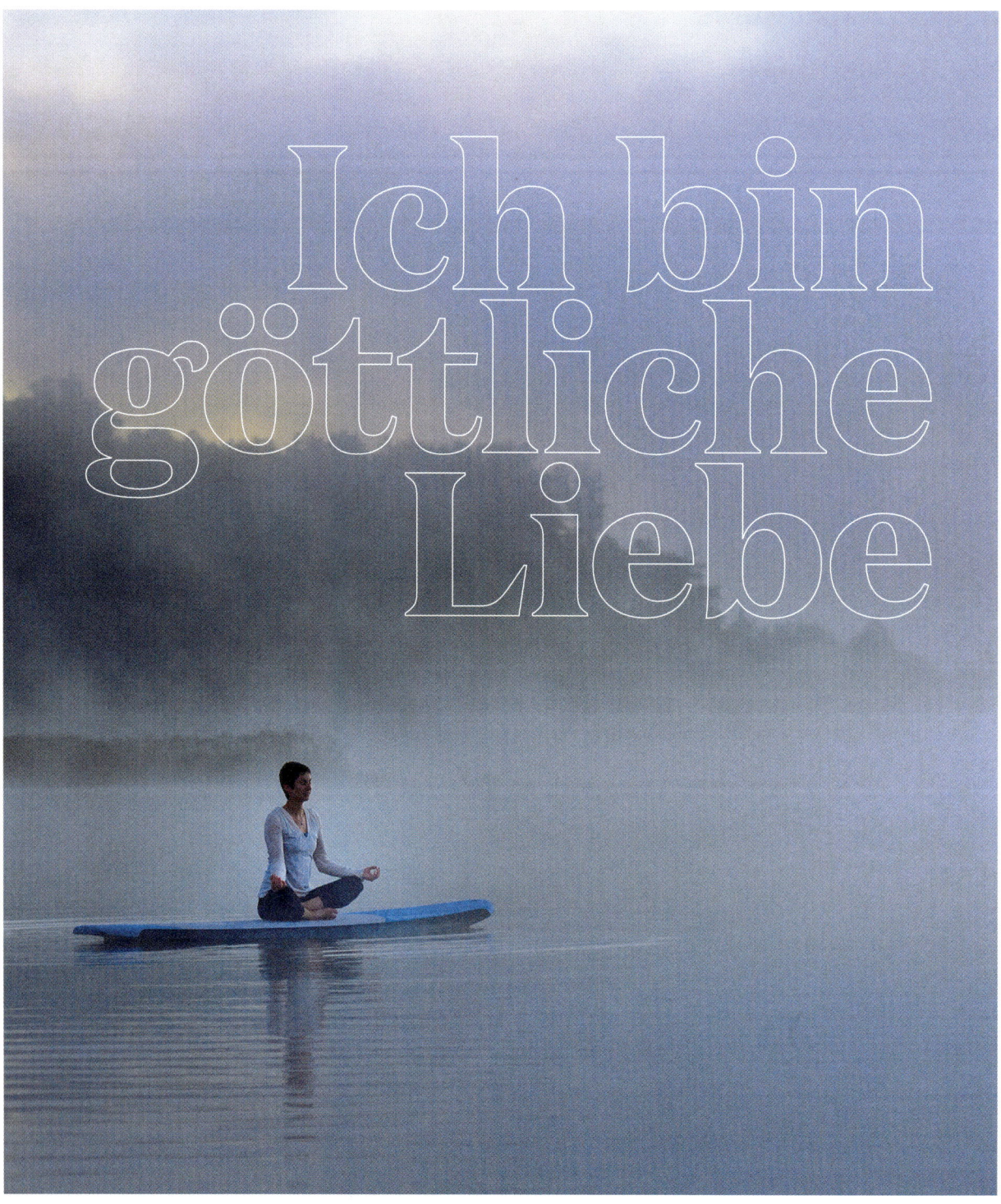

Ich bin göttliche Liebe

MEGGAN WATTERSON

Deine Aufgabe ist nicht, die Liebe zu suchen, sondern lediglich all die Hindernisse in dir zu suchen und zu finden, die du dagegen aufgebaut hast. Liebe ist die Brücke zwischen dir und allem.

Rumi

Nach sechs Monaten Ehetherapie beschloss mein Mann im Sommer vor dem ersten Geburtstag unseres Sohns, dass eine Trennung für uns unausweichlich sei. Ich war am Boden zerstört, fühlte mich nicht mehr liebenswert. Letztlich war dieser große Kummer jedoch ein Wendepunkt für mich: Ich lernte verstehen, was echte Liebe bedeutet.

Der Verlust machte mir bewusst, wie sehr ich an dem Gedanken hing, die Liebe müsste von außerhalb meiner selbst kommen. Ich dachte, ich müsse sie mir irgendwie verdienen. Noch einen Studienabschluss, eine Beziehung, eine Kerbe im Bettpfosten, erst dann wäre ich bereit für die Liebe, hätte sie mir verdient.

Nun begann ich zu verstehen, dass alle äußeren Quellen der Liebe zu unstet sind, um als treibende Kraft zu dienen. Ich brauchte mich selbst.

Aber wie stellt man es an, sich selbst zu lieben? Ich fing an, meiner Seele Botschaften zu senden. Ich schrieb sie mit rotem Lippenstift auf den Spiegel in der Mitte meines Wandaltars und auf den Ganzkörperspiegel, in dem ich mich betrachte, bevor ich ausgehe.

Die Wunder stellten sich ganz allmählich ein. Die Ehrfurcht vor meiner eigenen Liebe kehrte zurück. Ich wandte mich nach innen und fand dort die Liebe, nach der ich mich mein Leben lang gesehnt hatte. Der Prozess war ein einziges großes Aha-Erlebnis. Jetzt erfahre ich mich selbst als Verkörperung der Liebe.

Für mich ist dies das Radikalste, was ich zum Ausdruck bringen kann. Der tiefgreifendste Aktivismus, der mir möglich ist – tiefer als jede Demonstration, an der ich teilnehmen, oder jede Kolumne, die ich schreiben könnte, ist der Akt, mich selbst zu lieben, und zwar leidenschaftlich. Denn meiner Erfahrung nach wird alles möglich, wenn ein Mensch es wagt, der Seele der Liebe in sich selbst zu begegnen.

Jetzt schlägt mein Unterbewusstsein Alarm, wenn sich ein negativer Gedanke über mich einschleicht. Ich sage ihm dann, dass er sich aus dem Staub machen soll. So funktioniert Selbstliebe in der Praxis. Wahre Liebe bedeutet für mich, nicht mehr zu warten.

Die folgende Stimmmeditation kann Ihnen helfen zu erkennen, ob etwas in Ihnen daran festhält, dass Sie der Liebe nicht würdig sind. Selbst die dunkelsten Phasen Ihres Lebens halten tiefe Weisheiten für Sie bereit, statt Ihnen nur noch mehr aufzubürden. Sowohl die glücklichen als auch die schwierigen Momente bieten Ihnen die Gelegenheit, Ihre Liebesfähigkeit zu entwickeln und zu üben.

Die Übung auf der folgenden Seite können Sie jeden Tag ausführen.

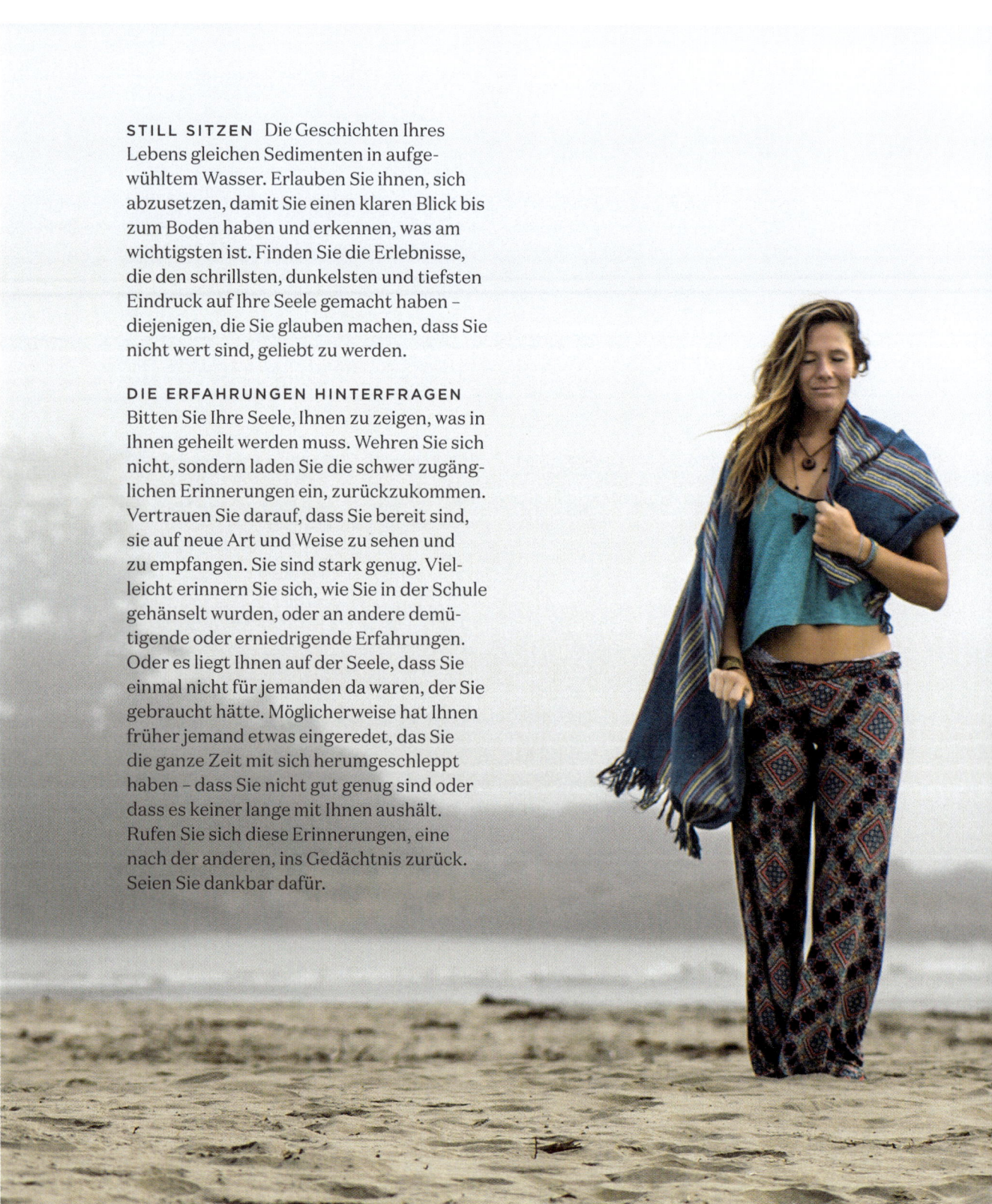

STILL SITZEN Die Geschichten Ihres Lebens gleichen Sedimenten in aufgewühltem Wasser. Erlauben Sie ihnen, sich abzusetzen, damit Sie einen klaren Blick bis zum Boden haben und erkennen, was am wichtigsten ist. Finden Sie die Erlebnisse, die den schrillsten, dunkelsten und tiefsten Eindruck auf Ihre Seele gemacht haben – diejenigen, die Sie glauben machen, dass Sie nicht wert sind, geliebt zu werden.

DIE ERFAHRUNGEN HINTERFRAGEN Bitten Sie Ihre Seele, Ihnen zu zeigen, was in Ihnen geheilt werden muss. Wehren Sie sich nicht, sondern laden Sie die schwer zugänglichen Erinnerungen ein, zurückzukommen. Vertrauen Sie darauf, dass Sie bereit sind, sie auf neue Art und Weise zu sehen und zu empfangen. Sie sind stark genug. Vielleicht erinnern Sie sich, wie Sie in der Schule gehänselt wurden, oder an andere demütigende oder erniedrigende Erfahrungen. Oder es liegt Ihnen auf der Seele, dass Sie einmal nicht für jemanden da waren, der Sie gebraucht hätte. Möglicherweise hat Ihnen früher jemand etwas eingeredet, das Sie die ganze Zeit mit sich herumgeschleppt haben – dass Sie nicht gut genug sind oder dass es keiner lange mit Ihnen aushält. Rufen Sie sich diese Erinnerungen, eine nach der anderen, ins Gedächtnis zurück. Seien Sie dankbar dafür.

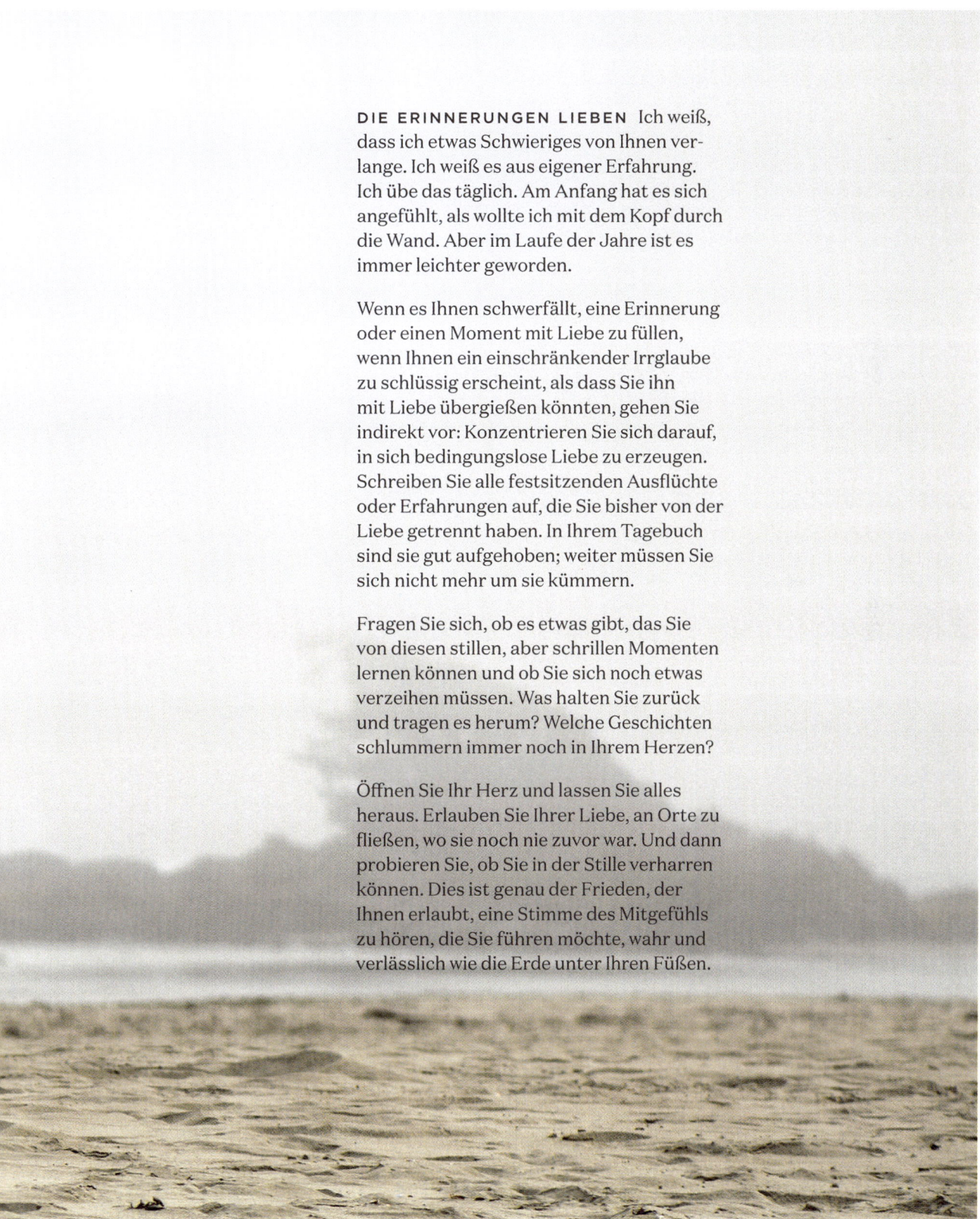

DIE ERINNERUNGEN LIEBEN Ich weiß, dass ich etwas Schwieriges von Ihnen verlange. Ich weiß es aus eigener Erfahrung. Ich übe das täglich. Am Anfang hat es sich angefühlt, als wollte ich mit dem Kopf durch die Wand. Aber im Laufe der Jahre ist es immer leichter geworden.

Wenn es Ihnen schwerfällt, eine Erinnerung oder einen Moment mit Liebe zu füllen, wenn Ihnen ein einschränkender Irrglaube zu schlüssig erscheint, als dass Sie ihn mit Liebe übergießen könnten, gehen Sie indirekt vor: Konzentrieren Sie sich darauf, in sich bedingungslose Liebe zu erzeugen. Schreiben Sie alle festsitzenden Ausflüchte oder Erfahrungen auf, die Sie bisher von der Liebe getrennt haben. In Ihrem Tagebuch sind sie gut aufgehoben; weiter müssen Sie sich nicht mehr um sie kümmern.

Fragen Sie sich, ob es etwas gibt, das Sie von diesen stillen, aber schrillen Momenten lernen können und ob Sie sich noch etwas verzeihen müssen. Was halten Sie zurück und tragen es herum? Welche Geschichten schlummern immer noch in Ihrem Herzen?

Öffnen Sie Ihr Herz und lassen Sie alles heraus. Erlauben Sie Ihrer Liebe, an Orte zu fließen, wo sie noch nie zuvor war. Und dann probieren Sie, ob Sie in der Stille verharren können. Dies ist genau der Frieden, der Ihnen erlaubt, eine Stimme des Mitgefühls zu hören, die Sie führen möchte, wahr und verlässlich wie die Erde unter Ihren Füßen.

Finde dein Herz

FOLGEN SIE IHREM REISEHERZ: GROSSARTIGE ABENTEUER FÜR ALLE MIT UNBEZÄHMBARER WANDERLUST

Das Palio di Siena in Siena, Italien (jedes Jahr am 2. Juli und 16. August)

QUARTIER Das Airbnb-Zimmer, in dem ich unterkam, lag nur etwa 100 Schritte von der Piazza, dem zentralen Platz der Stadt, entfernt. Die Vermieterin ist eine wunderbare Frau, die um die Ecke einen Antiquitätenladen führt.

ESSEN Im San Giuseppe gibt es hervorragende italienische Klassiker.

TOPAKTIVITÄTEN Die mittelalterliche Pracht und Herrlichkeit, wie sie im Vorfeld der zwei Pferderennen präsentiert wird, lässt Sie in die Welt von vor über 500 Jahren eintauchen. Die Pferde werden ungesattelt geritten.

INSIDERTIPP Versuchen Sie unbedingt, eine Karte für eines der Stadtviertelessen am Vorabend des Rennens zu bekommen. Bei so einem Gelage mit authentischen Genüssen wird schnell klar, dass sich in Siena im letzten halben Jahrtausend gar nicht viel verändert hat.

Burgos, Spanien

QUARTIER AC Hotel Burgos

ESSEN In der Cerveceria Morito isst man so gut, dass ich sie an drei Abenden hintereinander aufgesucht habe.

TOPAKTIVITÄTEN Das Museum der Entwicklungsgeschichte des Menschen vermittelt Ihnen einen Eindruck, wie ein Museum im 21. Jahrhundert aussehen kann. Die gotische Kathedrale und die autofreie Altstadt sind weitere Pflichtattraktionen.

INSIDERTIPP Kommen Sie Anfang Juni und besuchen Sie das berühmte Fest El Colacho in der Gemeinde Castrillo de Murcia. Dabei springt ein als Teufel verkleideter Mann mit Anlauf über Babys hinweg.

Harbin, China

QUARTIER Hotel Shangri-La

ESSEN An dem Platz, an dem sich gegenüber die russisch-orthodoxe Sophienkathedrale erhebt, befindet sich das Feuertopf-Restaurant Dingxin. Dort kaufen Sie Fleisch, Fisch, Meeresfrüchte und Gemüse und bereiten sich alles am Tisch im Feuertopf selbst zu.

TOPAKTIVITÄTEN Das Festival im Januar und Februar, bei dem Eis- und Schneeskulpturen ausgestellt werden, ist visuell eine der eindrucksvollsten Veranstaltungen, die ich je erlebt habe. Besuchen Sie die Ice and Snow World, den Zhaolin-Park und das Landschaftsgebiet Sun Island, wo die Schneeskulpturen errichtet werden.

INSIDERTIPP Wenn Sie sich in der Zeit des Eis-und-Schneefestivals in dieser Stadt in der Mandschurei, nahe an Sibirien, aufhalten, dürfen Sie sich die einheimischen Hardcore-Schwimmer nicht entgehen lassen, die bei 25 Grad minus in einem Pool am Fluss baden gehen.

CHIP CONLEY

Telluride, Colorado

QUARTIER Hotel Telluride

ESSEN 221 South Oak; klassische Hausmannskost in einem charmanten Landhaus

TOPAKTIVITÄTEN Die großartige Landschaft macht Telluride mit seiner Geborgenheit zu einem tollen Ort für Festivals. Das Bluesfestival ist legendär. Als Kinofreak bevorzuge ich das Telluride Film Festival, das jedes Jahr immer in der Zeit um den Labor Day (erster Montag im September) stattfindet. Ich war in den letzten Jahren zweimal dort und finde, es ist das beste Filmfestival der Welt.

INSIDERTIPP Nach einer wunderschönen, knapp einstündigen Autofahrt erreichen Sie Dunton Hot Springs, ein kleines, exklusives Luxusresort mit Thermalquellen.

Fès, Marokko

QUARTIER Das Riad Fes

ESSEN Im Dar Roumana

TOPAKTIVITÄTEN Kommen Sie Anfang Juni und besuchen Sie das Festival des Musiques Sacrées du Monde. Hier können Sie alle Arten geistlicher Musik hören, von Gospelchören über mongolischen Obertongesang bis hin zu balinesischen Gamelan-Orchestern.

INSIDERTIPP Freuen Sie sich auf Spaziergänge in der Medina, der Altstadt mit ihren verwinkelten Gassen.

Kappadokien, Türkei

QUARTIER Das Höhlenhotel Argos in Kappadokien

ESSEN Im Seki, dem Restaurant im Argos in Kappadokien. Es bietet Ihnen einen atemberaubenden Blick auf das geologisch einmalige, bizarr aussehende Taubental.

TOPAKTIVITÄTEN Nehmen Sie unbedingt an einer Heißluftballonfahrt teil und bewundern Sie die eindrucksvollen Felsformationen von oben.

INSIDERTIPP Das Festival der tanzenden Derwische in der einige Stunden entfernten Großstadt Konya sollten Sie sich nicht entgehen lassen. Es wird jedes Jahr vom 7. bis zum 17. Dezember zu Ehren des Dichters und Philosophen Mevlana Dschalal ad-Din Rumi durchgeführt. Rumi war der erste tanzende Derwisch. In Konya können Sie außerdem das Mausoleum von Rumi und das ihm gewidmete Museum besichtigen.

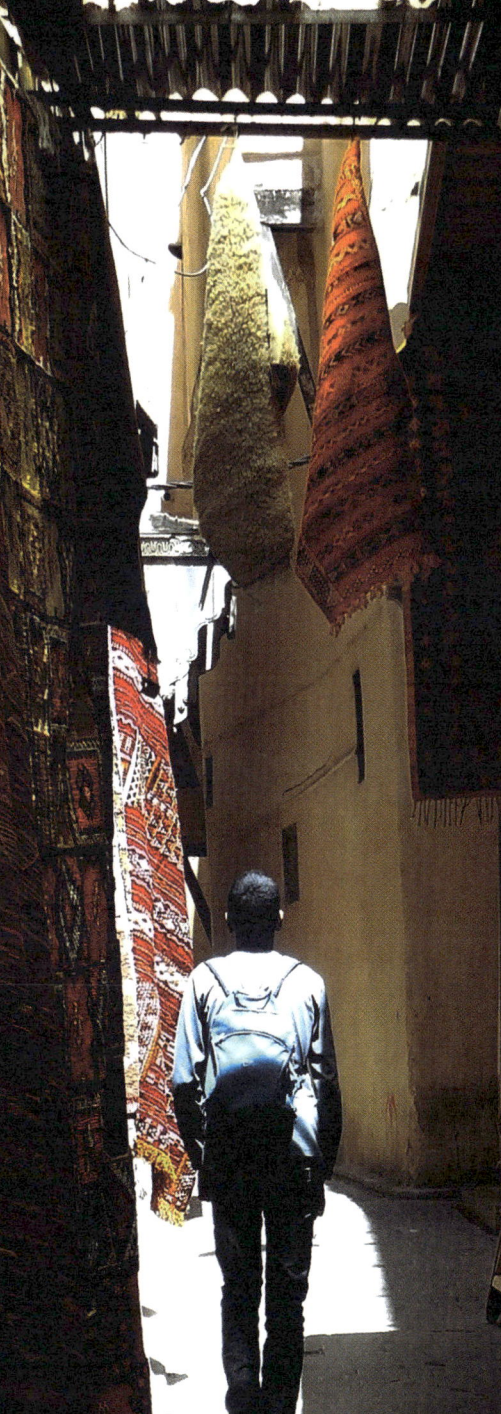

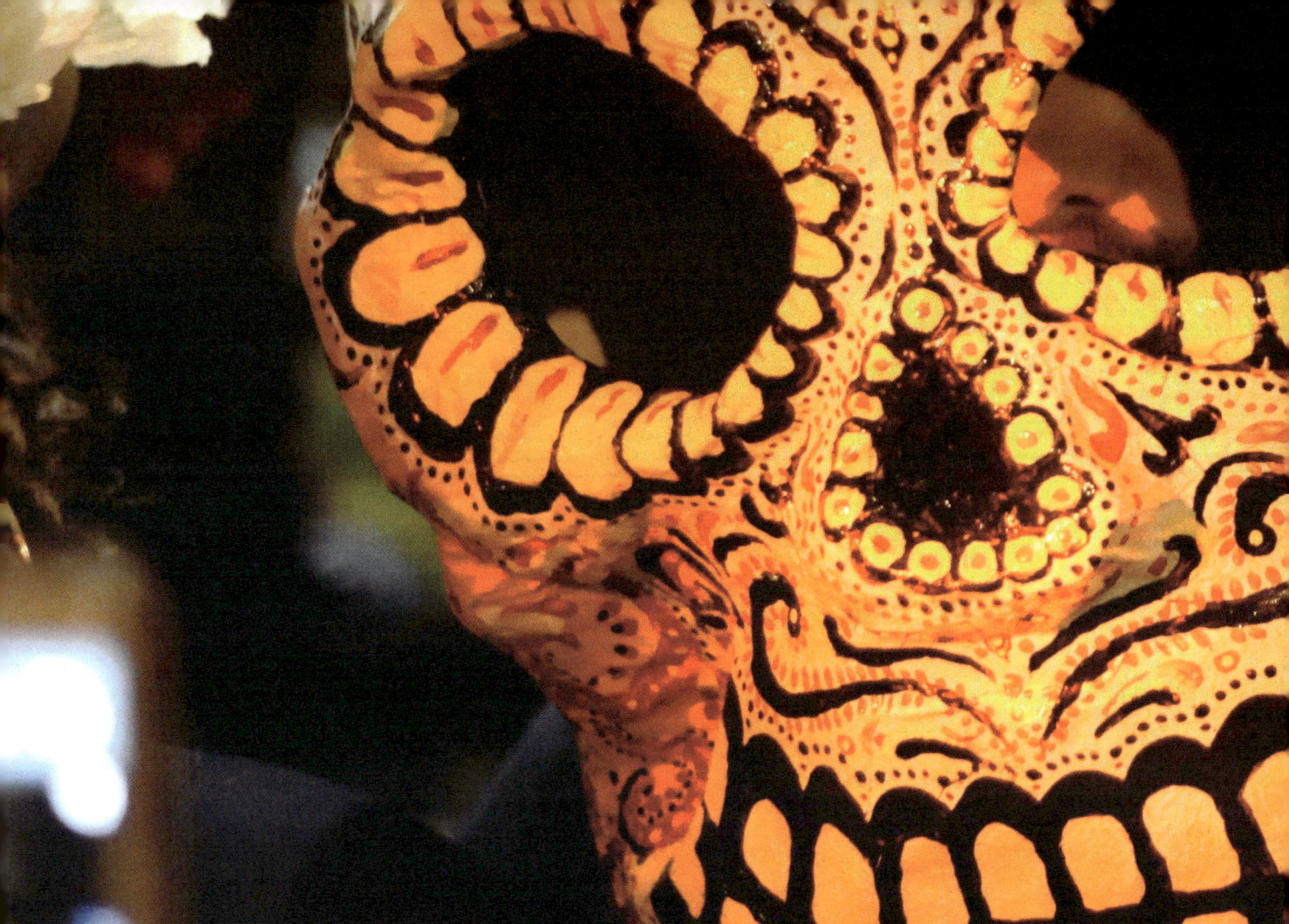

Oaxaca, Mexiko

QUARTIER Casa Oaxaca

ESSEN Im Mexita; probieren Sie die knusprigen Heuschrecken, wenn es sie gibt.

TOPAKTIVITÄTEN Jeweils vom 31. Oktober bis zum 2. November wird an den Días de los Muertos mit einem farbenprächtigen Volksfest traditionell der Verstorbenen gedacht.

INSIDERTIPP Besuchen Sie während dieser Tage einen der Friedhöfe; viele Gräber sind dann prachtvoll mit Blumen und Kerzen dekoriert.

Ubud, Bali

QUARTIER Das Ibah Hotel im Nachbarort Campuhan.

ESSEN Französisch-indonesische Fusionsküche genießen Sie im Mozaic, einem außergewöhnlichen Restaurant.

TOPAKTIVITÄTEN Bali ist eine Insel mit zahllosen Festivals. Zu den interessantesten gehört das Galungan-Fest. Einheimische Reiseführer können Ihnen außerdem sagen, wann eine Totenverbrennung stattfindet. Eine so eindrucksvolle Zeremonie werden Sie Ihr Leben lang nicht vergessen.

INSIDERTIPP In Ubud selbst müssen Sie zu allen Tageszeiten mit dichtem Verkehr rechnen. Vorsicht! In der unmittelbaren Umgebung jedoch führen einige wenig befahrene, schöne Landstraßen zu Wasserfällen, Tempeln und grandiosen Reisfeldterrassen, wie Sie sie kaum je gesehen haben werden. Lassen Sie sich treiben im Paradies.

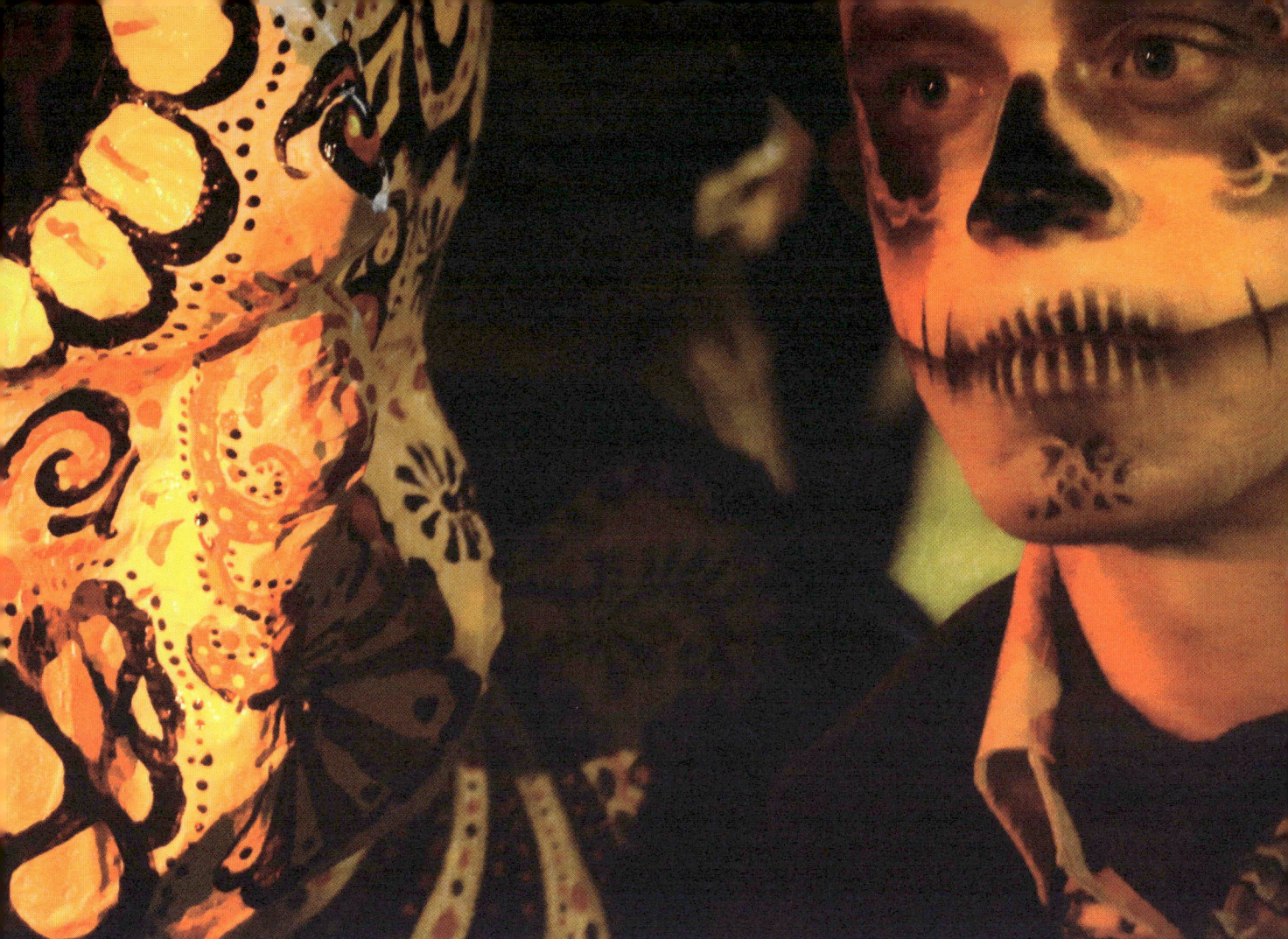

Cusco, Peru

QUARTIER Hotel Monasterio

ESSEN Im Cicciolina in einem alten Kolonialhaus. Dort gibt es Tapas aus Produkten vom nahen Valle Sagrado.

TOPAKTIVITÄTEN Besuchen Sie die Inti Raymi im Juni, eine spektakuläre Wiederaufführung der religiösen Zeremonie der Inka zu Ehren des Sonnengottes aus dem 14. bis 16. Jahrhundert.

INSIDERTIPP Sie müssen natürlich auch zur Ruinenstadt Machu Picchu. Dort können Sie mit einem der intensivsten Transformationsmomente Ihres Lebens rechnen.

San Francisco, Kalifornien

QUARTIER Das 5-Sterne-Hotel Vitale liegt an der Küste von San Francisco. Auf der anderen Straßenseite befindet sich das historische Hafengebäude Ferry Building.

ESSEN Im Gitane, einem baskischen Restaurant an der bezaubernden Claude Lane

TOPAKTIVITÄTEN San Francisco ist Veranstaltungsort vieler großartiger Festivals. Dazu gehören das Outside Lands Music and Arts Festival, das Hardly Strictly Bluegrass, die San Francisco Pride oder auch der Volks- und Straßenlauf Bay to Breakers.

INSIDERTIPP Ich wohnte früher an der Napier Lane im Osten des Stadtteils Telegraph Hill. Zu dieser kleinen Straße gelangt man über die Treppe Filbert Steps, die vom Coit Tower hinunter zur Levi's Plaza führt – ein Idyll der Stadt San Francisco.

Finde dein Herz

MANTRA: WERKZEUG DER INNEREN STÄRKE — MANORAMA

Mantras sind Werkzeuge für innere Verbindung und bewusstes Leben. Eines der bekanntesten ist die mystische Silbe Om. Mantras sind stark schwingende Laute, die die Propheten der alten Yogitradition im Zustand der Einheit hörten. Diese Laute können uns zentrieren und zugleich mit etwas Höherem in Einklang bringen.

DAS PRIVILEG

Es ist großartig, dass wir das Privileg haben, davon profitieren zu können, was die Yogis einst bei ihrer Versenkung erfahren haben. Wir greifen auf dieses Wissen zu, indem wir Mantras aus deren Aufzeichnungen singen. In den heutigen traditionellen Yogaschulen wird dieses elementare Wissen über das Selbst auf umgekehrtem Weg vermittelt: Die Schüler folgen dem Weg der Mantras der alten Yogameister, und indem sie die Laute rezitieren, gelangen sie in den gleichen Zustand der Einheit wie jene.

Ein Lehrer sagt: „Wiederhole dieses Mantra, bleibe aber bewusst. Du wirst dabei eine bestimmte Schwingung erfahren. Bleibe bei diesem Gefühl. Du wirst dich von dem Gedanken lösen, dass es nur irdisches Leben gibt. Bleibe wach und folge dem Klang zur heiteren Erfahrung eines energievollen inneren Friedens, der über den denkenden Geist hinausgeht. Bleibe in dieser Erkenntnis bewusst und spüre, was du bist."

30-Tage-Mantrapraxis

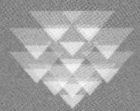

DIE SHIVA-MANTRA-ÜBUNG VON LUMINOUS SOUL

Shiva Mantra

Om Namah Shivaya

Ehre sei dem Herrn Shiva, dem Gott der Vollendung, Stille und Umwandlung.

JEDEN MORGEN

Wiederhole dieses Mantra mit wachem Bewusstsein 108-mal.

Sitze still.

Sei zehn Minuten lang ganz präsent im Raum.

Erlaube der Stille, dass sie dich mit Yogaenergie und Stärke füllt.

Zum Abschluss führe vor dem Herzen die Handflächen zusammen und senke ehrfürchtig den Kopf.

Beginne den Tag mit Dankbarkeit.

Beobachte, wie die Mantrapraxis auf dich und dein Leben wirkt – heute, diese Woche, diesen Monat.

PRAKTISCHE TIPPS VON MANORAMA

Nimm dir jeden Morgen 20 Minuten für diese Mantraübung.

Sprich das Mantra langsam und aufmerksam.

Wenn du angefangen hast, unterbrich die Übung nicht.

Sei dir bewusst, dass Üben nicht immer bequem oder einfach ist. Erhöhe deine Belastbarkeit, indem du an deiner Schwelle arbeitest.

Markiere jeden Tag, an dem du dein Mantra absolviert hast.

1	2	3	4	5	6	7	8	9	10	11	12	13	14	15
16	17	18	19	20	21	22	23	24	25	26	27	28	29	30

Om Namah Shivaya

MIT MANTRAS ARBEITEN

Gemäß der Tradition wählt der Lehrer für seinen Schüler ein Mantra, je nachdem, woran dieser seiner Ansicht nach arbeiten muss. Aber Sie können selbst ein Mantra wählen. Nehmen Sie wahr, zu welchen Mantras Sie sich hingezogen fühlen. Vielleicht hört sich eines besonders angenehm für Sie an, oder Sie spüren, dass von einem bestimmten eine heilende Wirkung ausgeht. Folgen Sie Ihrer Wahrnehmung und entscheiden Sie sich. Wenn Sie Ihr Mantra gewählt haben, sprechen oder singen Sie es mindestens ein Jahr lang möglichst jeden Tag 108-mal. Wiederholen Sie es immer und immer wieder, gebetsmühlenartig sozusagen, und bleiben Sie dabei bei klarem Bewusstsein. Sollten Sie mit den Gedanken abschweifen, kommen Sie zurück ins Hier und Jetzt, bis Sie irgendwann während der Wiederholungen des Mantras gewahr werden, dass Ihr denkender Geist sich beruhigt und seine normalerweise führende Rolle abgibt. Dies passiert, wenn Sie sich in einem stabilen Bewusstseinszustand befinden.

Die Wiederholungen bändigen Ihr denkendes Ich, und Sie erlangen Zugang zu der reinen Energie, die dem Geist zugrunde liegt. Reine Energie steht in der Yogasprache für die machtvollen Schwingungen jenseits des Denkens. Je öfter Sie ein Mantra üben, desto mehr stellen Sie die Verbindung mit dieser lebensnotwendigen Energie in Ihnen her. Es ist ein Unterschied, ob Sie nur wissen, dass Sie sich jenseits von Körper und Geist befinden, oder ob Sie es spüren. Mit dem Werkzeug Mantra können Sie erfahren, was Sie über den Körper und den denkenden Geist hinaus sind. Mit dem Gewahrsein Ihrer falschen Selbstwahrnehmung geben Sie sich Raum zu spüren, wer Sie wirklich sind. Sie gelangen ins Zentrum des Klangs und verfügen dort über die Fähigkeit, frei von der Unruhe des Geistes zuzuhören. Dies wird Nirwana durch Mantra genannt.

Normalerweise werden Mantras in der Ursprungssprache (meist Sanskrit) belassen, wie eben „Om Namah Shivaya". Wenn Ihnen das aber zu fremd ist, können Sie sich deutschsprachige Mantras vorsagen. Beispiele wären:

Versuche, geduldiger zu werden.

Erweitere deine Fähigkeiten, indem du mehr zuhörst.

Nimm die Energie in dir und um dich herum wahr.

Lesen Sie diese Merksätze täglich. Moderne deutschsprachige Mantras wirken und verhelfen Ihnen zu der notwendigen Stärke, Ihr wahres Sein zu spüren.

Alle Yogaübungen lehren Sie innere Stärke. Bei Mantras ist diese Stärke das Gefühl, das jenseits des Geistes existiert. Um an diesen Punkt zu kommen, müssen Sie Geduld haben, zuhören können und den Mut haben zu spüren, was Sie als Energie sind.

Im Mantra „Om Namah Shivaya" ist Shiva die Stärke der Geduld, der Beständigkeit und der energiegeladenen Ruhe. Anstatt dieses Mantra auf Sanskrit zu rezitieren, können Sie sich mit seinem Inhalt auch über die deutsche Sprache verbinden.

Wichtig ist nur die regelmäßige Wiederholung des Mantras. Wenn Sie beständig üben, werden Sie zu einem Kanal für das Verstehen. Das durchgehende Konzentrieren auf das Mantra lässt Sie seine versteckte Bedeutung wahrnehmen. Durch das Singen von Mantras werden Sie bereit, Ihre eigene spirituelle Wahrheit zu erkennen. Mantras helfen Ihnen, inneren Frieden zu finden und eine starke Verbindung mit dem Göttlichen aufzubauen, das Sie sind.

Finde dein Herz

BHAKTI-YOGA UND CHANTING: SINGEN, SCHENKEN, WIEDERHOLEN

KRISHNA DAS

Es ist gut, Übungen zu praktizieren. Es ist gut, Asanas zu machen, zu meditieren und zu singen. Aber es ist auch wichtig, darüber nachzudenken und zu verstehen, was wir mit all dem erreichen wollen. Viele von uns versuchen, etwas zu finden, viele wollen ihr Leben entschleunigen.

Das Tempo in unserer westlichen Kultur ist verrückt. Wir haben ganz vergessen, dass man es langsamer angehen lassen könnte. Wir kommen von der Arbeit nach Hause und statt zur Ruhe zu kommen, stellen wir Fernseher oder Radio an, lesen Zeitung und telefonieren. Bis spätabends hängen wir an irgendwelchen Geräten, und wenn wir dann ins Bett fallen, wundern wir uns noch, dass unser Gehirn weiter Karussell fährt und wir nicht einschlafen können.

Chanten, das Wiederholen der Namen Gottes, kann uns von Ballast befreien und den Impuls für eine wirkliche, wahrhaftige Verlangsamung unseres Lebens geben.

Es geht beim Chanten nicht darum, etwas zu erreichen und vielleicht der beste Yogi weit und breit zu werden. Es geht vielmehr darum, zu erfahren, wer wir wirklich sind, und außerdem Süße im Leben zu finden, eine Süße, die andauert und nicht davon abhängt, wie die äußere Welt uns gerade behandelt.

Beim Chanten singen wir oft Begriffe aus dem Sanskrit, die Bedeutungen haben wie göttliche Gegenwart, Gott, Seele oder Überseele. Die echte Bedeutung dieser Namen erschließt sich nicht dem Verstand, sondern der Seele, dem Gefühl. Die ständige Wiederholung bringt allmählich die verborgene Kraft in uns ans Licht, unsere eigene göttliche Kraft, ebenso wie Atman, die Seele oder Gott oder wie immer Sie es nennen wollen. Alles ist bereits da. Wir bekommen nichts von außen. Wir machen nichts. Wir schaffen nichts. Wir müssen unsere Gefühle nicht manipulieren, um in Euphorie zu geraten. Wir müssen nicht schlechte Gefühle wegschieben, um Platz für gute zu schaffen. Wir häuten uns, bis der Kern freigelegt ist. Was sich unter der Haut befindet – Gut und Böse, Festhalten und Wegstoßen, Anhaften und Loslassen, Ruhm und Schmach –, ist das, was wir sind. Das Chanten legt es frei.

Denken Sie daran, dass diese Übungen Geschenke an das göttliche Ganze sind. Sie schenken Ihre Gaben in Freude anderen Menschen, Gott, dem Universum.

Denn wie könnten wir Frieden finden, wenn wir nicht mit uns selbst in Frieden leben?

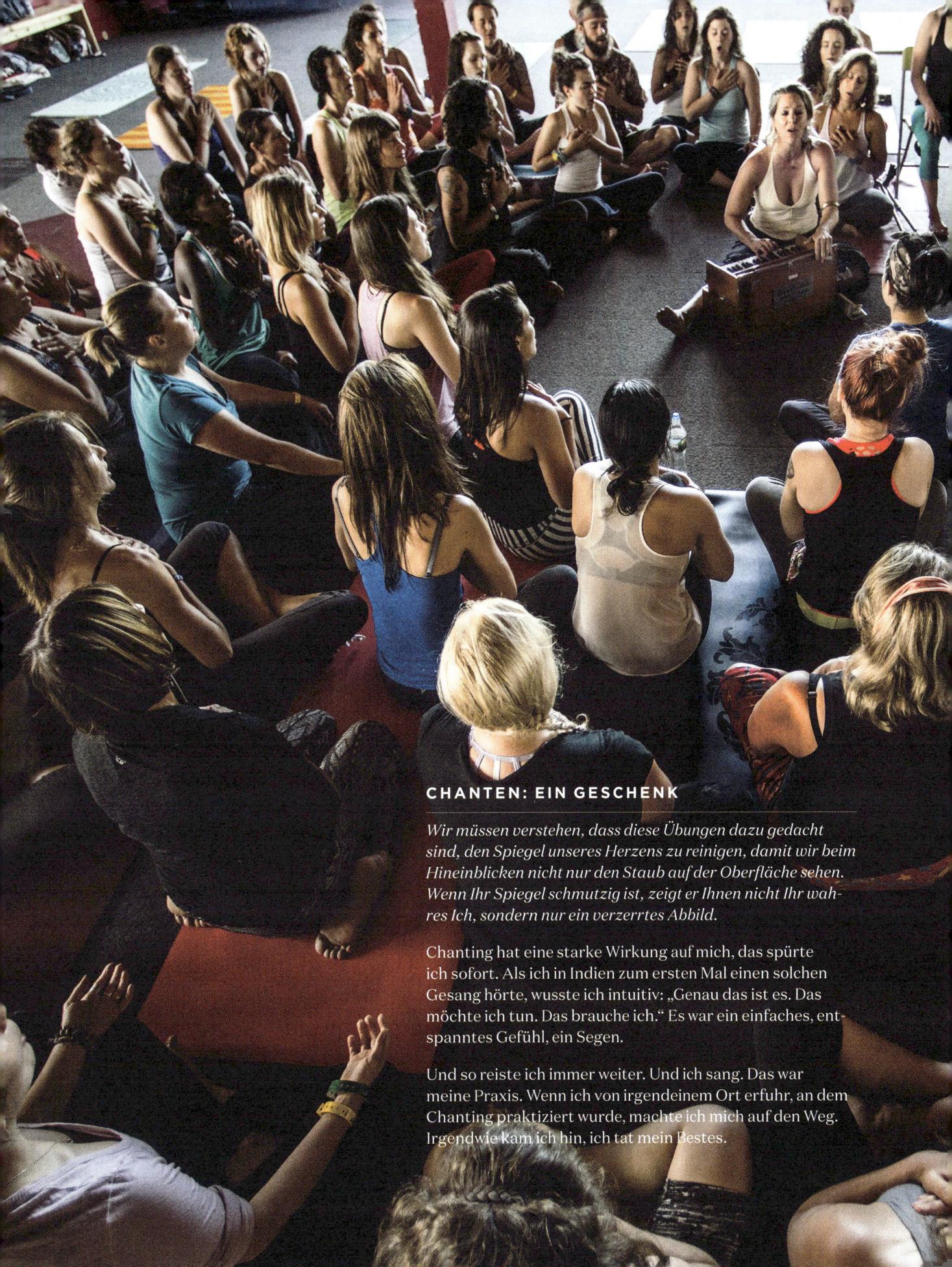

CHANTEN: EIN GESCHENK

Wir müssen verstehen, dass diese Übungen dazu gedacht sind, den Spiegel unseres Herzens zu reinigen, damit wir beim Hineinblicken nicht nur den Staub auf der Oberfläche sehen. Wenn Ihr Spiegel schmutzig ist, zeigt er Ihnen nicht Ihr wahres Ich, sondern nur ein verzerrtes Abbild.

Chanting hat eine starke Wirkung auf mich, das spürte ich sofort. Als ich in Indien zum ersten Mal einen solchen Gesang hörte, wusste ich intuitiv: „Genau das ist es. Das möchte ich tun. Das brauche ich." Es war ein einfaches, entspanntes Gefühl, ein Segen.

Und so reiste ich immer weiter. Und ich sang. Das war meine Praxis. Wenn ich von irgendeinem Ort erfuhr, an dem Chanting praktiziert wurde, machte ich mich auf den Weg. Irgendwie kam ich hin, ich tat mein Bestes.

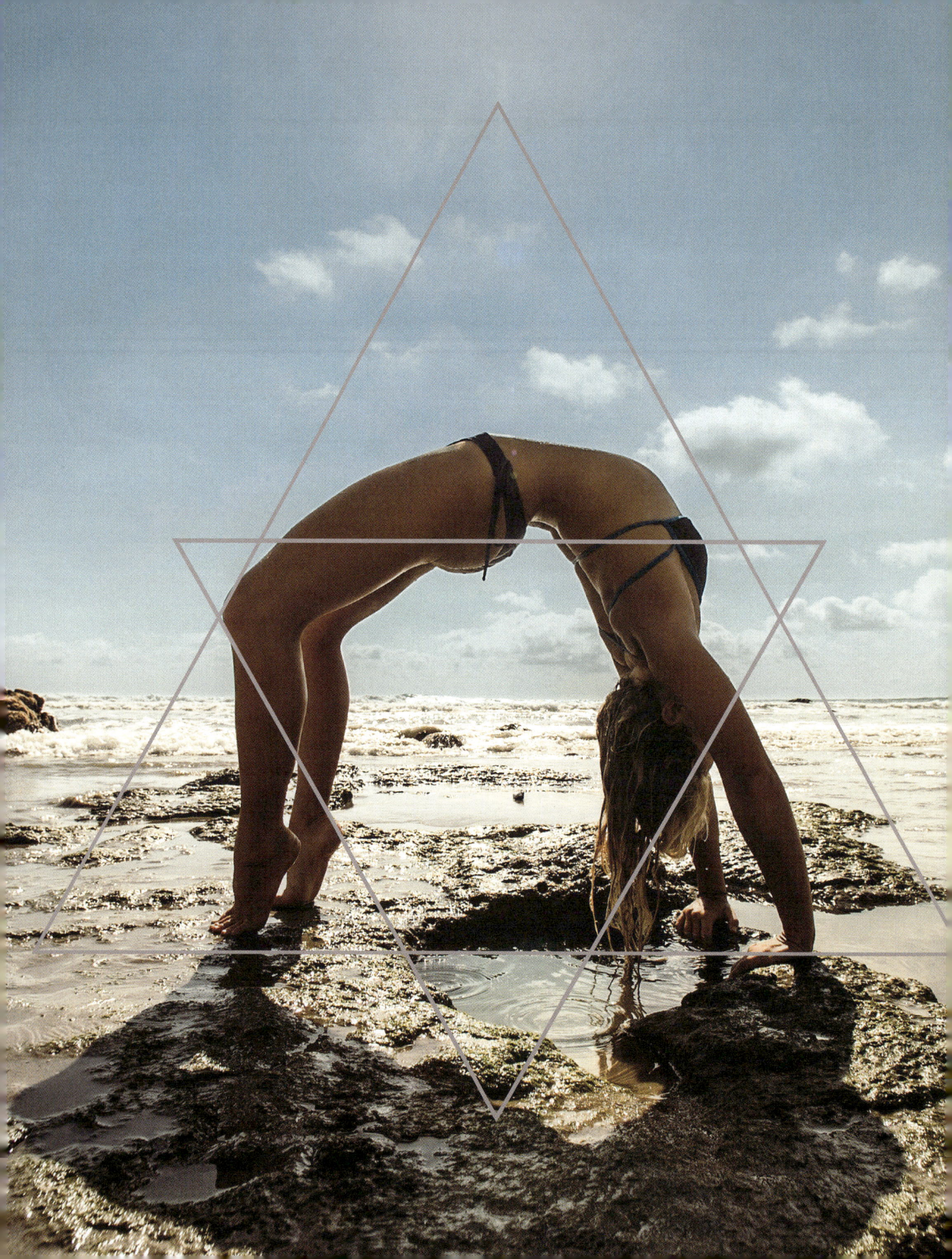

DAS ERBLÜHEN DES HERZ-LOTOS

ANAND MEHROTRA

In der Stadt Brahmans, die der Körper ist, da befindet sich das Herz, und im Herzen ist ein kleiner Innenraum. Dieser Innenraum hat die Form eines Lotos, und darin wohnt das, nach dem man suchen muss, nach dem man forschen und das man verwirklichen muss. So groß wie das Universum außen, so groß ist auch das Universum im Lotos des Herzens. Dort drin sind Himmel und Erde, die Sonne, der Mond, alle Planeten und Gestirne. Was im Makrokosmos ist, ist auch im Mikrokosmos. Auch wenn das Alter den Körper heimsucht, wird der Lotos des Herzens nicht alt. Beim Tod des Körpers stirbt er nicht. Das wahre Selbst, das darin wohnt, ist unberührt von jeder Tat, jeder Begebenheit, jeder Beurteilung. Es ruht dort in seiner eigenen Herrlichkeit.

Chandogya Upanishad, 7./6. Jahrhundert v. Chr.

Das Herzchakra, auch Lotos des Herzens oder Anahata-Chakra genannt, ist der Sitz des wahren Selbst, unserer intuitiven und spirituellen Intelligenz. Nur wenn wir uns mit ihm verbinden, können wir ein erwecktes Leben führen und das Leben mit all seiner Schönheit und Liebe erfahren. Wenn wir den Lotos aber nicht erblühen lassen, ziehen Angst und Furcht in unser Leben ein, in dem das Ego dominiert und das deshalb unerfüllt bleiben wird. Die vedischen und tantrischen Weisheitslehren nehmen immer wieder Bezug auf die fundamentalen Lehren des Lotos des Herzens.

Finde dein Herz

Die drei fundamentalen Lehren des Herz-Lotos

Damit der Lotos erblühen kann, müssen die drei folgenden Weisheitslehren des Herzens verstanden und befolgt werden. Verbinden Sie sich mit diesen Weisheiten und behalten Sie sie im Zentrum Ihres Bewusstseins. Meditieren Sie über sie und räumen Sie ihnen einen Platz in Ihrem Leben ein.

AHAM BRAHMASMI
Ich bin Ganzheit – das wahre Selbst erkennen

Wenn Sie sich selbst nicht richtig erkennen, hält das Ihr Herz vom Erblühen ab. Solange wir uns mit unserem kleinen, zeitgebundenen Selbst identifizieren, haben wir keinen vollständigen Zugang zum Herzzentrum, zum Herzchakra. Das ist die Quelle von Selbsthass. Solange wir uns nicht mit unserem wahren Selbst verbinden, werden wir uns immer unzulänglich fühlen und das Bedürfnis haben, etwas an uns zu verbessern. Für unsere Entwicklung ist es fundamental wichtig, dass wir in Kontakt treten mit unserem zeitlosen, höheren Selbst. Nur so erfahren wir, dass wir nicht unsere Geschichten sind und auch nicht die Geschichten anderer über uns. Diese Erfahrung im Yoga wird Vairagya genannt – Loslösung, Nichtanhaftung, Nichtidentifizierung. Ihr Leben wird zum Ausdruck Ihrer selbst, Sie müssen sich nicht mehr suchen. Eine tief greifender Wechsel von der Position der Wirkung zur Position der Ursache findet statt. Dieses Bewusstsein stärkt das Herzzentrum und ermöglicht das Erblühen des Lotos Ihres Herzens. Sie beginnen zu erkennen, dass Sie zwar in der Zeit existieren, aber der Ewigkeit angehören. Sie sind nie geboren worden und werden nie sterben. Diese Lehre ist keine Kopfgeburt, sondern vielmehr die tiefste Wahrheit dessen, wer wir sind. Entwickeln Sie deshalb in Ihrer Meditation, Ihrem Leben eine tägliche Praxis, in der Sie sich wirklich verbinden. Beschenken Sie sich damit, Ihr eigenes zeitloses Selbst zu erfahren.

1

Ich bin Ganzheit

Ich bin Liebe

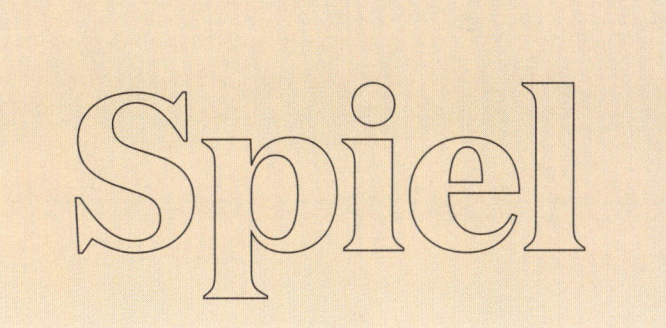

AHAM PREMA

Ich bin Liebe – Liebe zulassen

Das Herz kann nicht vollständig erblühen, während wir nach Liebe suchen. Liebe ist nichts, was wir außerhalb von uns finden. Die Liebe, die Sie außen suchen, ist ein bloßer Schatten der Liebe in Ihrem Herzzentrum. Statt nach Liebe zu suchen, müssen wir sie zulassen. Denn die Wahrheit ist, dass wir von Liebe kommen, durch Liebe existieren und zu Liebe zurückkehren. Wann und wo immer Sie dies lesen, halten Sie genau jetzt inne und erkennen Sie die unendliche Liebe, die Sie fortwährend hält und trägt, trotz all der Geschichten in Ihrem Kopf. In diesem Moment leben Sie und sind sich Ihrer selbst bewusst. Wenn das keine Liebe ist, was dann? Sobald Ihnen das klar wird, erwachen radikales Vertrauen und radikale Dankbarkeit in Ihnen. Durch das Erfahren dieser beiden Eigenschaften der Liebe entwickeln Sie ein starkes Rückgrat, was dem Herzen erlaubt, sich noch weiter zu öffnen. Bei Vertrauen geht es nicht darum, jemandem oder etwas zu vertrauen, sondern darum, die göttliche Liebe zu erkennen, die Sie bis zu diesem Moment getragen hat. Das Feld, in dem wir existieren, ist Liebe. Diese existenzielle Liebe stützt uns fortwährend, ohne eine Gegenleistung zu erwarten. Erst wenn wir mit diesem Bewusstsein leben, wird unsere primäre Lebenserfahrung existenzielle Liebe sein und nicht existenzielle Last. Erst dann löst sich unsere Bedürftigkeit auf, und unser Mitgefühl und unsere Ausstrahlung wachsen.

LILA

Vergänglichkeit erkennen – das Spiel begreifen

Wenn Sie mit dieser Lehre des Herzens Kontakt aufnehmen, werden Sie spontan loslassen können. Wir alle, die wir uns entschieden haben, in die vergängliche Ebene der Existenz einzutreten, erfahren in irgendeiner Weise Schmerz. Aber wenn wir mit dieser Lehre verbunden sind, wird der Schmerz nur noch unser Mitgefühl verstärken und sich nicht in Groll und Kummer verwandeln. Indem wir die Kurzlebigkeit der Dinge erkennen, ändern sich unsere Werte grundlegend, und wir werden vielleicht anderen Dingen als bisher Zeit und Aufmerksamkeit schenken. Alles, was unsere Aufmerksamkeit erhält, wird wachsen. Die Einladung dieser Lehre besteht darin, das Leben nicht mehr so ernst und persönlich zu nehmen, einen Sinn für das Spielerische im Leben zu entwickeln. Deshalb wird in der Yogatradition die Welt oft als Lila bezeichnet, als Spielfeld, als irdische Bühne. Wir haben nichts zu verlieren, können höchstens Erfahrungen machen. Während wir diese Einsicht intensivieren, sind wir von unschuldiger, spontaner Freude erfüllt und verschwenden unser Leben nicht mit dem Streben nach Sicherheit, sondern entscheiden uns stattdessen für die Freiheit.

Finde dein Herz

Eine Meditation

1

Setzen Sie sich in Ihrer Meditationshaltung hin. Wenn möglich, bedecken Sie sich mit einem Woll- oder Seidenschal. Konzentrieren Sie sich auf Ihr Herzzentrum und stellen Sie sich darin einen heiligen Lotos vor. Während Sie durch die Nase einatmen, sprechen Sie innerlich „Aham" (Ich bin). Beim Ausatmen sprechen Sie innerlich „Brahmasmi" (Ganzheit). Welche Gedanken auch immer in Ihnen aufsteigen, lassen Sie alles ins Herzzentrum hinein. Während Sie tiefer und tiefer in diesen Raum sinken, spüren Sie, wie die Zeit im Nichts aufgeht. Alle Geschichten, alle Masken, Ängste und Bedürfnisse lösen sich auf. Ganz spontan, ohne dass Sie sich anstrengen und Ihren Willen einschalten müssen. Führen Sie diese Übung mindestens elf Minuten lang durch.

2

Nehmen Sie wieder Ihre Meditationshaltung ein. Führen Sie die linke Hand zum Herzzentrum. Den rechten Arm beugen Sie und lassen die Handfläche nach oben zeigen. Schaukeln Sie jetzt mit dem Körper ganz sanft nach vorne und hinten. Die Lippen halten Sie leicht geöffnet. Atmen Sie durch den Mund ein und durch die Nase aus. Laden Sie das Gefühl tiefer Dankbarkeit in den Herzraum ein. Spüren Sie die tiefe Liebe der Existenz, die Sie auf dieser Reise bisher begleitet hat. Auch wenn Sie diese Liebe verleugnet und abgewiesen haben, war sie doch immer für Sie da. Hochsteigende Gedanken ersetzen Sie durch das Mantra „Aham Prema" (Ich bin Liebe). Führen Sie diese Übung mindestens sieben Minuten lang aus.

3

Legen Sie sich flach auf den Rücken und halten Sie den Körper ganz still. Konzentrieren Sie sich intensiv auf Ihren Herzraum und spüren Sie das Universum im heiligen Lotos des Herzzentrums. Fühlen Sie, wie der Lotos sich ausweitet und den ganzen Kosmos in sich vereint. Sehen Sie die Tiere, Pflanzen, Bäume, Berge, die Sonne, den Mond, die Planeten, die Sterne ... in Ihnen. Atmen Sie regelmäßig und so langsam wie möglich ein und aus. Erkennen Sie, wie Sie alles sind und alles in Ihnen ist.

Die Kontinuität der Praxis und der Achtsamkeit ist Befreiung.
Mögen Sie das Erblühen des Lotos in Ihrem Herzen erleben.

Aham Brahamasmi

Ich bin Ganzheit.

Aham Prema

Ich bin Liebe.

Finde dein Herz

100 % Herz

JANET STONE

Eine Asanapraxis, die dir zu der Stärke verhilft, dich verwundbar fühlen zu können.

Welle eins *Aufwärmen*

Rolle dich langsam hoch.

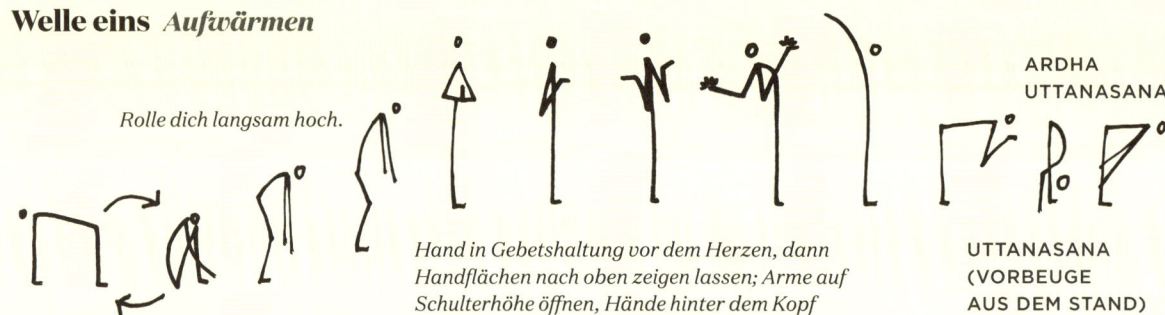

ARDHA UTTANASANA

Hand in Gebetshaltung vor dem Herzen, dann Handflächen nach oben zeigen lassen; Arme auf Schulterhöhe öffnen, Hände hinter dem Kopf zusammenführen, dann zum Kopfscheitel; vorbeugen.

UTTANASANA (VORBEUGE AUS DEM STAND)

Welle zwei *Anjaneyasana-Sequenz*

Arme bleiben gerade, schwingen nach vorne; Hände vor dem Brustkorb falten; erneut zu **ANJANEYASANA** *öffnen.*

ANJANEYASANA (HALBMOND)
Ausfallschritt; Arme sind an den Seiten.

Oberkörper nach vorne zum vorderen Bein, **ARDHA HANUMANASANA (AFFENHALTUNG).**

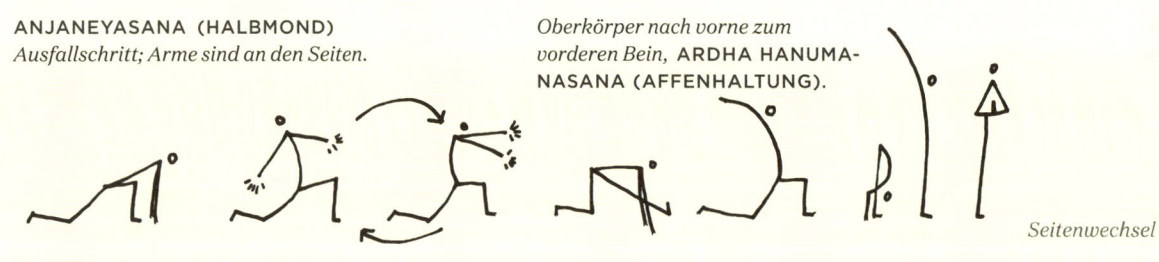

Seitenwechsel

Welle drei *Herz-Vinyasa*

UTKATASANA

Gehe in die **BRETTPOSITION**, *Knie, Brust und Kinn nach unten.*

BHUJANGASANA (KOBRA)
nach vorne, links und rechts.

KAMELBABY

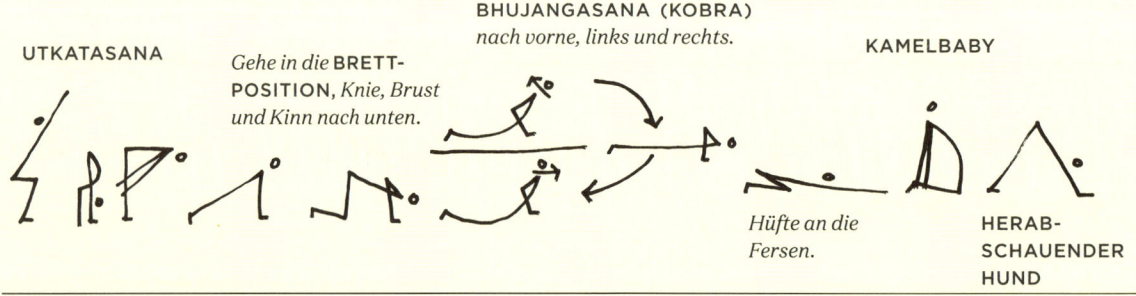

Hüfte an die Fersen.

HERABSCHAUENDER HUND

Welle vier *Anahatasana*

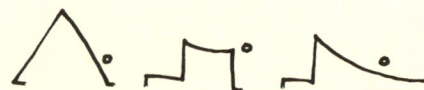

Playlist für das Herz

Ausgewählt von Kelly Casey

Ag Penthouse — *Triola*

Bowspirit — *Balmorhea*

Flying — *Garth Stevenson*

Light — *Dr. Toast*

X-33 — *Lights Out Asia*

Rapture at Sea — *Eastern Sun*

Shanti (Peace Out) — *MC Yogi*

Welle fünf *Baum-Sequenz*

UTTHITA HASTA PADANGUSTHASANA

VRIKSASANA Arme weit öffnen, Herzöffner.

Hände aufs Kreuzbein, Brustkorb öffnen, Ausfallschritt vorwärts, hinteres Knie an die Brust.

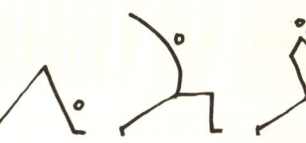
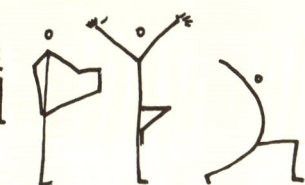

AUSFALLSCHRITT MIT HOCHGESTRECKTEN ARMEN

Herz-Vinyasa zur anderen Seite

Welle sechs *Herzöffner im Stehen*

Mit den Händen zu den Füßen krabbeln.
BREITBEINIGES PRASARITA

Aufstehen. Stehender Herzöffner mit den Händen auf dem Kreuzbein oder weit zur Seite.

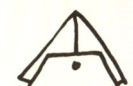
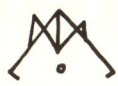
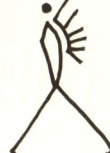
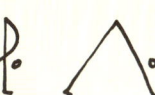

Welle sieben *Anjaneyasana, gedreht*

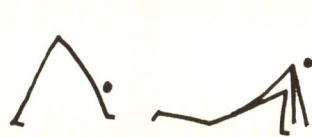

ANJANEYASANA Rechten Fuß nach vorne, Fuß im 45-Grad-Winkel auswärtsdrehen, Gewicht auf die Außenkante des Fußes verlagern.

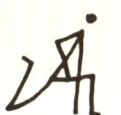

Rechte Hand auf die Innenseite des rechten Oberschenkels legen und diesen drehen.

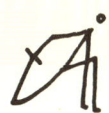

Hinteres Knie beugen, linken Fuß mit rechter Hand greifen.

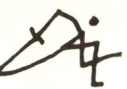

Auf linkem Ellbogen abstützen, aufdrehen, Kopf in Richtung Kreuzbein.

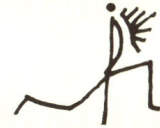

Zurück, dieses Mal mit Herzöffner; Hände auf dem hinteren Oberschenkel oder auf dem Boden.

Herz-Vinyasa zur anderen Seite.

Welle acht *Abschlusspositionen*

SUPTA MATSYENDRASANA
(DREHUNG IN RÜCKENLAGE)

MATSYASANA

SAVASANA

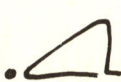
BRÜCKE

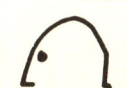
Optional **URDHVA DHANURASANA**

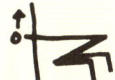
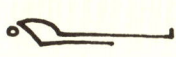

Finde dein Herz

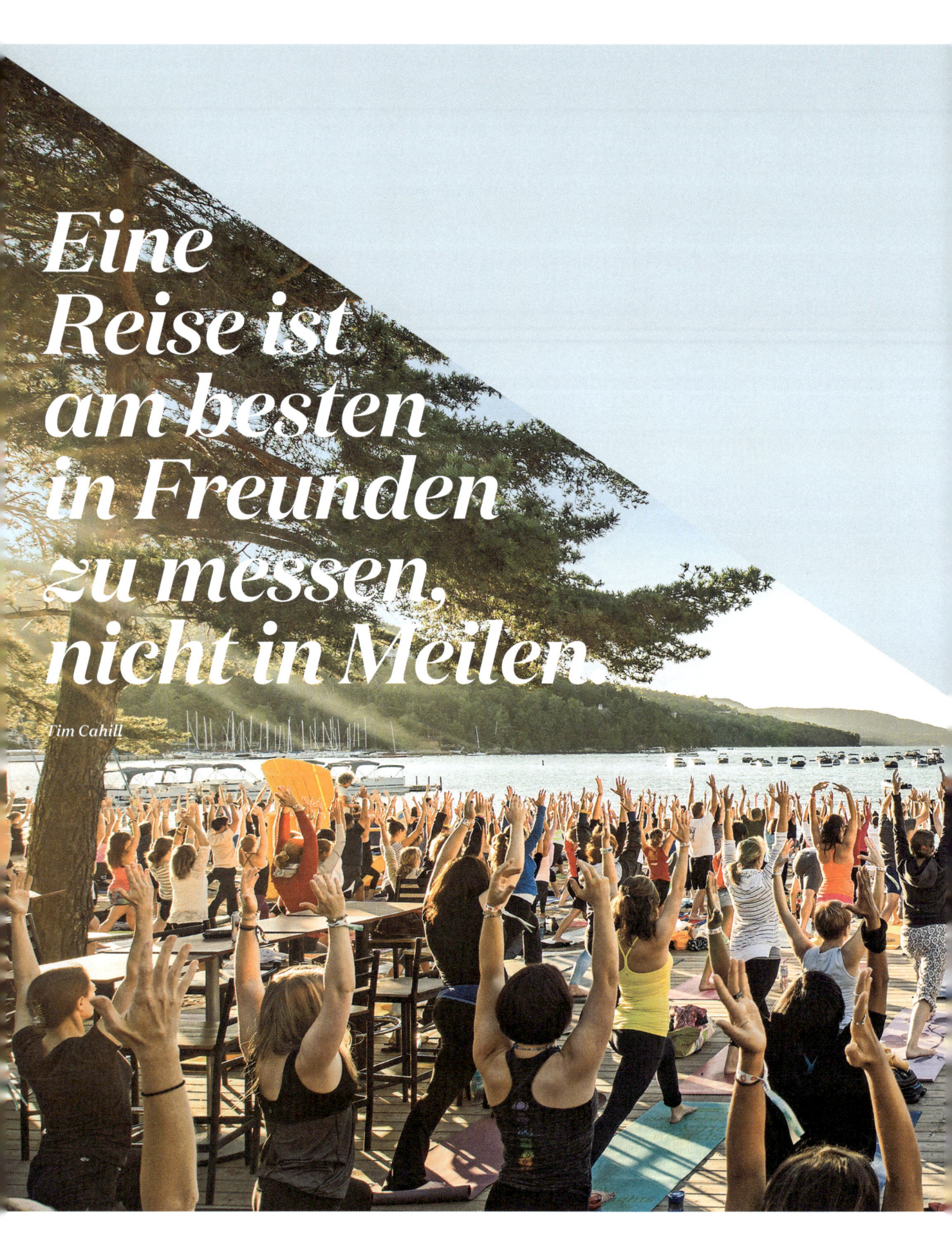

Eine Reise ist am besten in Freunden zu messen, nicht in Meilen

Tim Cahill

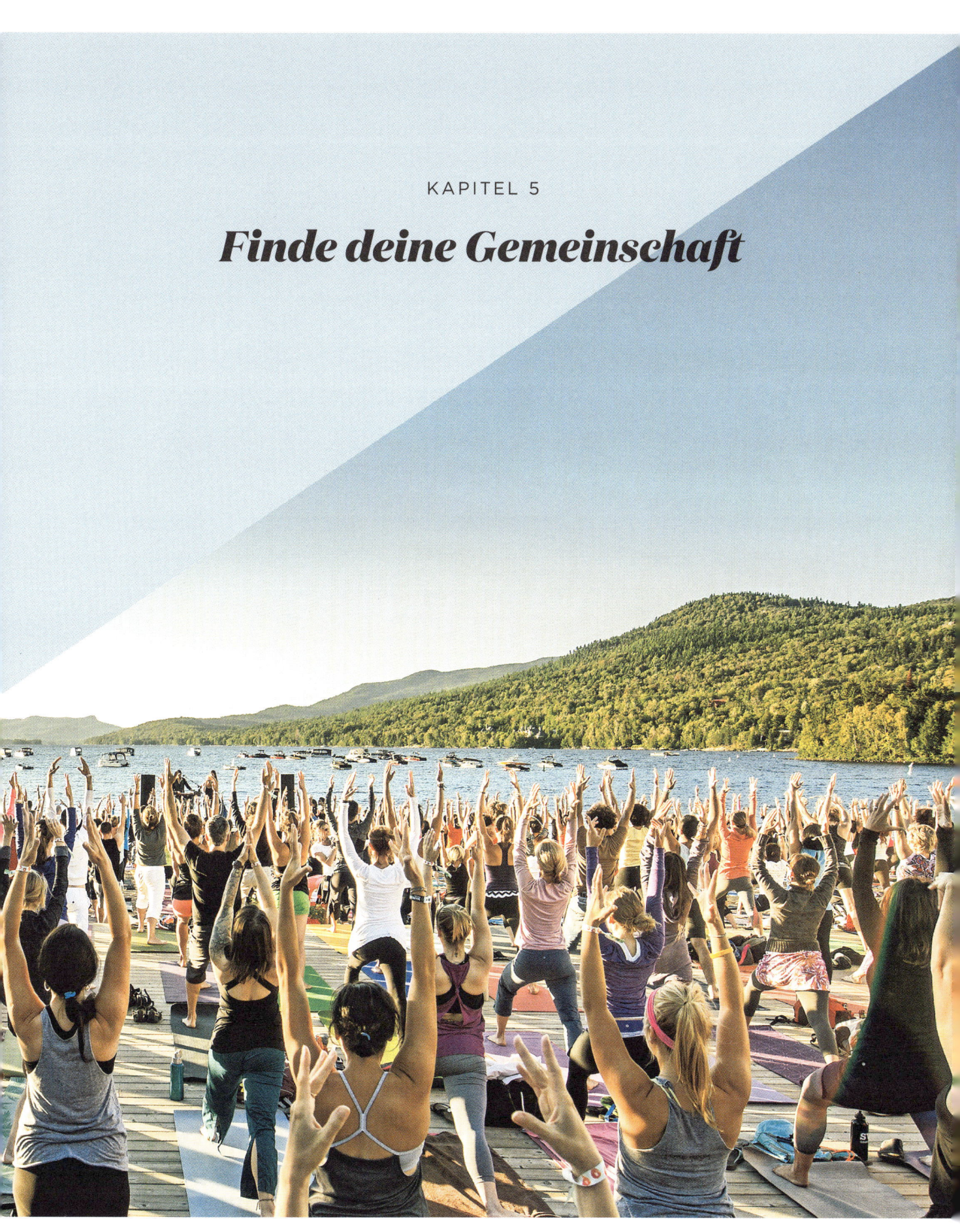

KAPITEL 5

Finde deine Gemeinschaft

GEMEINSCHAFT   JEFF KRASNO

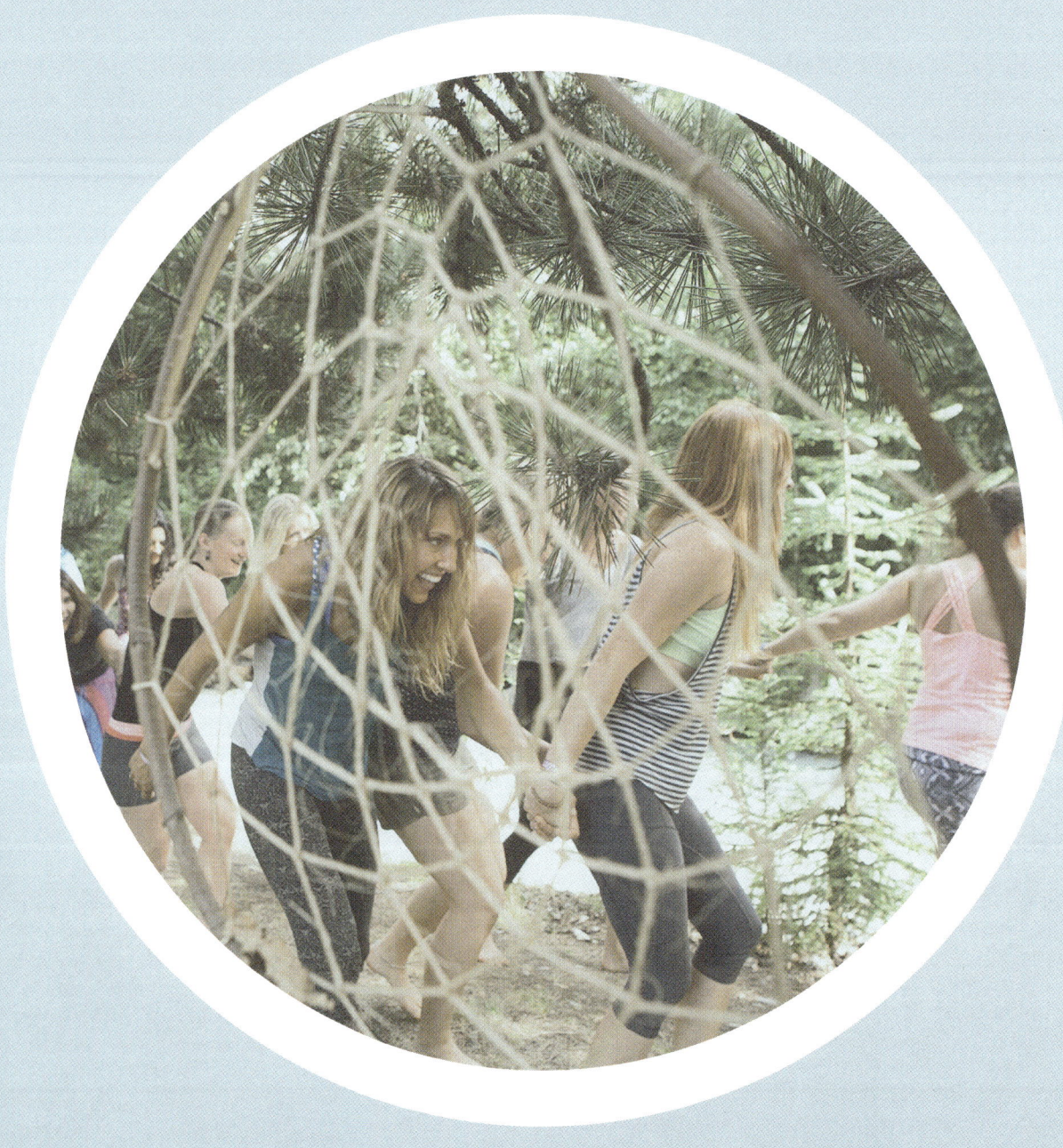

Es gibt vielerlei Gemeinschaften: buddhistische Sanghas, Lesezirkel, Vogelfreunde, Großstadtgärtner ... Eine Gemeinschaft ist eine Gruppe von Menschen mit gemeinsamen Überzeugungen und Normen. Im Yoga hört man oft das Sanskrit-Wort *Kula*, das sich mit „gewollte Gemeinschaft" übersetzen lässt. Die Grundlage jedes Kula ist das Gefühl, dass das Leben am besten ist, wenn man es mit anderen teilt.

Der Begriff Gemeinschaft ist im digitalen Zeitalter mit neuen Inhalten gefüllt worden. E-Mails, SMS und soziale Medien sind großartige Hilfsmittel fürs Organisieren. Aber unsere hypervernetzte Welt schafft trotzdem oft mehr Isolation als Verbundenheit. Mit einer wachsenden Zahl digitaler „Freunde" und „Follower" steigt unser Bedürfnis nach realer Interaktion. Dies ist einer der Gründe, warum Veranstaltungen wie Wanderlust, Burning Man und kulinarische Festivals immer mehr Teilnehmer haben. Die Menschen wenden sich vermehrt Gemeinschaften zu, in denen sie echte Erfahrungen machen können und wo ihnen für das Formulieren ihrer Gedanken und Gefühle mehr als 140 Zeichen zur Verfügung stehen.

Mit der Gründung des Wanderlust-Festivals wollten wir ein großes Gemeinschaftserlebnis bewussten Lebens schaffen. Die Veranstaltung sollte Yoga, Musik und andere Künste, persönliche Entwicklung, Biolebensmittel, Nachhaltigkeit und ethischen Konsum unter einem Zeltdach vereinen, um den Menschen zu zeigen, wie heilsam menschlicher Kontakt ist. Am Erfolg von Wanderlust freuen uns vor allem die dauerhaften Verbindungen, die dort geknüpft werden; Freundschaften und Liebesbeziehungen ebenso wie Geschäftsbeziehungen. Sogar das eine oder andere Baby wurde im Laufe der Jahre bei den Festivals gezeugt.

Musik, Essen, spirituelle Übungen, Sport und außerdem das, was die Yogawelt Seva nennt, uneigennützige Arbeit für andere, fördern die Gemeinschaft. Musik, ob als gemeinsames Singen am Lagerfeuer oder als Konzert, hat schon immer eine zentrale Rolle dabei gespielt, Menschen zusammenzubringen. Dies gilt auch für das Essen. Mahlzeiten bieten Freunden und Familien einen Anlass, zusammenzukommen. Der Esstisch ist Treffpunkt für politische Diskussionen ebenso wie romantische Begegnungen und andere altmodische analoge Unterhaltungen. Im größeren Rahmen treffen sich Menschen auf Bauernmärkten und Food-Festivals, um miteinander gutes Essen zu genießen.

Yoga, das sich einst vor allem in der Vertrautheit zwischen Lehrer und Schüler abspielte, wird ebenfalls zunehmend gemeinschaftlich gelebt und nicht mehr nur in den eigenen vier Wänden. Ähnlich wie Kirchen sind Yogastudios Gemeinschaftszentren, in denen sich Menschen treffen, die Werte teilen. Und wie in Kirchengemeinden werden auch in Yogastudios Aktionen organisiert, bei denen sich die Möglichkeit bietet, der Gesellschaft etwas zurückzugeben. Wenn Sie jemals in einer Suppenküche mitgearbeitet oder geholfen haben, einen Nachbarschaftsgarten anzulegen, kennen Sie das Gemeinschaftsgefühl von Menschen, die für eine gute Sache zusammenwirken.

Aber auch in einem Dōjō, einem Trainingsraum für japanische Kampfkünste, oder einer spirituellen oder kontemplativen Gruppe kann man Verbundenheit erfahren. Oder auch im Fußballverein. Zwar stellt Sport naturgemäß die Konkurrenz in den Vordergrund, aber sportliche Wettbewerbe bringen auch Menschen zusammen, in der Mannschaft und im Publikum. Frauen und Männer aller Nationalitäten sind verbunden durch Marathon- und Skiläufe, Tennis- und Fußballturniere, tausenderlei Wettkämpfe und Spiele.

In Harmonie zusammenleben, sich als Teil von etwas fühlen, das größer ist als man selbst, das ist kraftvoll und inspirierend – ob beim Essen, bei Musik, beim Yoga oder bei Seva. Ein Posting auf Facebook und viele „Gefällt mir"-Reaktionen können ein flüchtiges Gefühl der Verbundenheit bringen, aber zusammen ein großartiges Konzert zu erleben oder beim Sport zu schwitzen hat eine ganz andere Qualität.

Glück besteht zum Teil darin, die eigene wahre Kula zu erkennen, aufzubauen und zu pflegen. Wir alle sehnen uns nach Zugehörigkeit und Verbundenheit. Bei Marathonläufen gibt es oft einen Tempomacher, der anfangs an der Spitze läuft. Er gewinnt nur sehr selten das Rennen. Stattdessen tun sich die Topläufer des Feldes zusammen. Diese Sportart wird seit vielen Jahren von Läufern und Läuferinnen aus Kenia und Äthiopien beherrscht. Sie halten sich an das alte afrikanische Sprichwort „Wenn du schnell sein willst, laufe alleine. Wenn du weit kommen willst, laufe mit anderen".

Siehe zu diesem Kapitel Yoga-Tagebuch S. 18 f.
(www.irisiana-verlag.de/yogatagebuch)

Finde deine Gemeinschaft

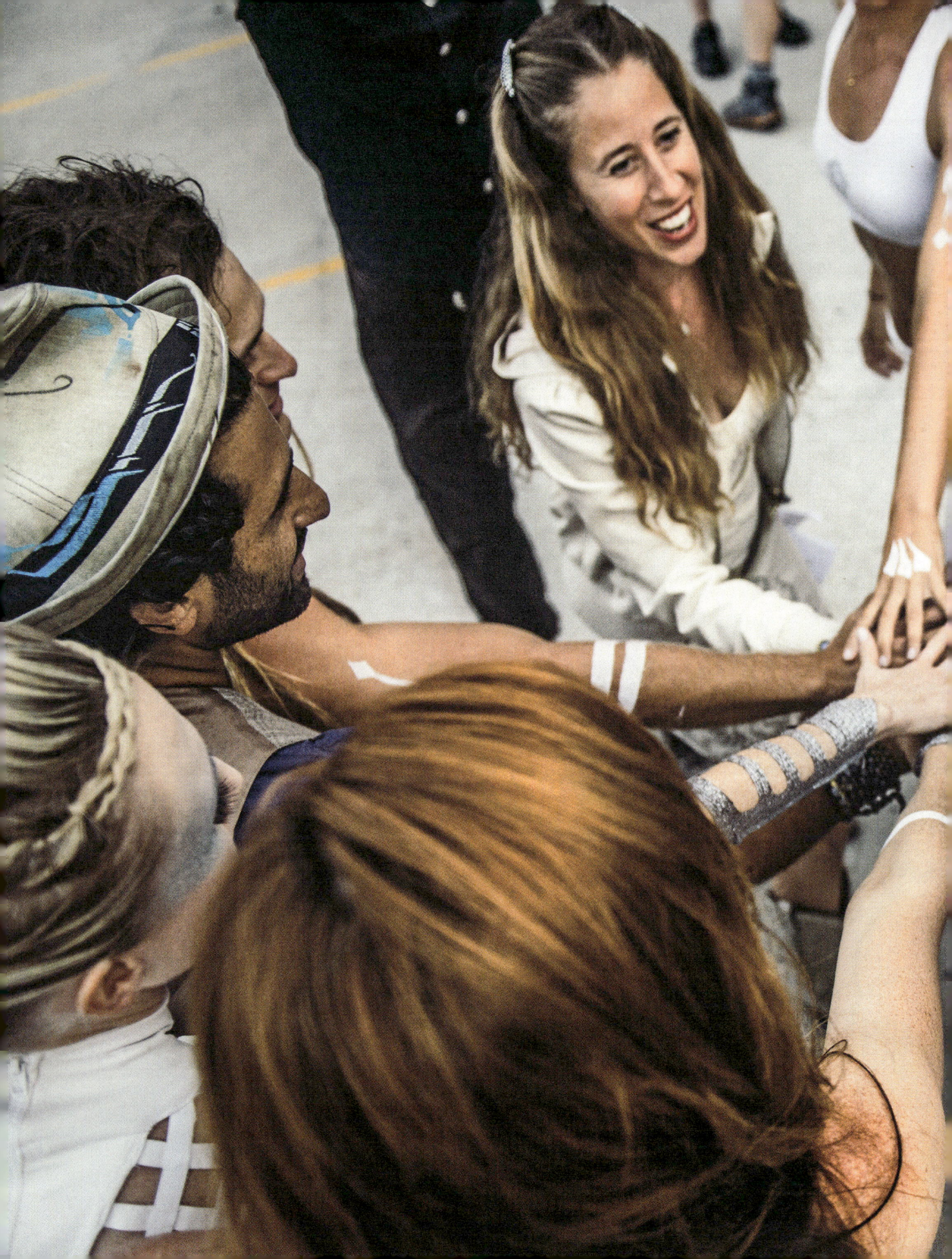

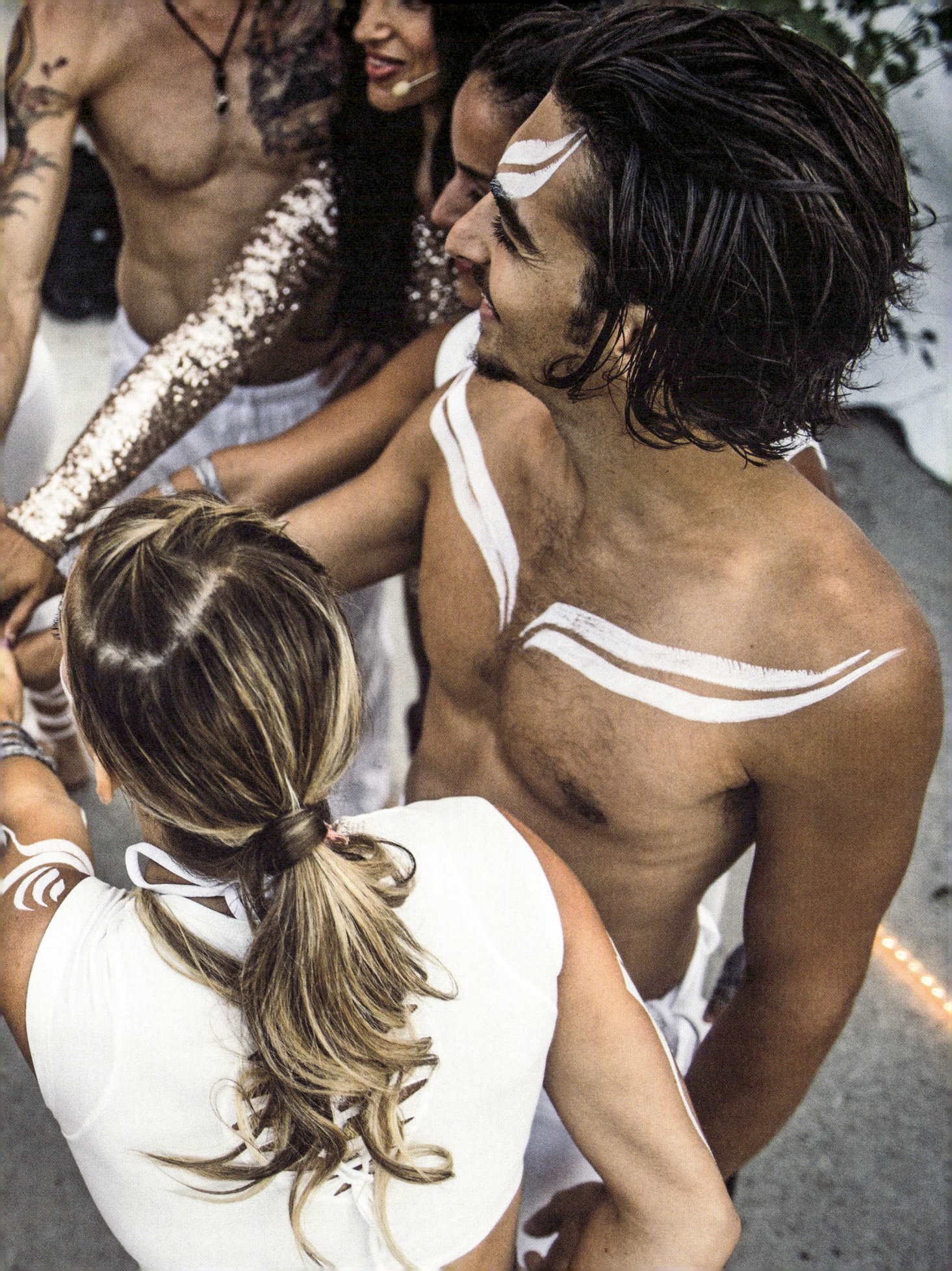

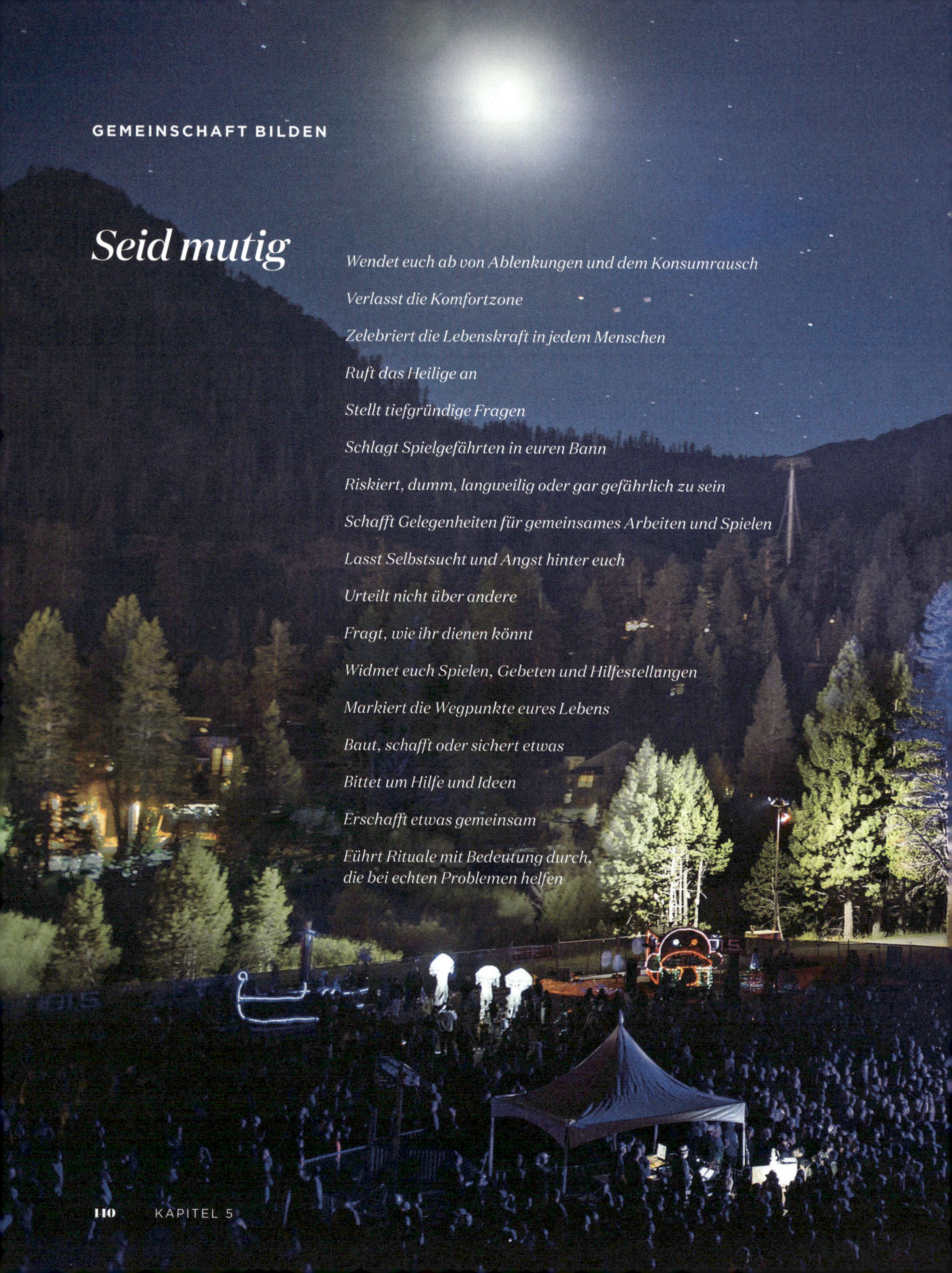

GEMEINSCHAFT BILDEN

Seid mutig

Wendet euch ab von Ablenkungen und dem Konsumrausch

Verlasst die Komfortzone

Zelebriert die Lebenskraft in jedem Menschen

Ruft das Heilige an

Stellt tiefgründige Fragen

Schlagt Spielgefährten in euren Bann

Riskiert, dumm, langweilig oder gar gefährlich zu sein

Schafft Gelegenheiten für gemeinsames Arbeiten und Spielen

Lasst Selbstsucht und Angst hinter euch

Urteilt nicht über andere

Fragt, wie ihr dienen könnt

Widmet euch Spielen, Gebeten und Hilfestellungen

Markiert die Wegpunkte eures Lebens

Baut, schafft oder sichert etwas

Bittet um Hilfe und Ideen

Erschafft etwas gemeinsam

Führt Rituale mit Bedeutung durch, die bei echten Problemen helfen

SUZANNE STERLING

*Seid Poeten,
vertraut eurer Stimme*

Fühlt den Rhythmus

Schickt den inneren Kritiker weg

Zelebriert die Vielfalt

Singt, tanzt, esst und spielt zusammen

Improvisiert

Sucht euch einen Versammlungsort

Stellt weitere Fragen

Hört die Antworten

Bringt in Ordnung, was ihr könnt

Tragt etwas zur größeren Vision bei

Kümmert euch um die Leidenden, tanzt vor Freude

Macht das Leben lebendiger

Erzählt eure eigenen Geschichten, sie sind besser als die im Fernsehen

Macht euch das wilde Mysterium zu eigen … **macht mit!**

Finde deine Gemeinschaft

AUS DEM HERZEN HERAUS HANDELN

Zu verantwortlichem Leben gehört gutnachbarliches Handeln. Man kippt den Müll nicht dem Nachbarn vor die Tür. Wir verschmutzen auch nicht sein Wasser und die Luft um sein Haus. Stattdessen wünschen wir ihm Glück, Gesundheit und Erfolg und tun nichts, was dem abträglich sein könnte. Wir denken uns nicht aus, wie wir ihn ruinieren und so selbst reicher werden können. Das sind so selbstverständliche Grundsätze, dass sie uns fast kindisch vorkommen. Doch werden diese Grundsätze gutnachbarlichen Umgangs oft verletzt. So belästigen zum Beispiel Höfe mit Intensivtierhaltung die nähere und weitere Umgebung mit ihren Geruchsemissionen. Ein fürsorglicher Landwirt würde Tiere nicht so halten, aus Rücksicht auf die Nachbarn und auf die Tiere.

Für die Massentierhaltung wird ins Feld geführt, dass damit billig viel Fleisch erzeugt werden kann. Aber preiswert ist das nur, wenn man die Kosten für die Belästigung der Nachbarn, die Wasserverschmutzung und die Umweltbelastung durch Krankheitserreger ignoriert.

Das chinesische Sprichwort „Wenn jeder vor seinem Haus kehren würde, wäre die Welt sauber" beschreibt gutnachbarliches Verhalten. Wenn wir aber nicht einmal mit dem Nachbarn in Frieden leben können, wie soll das dann zwischen den Nationen gehen? Wenn schon im Kleinen aus Geldgier auf die Nachbarn keine Rücksicht genommen wird, kann ein Nachbarland damit erst recht nicht rechnen.

Mit guter Nachbarschaft geht Offenheit einher, weil sie die Basis von Verantwortung ist. Geheimhaltung verschleiert Schikanen und Gemeinheiten aller Art. Das Leben in der Gemeinschaft erfordert Transparenz. Auf unserem Hof gilt das Prinzip der offenen Tür. Jeder kann jederzeit ohne Ankündigung hereinschneien und sich alles anschauen. Wir fordern nicht immer noch mehr Vorschriften für die Landwirtschaft, Nahrungsmittelproduzenten und Arbeitsplatzstandards, sondern ermutigen unsere Kunden und andere Interessierte, uns zu besuchen und sich ein Bild von unserer Arbeit zu machen. Das führt manchmal zu unberechtigter Kritik von Laien, die manches falsch einordnen, aber was wäre die Alternative? „Zutritt verboten"-Schilder aufstellen?

Vor einer Farm in Australien sah ich einmal ein wunderbares Schild. Zuerst dachte man, da steht „Zutritt verboten", aber bei näherem Hinsehen las ich „Zutritt erbeten". Das ist gemeinschaftsorientierte, nachbarschaftliche Art von Landwirtschaft. Ein Willkommensschild statt Abwehrmaßnahmen. Parkschilder statt Stacheldraht. Michael Pollan schrieb in seinem Bestseller *Das Omnivoren-Dilemma. Wie sich die Industrie der Lebensmittel bemächtigte und warum Essen so kompliziert wurde,* dass, wenn alle Massentierhaltungsbetriebe Glaswände hätten, sie sehr schnell dichtmachen müssten. Bestimmt hat er recht.

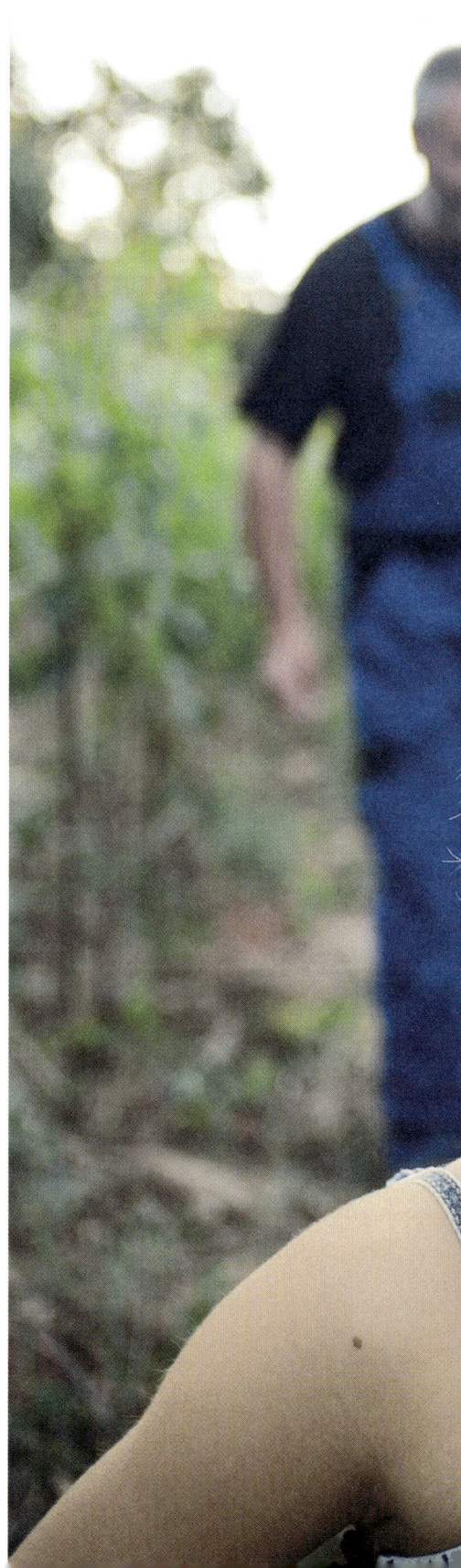

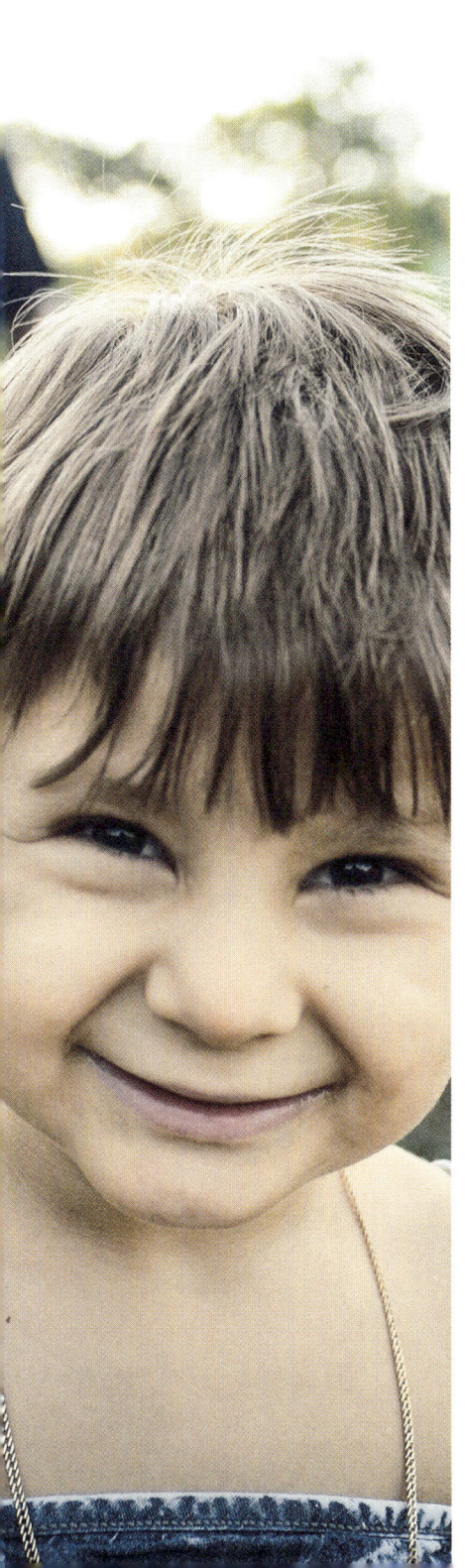

JOEL SALATIN

Die schiere Größe der Industrieanlagen, ob in der Landwirtschaft oder verarbeitenden Betrieben, geht oft weit über das hinaus, was die Gemeinschaft vertragen kann. Bevor es Motorfahrzeuge und billigen Treibstoff gab, konnte kein Betrieb so große Mengen Pflanzen und Tiere erzeugen und halten, denn Ochsen- und Pferdewagen konnten nur kleine Mengen über kurze Distanzen transportieren. Die Mechanisierung befreite erstmals in der Geschichte die Produktion vom ökologischen, sozialen und wirtschaftlichen Rahmen der Gemeinschaft. Die entfesselte neue Wirtschaft sprengte schnell die Belastungsgrenzen.

Mit den neuen Größenordnungen hielt die Geheimhaltung Einzug. Plötzlich gab es Zäune, Patente und außerdem Sondergenehmigungen und Subventionen von den Behörden. Das Ergebnis dieser Entwicklung sind Strukturen, in denen Trennung statt Integration herrscht. Den Schuster, der über seinem Laden wohnt, gibt es nicht mehr. Heute lebt er in einem Wohnviertel und fährt jeden Tag ins Geschäftsviertel der Stadt. Es gibt keine Hühner im Hinterhof mehr, die mit den Küchenabfällen gefüttert werden. Stattdessen wandern die Abfälle in die Biotonne, und die Eier kommen von irgendeinem Betrieb in einer weit entfernten Region. Die Intensivhaltung und ihre Abfallentsorgung verbreiten stinkende Luftschadstoffe, belasten die Umwelt und die Menschen. Von Dezentralisierung und Verflechtung hingegen profitiert jede Gemeinschaft.

Das Thema Gemeinschaft kann nicht ohne das Thema Ressourcen behandelt werden. Gemeinsame Verantwortung verlangt, dass wir Ressourcen wie Luft, Boden und Wasser respektieren. Wer als Landwirt die Wasservorräte der Umgebung aufbraucht, Erosion verursacht oder giftige Schadstoffe in die Luft bläst, vergeht sich an der Gemeinschaft.

Die Zivilisation hat nur zu oft zu ökologischem Raubbau geführt. Dabei müsste das gar nicht sein. Die Gaben des Menschen machen ihn zu einem effizienten Umweltzerstörer, befähigen ihn aber auch, Schäden zu beheben. Nicht Mangel an Geschick und Intelligenz ist das Problem, sondern die Mentalität. Wollen wir die Natur erobern oder schützen, sie ausbeuten oder pflegen? Gemeinschaften aufbauen oder zerstören?

Dies sind keine akademischen Spitzfindigkeiten. Wir leben auf einem Planeten, der dafür geschaffen ist, im Überfluss zu geben und nach Verletzungen zu heilen. Die Erde ist kein Ort von Knappheit und Mangel. Es wäre genug für alle da. Wir können verantwortungsvoll in einer Gemeinschaft leben, die die Erde als Ganzes ehrt. Indem wir auf unsere Nachbarn Rücksicht nehmen, setzen wir den Rahmen dafür, wie wir Menschen behandeln, die weit entfernt leben.

Finde deine Gemeinschaft

SEVA = UNEIGENNÜTZIGE ARBEIT

Ich bin der Meinung, dass mein Leben der ganzen menschlichen Gemeinde gehört. Solange ich lebe, wird es mein Privileg sein, alles, was in meiner Macht steht, dafür zu tun. Wenn ich einmal sterbe, dann möchte ich gründlich aufgebraucht sein. Je härter ich arbeite, desto mehr lebe ich. Ich liebe das Leben um seiner selbst willen. Das Leben ist für mich keine kurze Kerze, sondern vielmehr eine leuchtende Fackel, und ich bin mit der Aufgabe betraut, sie für die jeweilige Zeit zu tragen und dafür zu sorgen, dass sie so hell lodert, wie es nur irgend geht, bevor ich sie an künftige Generationen weitergebe.

George Bernard Shaw

Seva ist der Inbegriff des uneigennützigen Dienens. Wir geben, um zu geben, aus keinem anderen Grund. Bilder dafür sind eine offene Hand, ein ausgestreckter Arm, ein helfendes Herz. Wenn Sie Seva praktizieren, sind Sie anderen Menschen zu Diensten und helfen der Gemeinschaft. Sehen Sie sich um, wo Ihre Dienste gefragt sein könnten. Schauen Sie auch nach innen, welche Erfahrungen und Talente Sie einbringen können. Gerade alte Wunden und durchgestandene Lebenskrisen können Ihnen im Dienst an anderen von Nutzen sein, denn wenn wir selbst verletzt worden sind, haben wir mehr Verständnis und Offenheit für die Nöte anderer. Nutzen Sie Ihre Lebensenergie und erleichtern Sie anderen das Leben.

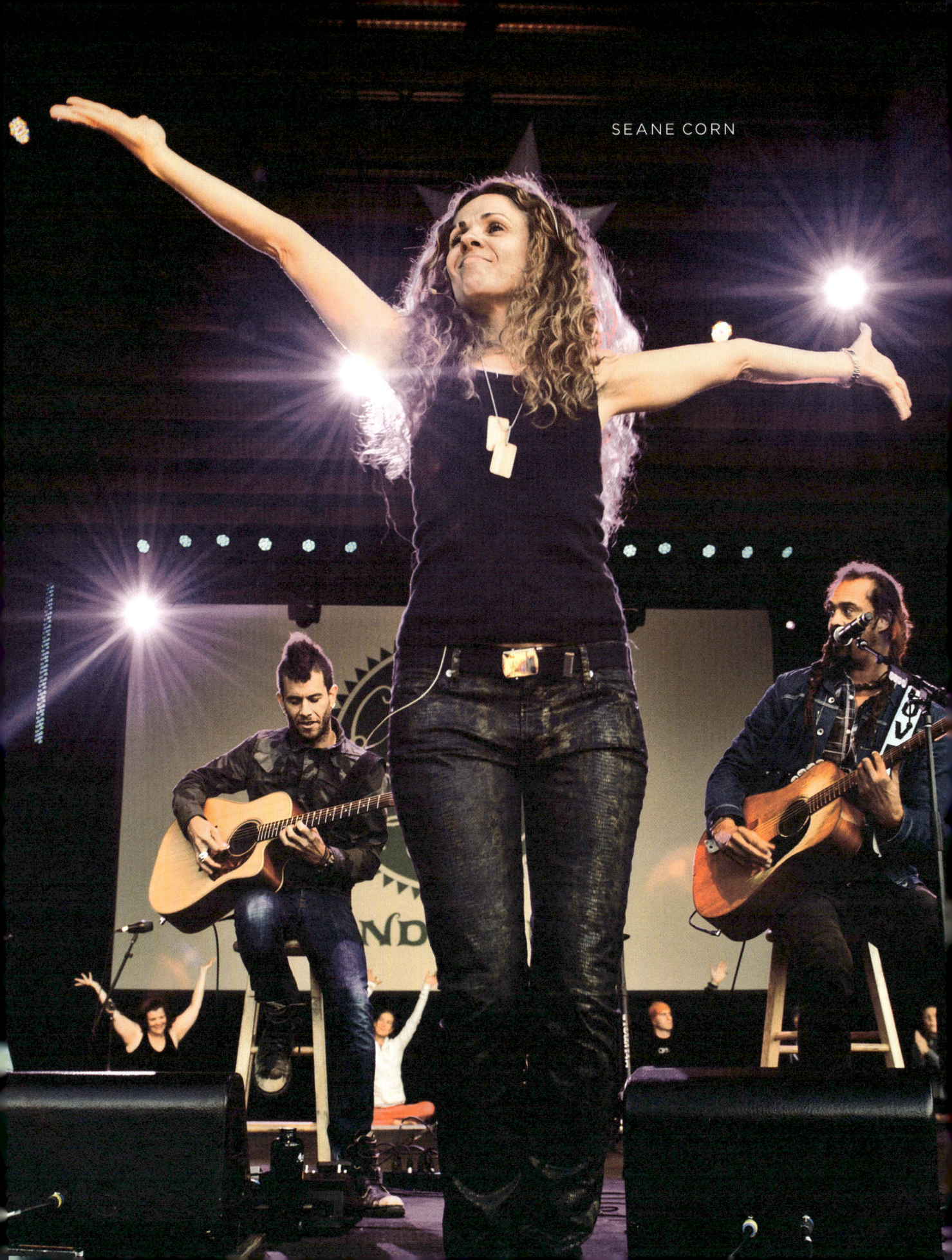
SEANE CORN

Anleitung zum Dienen

Nützlich zu sein, Zeit und Energie für Gesundheit, Glück und Wohlergehen eines Mitmenschen einzusetzen oder in einer Krise zu helfen – ermöglicht uns, in Verbindung und Beziehung zu treten. Wir tragen zu emotionalen und praktischen Veränderungen zum Besten anderer bei, um ihnen den Rücken zu stärken und ihnen vielleicht sogar zu helfen, zu überleben. Oft verändern wir uns im Laufe solcher Prozesse selbst.

DIENEN SIE, ...

1. weil Sie mehr von der Welt kennen möchten als Ihre eigene Kultur, Privilegien und Glaubenssysteme;

2. weil Sie wissen, dass alles im Universum voneinander abhängt und zusammenwirkt. Den Menschen ist es in die Wiege gelegt, sich entsprechend zu verhalten, aber Angst, Ignoranz, Apathie und Anspruchsdenken halten uns oft davon ab. Dienen macht es möglich, mit anderen in eine Beziehung zu treten, und erhöht unsere Fähigkeit, uns mit den Menschen, dem Planeten und dem göttlichen Geist zu verbinden;

3. weil Sie in Ihrer derzeitigen Lebensphase über die Zeit, den Raum, das Geld dafür oder die Gelegenheit dazu verfügen;

4. weil Sie in Ihrer derzeitigen Lebensphase keine Zeit, keinen Freiraum, kein Geld dafür oder keine Gelegenheit dazu haben;

5. weil Dienen eine Erweiterung Ihrer Liebe ist. Dienen Sie für Ihre eigene Lebenserfahrung. Weil auch Ihnen schon einmal jemand gedient hat. Weil Sie Gleichgewicht in Ihrem Leben schaffen wollen. Weil Dienen das Bewusstsein verändert. Weil Sie das Leben außerhalb Ihrer Komfortzone verstehen sollten. Weil Sie dankbar sind. Weil Sie die Erfahrung eines Mitmenschen mit Empathie miterleben können, basierend auf gemeinsamem Verständnis oder gemeinsamen Erfahrungen, selbst wenn Sie sich in Geschlecht, Ethnie, sexueller Orientierung, wirtschaftlichen Verhältnissen oder politischen Ansichten unterscheiden. Weil Dienen Veränderungen einleiten kann, innen und außen. Dienen Sie, weil Sie müssen. Dienen Sie, weil Sie können.

Es gibt viele Möglichkeiten, zu dienen und zu helfen. Allerdings kann es passieren, dass man trotz bester Absichten jemanden verletzt oder vorhandenen Schaden noch verschlimmert. Versuchen Sie nie mit der Absicht zu dienen, etwas in Ordnung zu bringen. Wir sollten uns auf unsere eigenen offenen Wunden konzentrieren und darauf achten, dass die Entscheidung, jemandem zu helfen oder zu dienen, nicht den Zweck hat, das eigene, abgelehnte Selbst zu leugnen oder zu vermeiden. Wenn Sie dienen möchten, beherzigen Sie also Folgendes:

1. Arbeiten Sie immer an sich selbst. Machen Sie dies zur Priorität Ihres Lebens. Seien Sie offen für Neues zu Fragen wie Rassismus und Sexismus, Vorurteile gegen Behinderte, Unterdrückung, Macht und Privilegien, kulturelle Unterschiede und vieles mehr. Lernen Sie sich kennen und nehmen Sie auf eine Art am Leben teil, die sicher für Sie und hilfreich für andere ist. Das gilt besonders, wenn die Umgebung, in der Sie dienen, ein Auslöser für Ihre ungeheilten Traumata ist.

2. Melden Sie sich bei Ihrer Gemeinde und fragen Sie, ob für irgendein Angebot Freiwillige gesucht werden. Geben Sie Ihre Fähigkeiten und Interessengebiete an.

3. Überlegen Sie sich, an welchem Punkt in Ihrem Leben Sie gerade stehen und was in Ihrem Leben tragfähig ist. Es hat keinen Sinn, sich zu sehr in Ehrenämtern zu engagieren und dabei völlig zu verausgaben. Pflichtbewusstsein und Beständigkeit stehen bei den Hilfsorganisationen hoch im Kurs, vor allem wenn sie für Kinder arbeiten. Schätzen Sie sich selbst richtig ein und machen Sie keine Versprechungen, die Sie nicht halten können.

4. Rufen Sie einmal die Website Ihrer Gemeinde auf. Dort finden Sie oft Organisationen aufgeführt, die Ehrenamtliche suchen. Das kann etwa ein Heim, eine Volkshochschule oder eine Bibliothek sein. Auch religiöse oder spirituelle Institutionen sind auf Helfer angewiesen. Vielleicht finden Sie auf diesem Weg eine Gelegenheit, Ihre Interessen und Talente zu entfalten.

5. Gehen Sie online. Es gibt weltweit zahllose Organisationen, die unserem Planeten auf vielerlei Weise dienen. Überlegen Sie sich, welches Thema Ihnen am meisten am Herzen liegt. Vielleicht ist es Tierschutz, soziale Gerechtigkeit, häusliche Gewalt, HIV/Aids, Umweltschutz, die Schwulenbewegung oder was auch immer. Was spricht Sie am meisten an? Nehmen Sie Kontakt mit einer passenden Organisation auf, am besten bei einer Stelle in Ihrer Nähe. Werden Sie aktiv, informieren Sie sich und wägen Sie ab, wie viel Zeit und welche Fähigkeiten Sie einbringen können. Denken Sie daran, dass auch beim Dienen alles seine Zeit hat. Es wäre zum Beispiel falsch, Kindern in der Dritten Welt zu helfen und seine eigenen zu vernachlässigen. Vielleicht besteht Ihre Aufgabe gerade in einer bewussten Elternschaft.

Wie auch immer die konkrete Aufgabe aussieht, wichtig beim Dienen sind Liebe und Mitgefühl. Wenn wir mit Liebe und Mitgefühl bei der Sache sind, werden Frieden, Glück und Wohlwollen für alle nicht nur möglich sein, sondern zwangsläufig folgen.

Finde deine Gemeinschaft

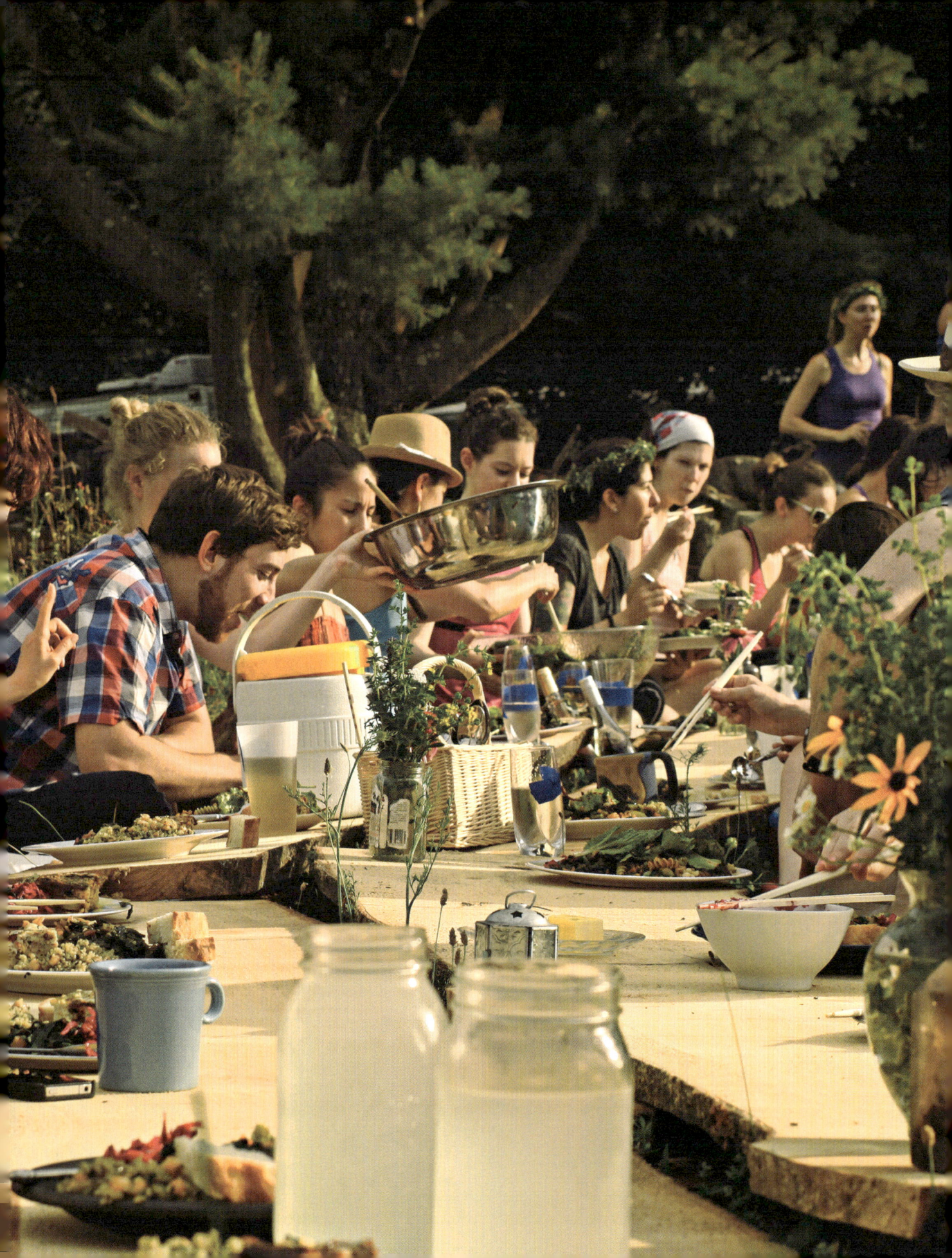

FESTESSEN: „FARM TO YOGA" ABBY PALOMA

Kurz nachdem ich auf der Growing Heart Farm eingezogen war, kam mir eine Geschichte des Mönchs Thích Nhất Hạnh in den Sinn.

Als ein Schüler eine weise Frau fragte, was sie in einem Stück Papier sah, antwortete diese: „Ich sehe die Wolken."

Der Schüler fragte weiter: „Wie kannst du denn in diesem Papier die Wolken sehen?"

Darauf erwiderte die weise Frau: „Ich kenne die Person, die dieses Papier angefertigt hat, und auch ihre Familie. Ich kenne den Baum, von dem das Papier stammt. Ich sehe die Sonne, die die Blätter des Baums mit Licht bestrahlt hat, und die reichhaltige Erde, die die Wurzeln genährt hat. Ich sehe das Wasser aus den Wolken, mit dem der Baum begossen wurde. Und deshalb sehe ich in diesem Stück Papier Wolken."

Die Erde ist eine Erweiterung unserer Körper. Die Gesundheit unserer Böden ist die Gesundheit unseres Bluts. Das Wohlergehen unserer Luft ist das Wohlergehen unseres Atems. Die Schwingung des Einzelnen ist die Schwingung der Gemeinschaft.

Unser Ernährungssystem steckt in der Krise. Immer mehr Lebensmittel werden aus fernen Ländern importiert. Amerikanische und europäische Bauern erlösen für ihre Ernten immer weniger Geld. Wasser, Böden und das gesamte Ökosystem werden durch Kunstdünger und Pestizide geschädigt. Aber wir haben die Lösung des Problems selbst in der Hand. Das Radikalste, was Sie heute tun können, ist, Ihre Nahrung selbst anzubauen oder zumindest von der Person zu kaufen, die sie anbaut, und „glückliches" Essen mit Ihrer Gemeinschaft zu teilen.

Eine meiner ersten Farmbesichtigungen organisierte ich für Freunde, darunter einige Yogis. Die Gruppe hörte meinen Geschichten über die essbaren Pflanzen fasziniert zu, und hin und wieder gab es auch etwas zu lachen. Ich erinnere mich noch genau an den Augenblick, als ich eine Karotte aus dem Boden zog. Zuerst setzte andächtige Stille ein, dann Jubel. So wie die weise Frau Wolken im Papier sah, konnte ich in den Gesichtern meiner Freunde sehen, wie ihnen plötzlich etwas klar wurde. Natürlich hatten sie es schon immer gewusst, aber irgendwie war es ihnen nicht mehr präsent gewesen: Das Essen kommt aus der Erde! Das erinnerte uns alle daran, dass wir, als Menschen und Nachbarn, Nahrungsmittel anbauen können. Ob auf einer Fensterbank, in einem Vorgarten oder auf einem Bauernhof. Wir haben es in der Hand.

Finde deine Gemeinschaft

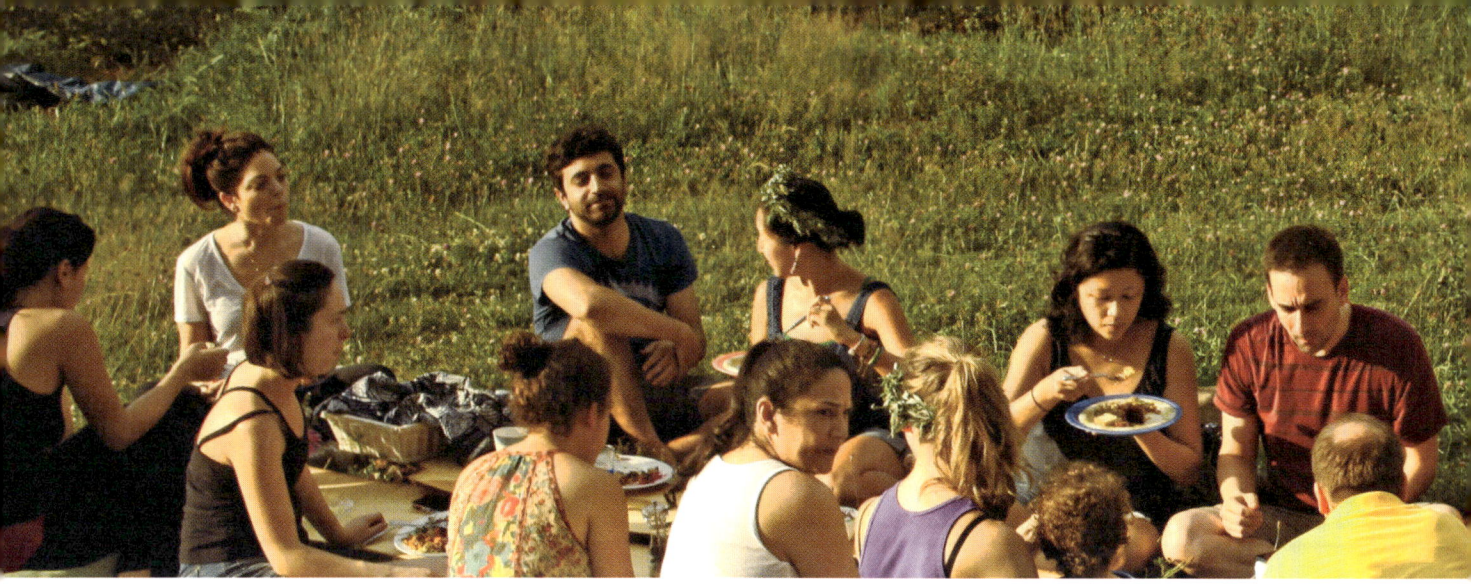

SOLIDARISCHE LANDWIRTSCHAFT

Immer mehr junge Leute zieht es aufs Land. Sie wollen wieder Nahrungsmittel anbauen, wie es noch für ihre Großeltern ganz normal war. Viele von diesen „Jungbauern" schließen sich einer Gemeinschaft nach dem Modell der Community Supported Agriculture (CSA) an. Die Mitglieder geben dem Landwirt eine Abnahmegarantie für die Saison und tragen zur Deckung der Kosten des Betriebs bei. Diese Risikoteilung berechnet den Willen von Mutter Natur ein, die oft großzügig schenkt, aber manchmal verheerend wirken kann.

In der Erntesaison erhalten die CSA-Mitglieder jede Woche eine Kiste frisches Obst und Gemüse. Von der Ernte der Produkte bis zur Ankunft in der Küche ist es ein Katzensprung. Bei vielen CSAs können die Mitglieder bei der Arbeit auf dem Hof mithelfen. Dies ist einerseits eine willkommene Unterstützung für den Farmer und andererseits eine Möglichkeit für die Teilnehmer, sich selbst mit der Erde zu verbinden.

Das CSA-Modell gibt dem Farmer Sicherheit, während die Verbraucher von hochwertigen regionalen Nahrungsmitteln profitieren. Erfolgreiche Betriebe erzielen eine dreifache Rendite und sorgen für eine Win-win-win-Situation: Ein Gewinn für den Betrieb ist auch einer für den Kunden und für die Gesellschaft. Wir sehen die Wolken in unserem Papier, wir sehen auf den Tellern das Wohlergehen der Bauern und die Gesundheit der Ökosysteme. Bei CSA-Betrieben wird ethisches Verhalten großgeschrieben. Es wird nicht mehr von Mutter Erde genommen, als sie bietet, und es wird nicht aus den Verlusten anderer Kapital geschlagen. Bei der CSA gilt auf jedem Stück des Wegs vom Samen bis auf den Teller Achtung für das Land und die dort lebenden Menschen.

Was hat all das mit den Yogis zu tun? Als starke Gemeinschaft wissen wir, wie man zusammenfindet. Wir praktizieren gemeinsam in Studios. Wir verfügen über Organisationsmittel: Struktur, Infrastruktur und Flexibilität. Deshalb sind wir perfekte Partner für unsere Bauern. Die Win-win-win-Möglichkeiten sind endlos: Warum sollte man nicht zum Beispiel seine Biokiste beim Yogastudio abholen können?

Viele meiner Yogaschüler und Yogalehrer-Kollegen sind Mitglieder bei der CSA-Farm Growing Heart. Sie tauschen Rezepte aus und teilen die Begeisterung über den Inhalt ihrer Biokisten. Sich von derselben Erde zu ernähren verbindet Menschen auf zellularer Ebene. Die Gemeinschaften bewegen sich aufeinander zu.

Unsere CSA-Mitglieder leben von Grünkohl, Tomaten und all dem anderen, was in ihrer Region angebaut wird. Um chemisch behandelte Lebensmittel aus dem Supermarkt machen sie einen großen Bogen.

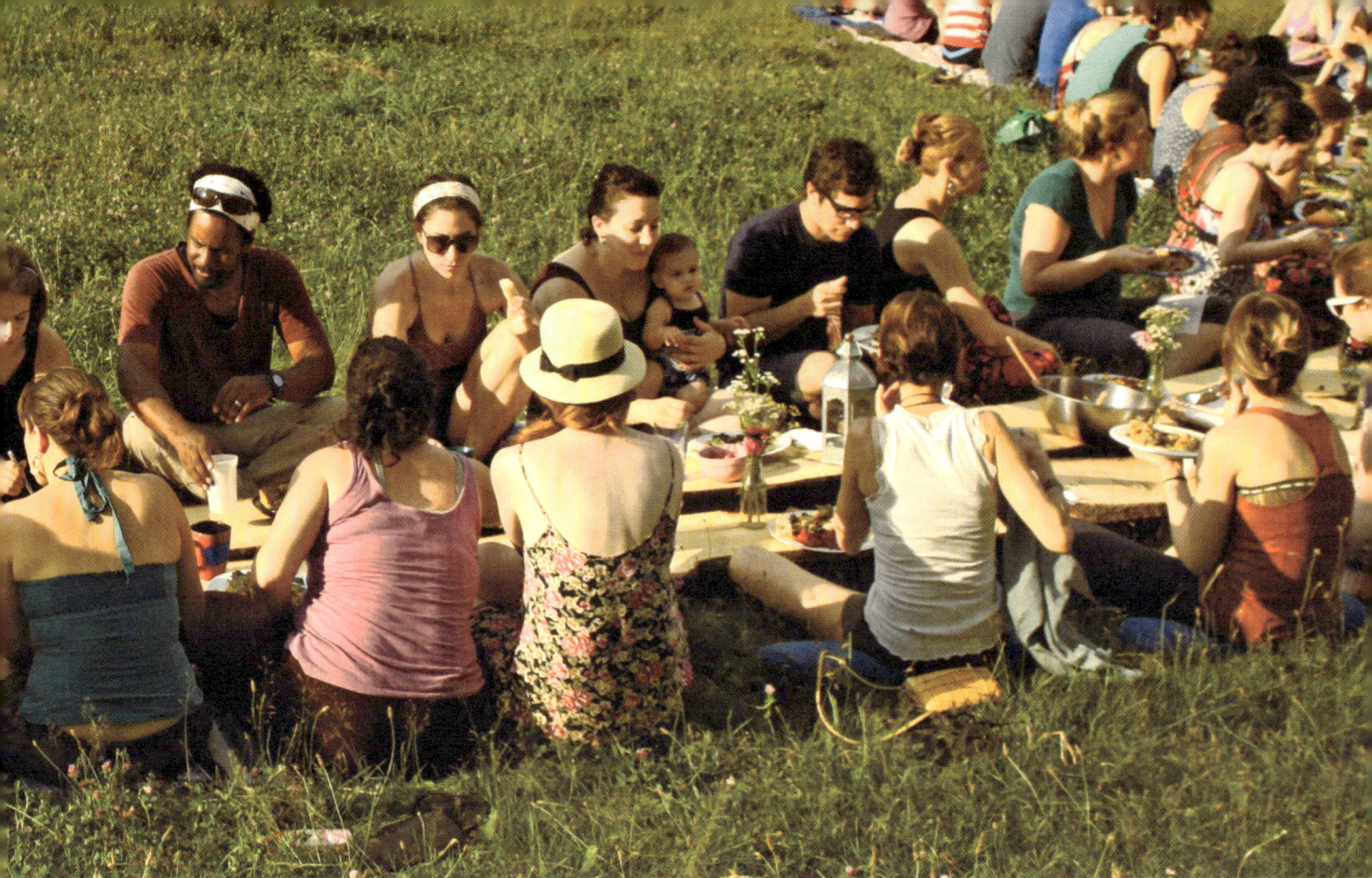

FARM TO YOGA

Die Kooperation mit den Bauern endet nicht im Yogastudio. Meine Yogagemeinschaft kommt zu mir auf den Hof. In den letzten fünf Jahren habe ich mit Freunden auf der Growing Heart Farm das Modell „Farm to Yoga" entwickelt. In der Erntesaison veranstalten wir vergnügliche große Picknicks, zu denen Dutzende Yogis kommen. Am Vortag gehen mein Chef und ich auf die Felder, um das Menü zusammenzustellen. Wir verwenden Feldfrüchte, die schon so reif sind, dass wir sie nicht mehr auf dem Bauernmarkt anbieten oder in die CSA-Kisten packen können. Am Tag selbst steht erst einmal ein Rundgang auf dem Programm, auf dem die Yogis das angebaute Gemüse sehen, berühren, riechen und kosten können. Der Spaziergang durch die Anbauflächen ist immer eine gute Möglichkeit, auf den Boden der Wirklichkeit zurückzukommen und die tiefe und einfache Wahrheit neu zu erfahren, dass das Essen aus der Erde kommt.

Das gemeinsame Erlebnis ist Auftakt zu einer tiefen Yogapraxis, bei der wir uns erden. Wir versammeln uns unter freiem Himmel. Nach den Übungen kehren wir zum Feld zurück, wo der Mittagstisch gedeckt ist, von dem aus wir auf Reihen von Kürbissen, Tomatenpflanzen und Beete mit Basilikum blicken. Während wir die köstlichen Kreationen unseres Kochs verspeisen, genießen wir ein überwältigendes Gefühl der Verbundenheit. Zu diesem Zeitpunkt haben bereits alle die nährenden Gewächse berührt und dem Bauern, der sie hegt und pflegt, die Hand gegeben oder ihn umarmt. Und dies im Beisein ihrer Kula, ihrer Familie und Gemeinschaft, die auf dem einfachen menschlichen Pfad wandert und gemeinsam das Gleichgewicht sucht. Hier besinnen wir uns auf den Wesenskern.

Finde deine Gemeinschaft

SAAT ZU SAAT

Wie können wir bessere Entscheidungen für uns selbst und die Erde treffen? Ich träume von Win-win-win-Situationen im Sein und im Wissen. Als Yogis können wir Organisationsmittel anbieten, und wir schätzen das Leben in der Gemeinschaft bereits sehr. Die Bauernhöfe in unserer Umgebung brauchen unsere Unterstützung. Das neue Nahrungsmittelsystem, das wir bewusst schaffen, ist auf unser Handeln angewiesen.

Ich möchte Sie dazu einzuladen, die Praxis zu vertiefen, um Achtsamkeit bissenweise zu praktizieren. Wir haben jeden Tag mehrmals die Wahl, was wir unserem Körper zuführen. Wie können wir die Wolken auf unseren Tellern sehen? Wie können wir die Bauern mit dem Saatgut für unsere Zukunft sehen? Wie können wir die Gemeinschaften sehen, die aufgrund unserer Handlungen gedeihen?

Stellen Sie sich vor, wie wir als Gemeinschaft dieselbe Nahrungsquelle nutzen und mit der gleichen Schwingung durchs Leben gehen, weil unser Essen mit Liebe und nahe bei unserem Zuhause angebaut wird – von Menschen, denen wir vertrauen. Das Gute: Dies geschieht bereits. Wir sind schon, was wir werden möchten.

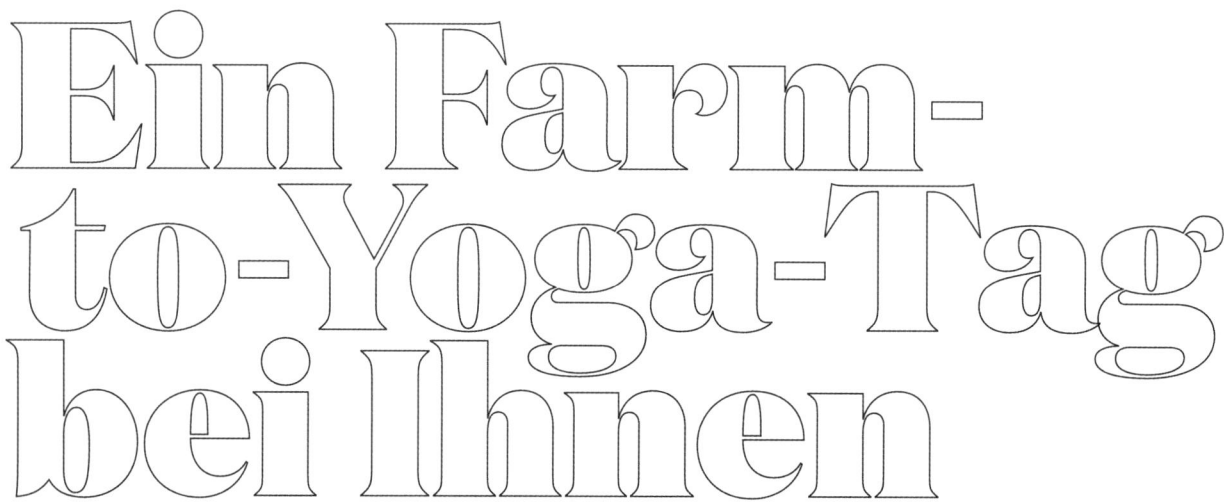

Ein Farm-to-Yoga-Tag bei Ihnen

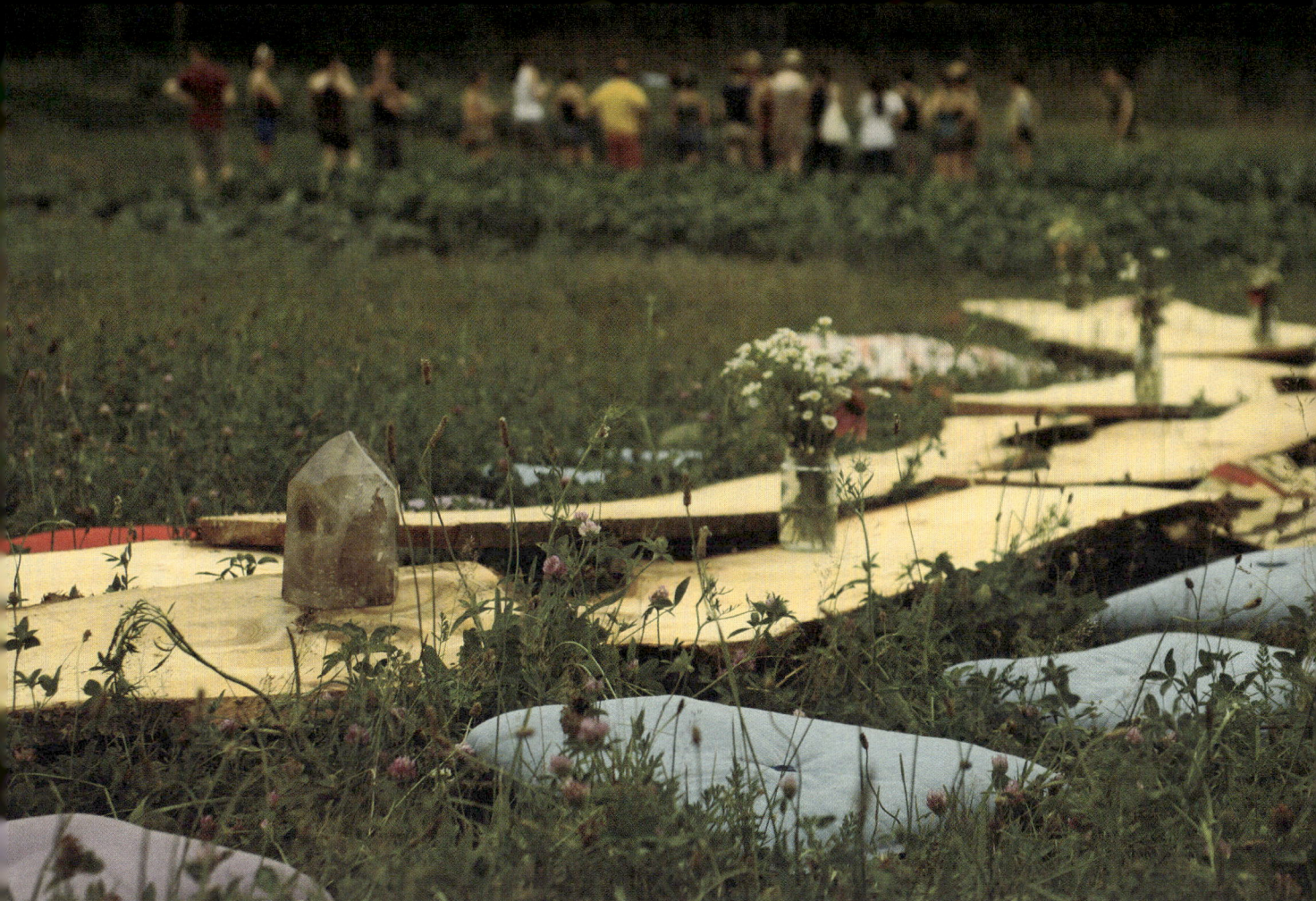

Vorbereitungen

Suchen Sie einen Bauernhof oder eine ähnliche Örtlichkeit mit Platz für Yogapraxis und ein großes Picknick.

Laden Sie einen engagierten Yogalehrer ein.

Laden Sie einen ganzheitlich denkenden Koch ein, der Produkte der Region verarbeitet.

Machen Sie in Ihrer Yogagemeinschaft Werbung für die Veranstaltung.

Trauen Sie sich so eine Veranstaltung (noch) nicht zu und wollen trotzdem in der Erde wühlen?

Suchen Sie einen CSA-Betrieb in Ihrer Nähe und werden Sie Mitglied.

Fragen Sie bei einem Hof in Ihrer Region an, ob freiwillige Helfer gesucht werden.

Nehmen Sie zusammen mit Freunden an einer Hofführung teil.

Machen Sie in Ihrer Yogagemeinschaft Werbung für die Veranstaltung.

Legen Sie einen Fensterbrett- oder Balkongarten an.

Machen Sie bei einem Gemeinschaftsgarten mit.

Kaufen Sie Ihre Lebensmittel auf einem Bauernmarkt.

Sammeln Sie Samen und unterstützen Sie eine Saatgutbibliothek.

Finde deine Gemeinschaft

ATMEN UND STAATSKÖRPER

Jeder Atemzug ist ein Austausch zwischen Innen- und Außenwelt. Wir atmen Kohlendioxid in die Weite des Raums aus und atmen den Sauerstoff ein, den unser Ökosystem so großzügig bereitstellt. In der Atmosphäre sind Sauerstoff und Kohlendioxid, sie umfasst aber auch den Fluss unserer Gedanken, Haltungen und Gefühle. Was wir in die Welt hinausschicken, interagiert mit ihr und kommt zurück. Ist das, was wir aussenden, gütig und liebevoll, erhalten wir Güte und Liebe zurück. Wir ernten, was wir säen. Man nennt das Karma.

Thomas Merton, der berühmte Trappistenmönch, soll gesagt haben: „Wer mit sich selbst nicht in Frieden lebt, überträgt unwillkürlich seine inneren Kämpfe auf seine Umgebung und verbreitet ansteckende Konfliktstoffe um sich." Dies ist eine gute Beschreibung dafür, dass unser Sein und unsere Taten in der Außenwelt Wellen schlagen. So wie die Luft um uns herum sich kräuselt, wenn wir ausatmen.

Wegen dieses Welleneffekts ist es so wichtig, Fähigkeiten zu entwickeln, die es uns erlauben, immer die optimale Entscheidung zu treffen. Wir müssen unseren Verstand schulen, klar zu sehen, und unseren Körper darin, sich zu erden und im Jetzt zu entspannen. Solches Zentrieren ist für das Ziel von mehr Frieden und Gerechtigkeit fundamental wichtig. Unser Seelen- und Geisteszustand, unser Angstniveau, unsere ängstlichen oder liebevollen Gedanken und Taten gehen ein ins Kollektiv der Nation. Wenn wir entschleunigen, atmen und entspannen, werden wir achtsamer und nehmen unsere Gedanken und Vorstellungen wahr, sehen den Raum zwischen den Gedanken und das auf ihrer Basis mögliche Tun. Wir erkennen, dass wir die Wahl haben, statt nur zu reagieren.

Wenn wir mit Hindernissen konfrontiert sind, merken wir vielleicht, dass wir vor Angst förmlich erstarren und unfähig sind, Entscheidungen zu treffen. Erst wenn wir dies erkennen, können wir den Mut aufbringen, sie zu überwinden. Wir können die Fähigkeit entwickeln, die Macht über negative und ängstliche Gedanken wiederzuerlangen, die uns apathisch und unfrei machen und uns zu Ausflüchten treiben. Indem wir das Tempo drosseln und unser Bewusstsein erweitern, können wir furchtlos werden und erkennen, dass wir den Ton angeben, nicht unsere Angst.

Mit Yoga verfeinern wir die Fertigkeit, den Körper zu dehnen, können aber auch unsere Welt dehnen. Auf der Matte überwinden wir Angst, indem wir uns den Anstoß geben, von dem Punkt weiterzugehen, an dem wir tags zuvor waren. Wir sehen der Angst ins Auge und besiegen sie. Nach der Praxis und Erfahrung mit dem Körper können wir den gleichen Prozess auf den Staatskörper anwenden. Auch er erfordert langsame, sanfte und doch mutige Bewegungen. Atemzug für Atemzug, Schritt für Schritt gelangen wir an einen Ort, den wir nie als erreichbar angesehen hatten. Im Yoga geschieht nichts ruckartig. Am Anfang steht eine Absicht, es folgen eine Positionierung und ein Atemzug, und dann lassen wir los und lassen die vorangegangenen Aktivitäten ihre Wirkung entfalten. So wird das Ganze zu einer Bewegung.

Wenn genügend Bürger so vorgehen, können wir alle, Yogis wie Nichtyogis, das Gemeinwesen ändern. Wir können der Nation neues Leben einhauchen und allmählich eine Bewegung schaffen, die Amerika in ein Land der Offenheit, Kreativität und Liebe verwandelt und die starre,

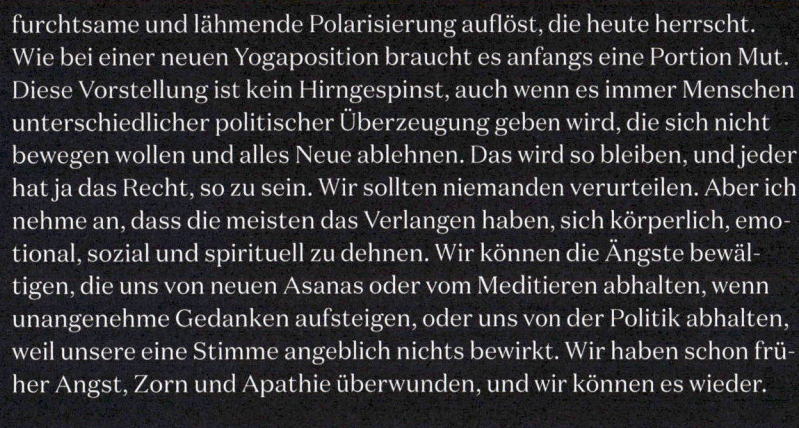

furchtsame und lähmende Polarisierung auflöst, die heute herrscht. Wie bei einer neuen Yogaposition braucht es anfangs eine Portion Mut. Diese Vorstellung ist kein Hirngespinst, auch wenn es immer Menschen unterschiedlicher politischer Überzeugung geben wird, die sich nicht bewegen wollen und alles Neue ablehnen. Das wird so bleiben, und jeder hat ja das Recht, so zu sein. Wir sollten niemanden verurteilen. Aber ich nehme an, dass die meisten das Verlangen haben, sich körperlich, emotional, sozial und spirituell zu dehnen. Wir können die Ängste bewältigen, die uns von neuen Asanas oder vom Meditieren abhalten, wenn unangenehme Gedanken aufsteigen, oder uns von der Politik abhalten, weil unsere eine Stimme angeblich nichts bewirkt. Wir haben schon früher Angst, Zorn und Apathie überwunden, und wir können es wieder.

Wenn Sie daran glauben, dass Sie mit der Welt um Sie herum konstant interagieren, sollten Sie motiviert genug sein, der Welt zu geben, was sie braucht. Öffnen Sie Ihr Herz, und das Herz der Nation wird sich etwas mehr öffnen. Öffnen Sie Ihren Geist, und der Geist der Nation wird sich ebenfalls öffnen. In dem Maß, in dem Sie toleranter werden denen gegenüber, die nicht Ihrer Meinung sind, in dem Maße werden auch unsere Nation und die Welt weniger voreingenommen sein. Ein berühmtes Zitat von Mahatma Gandhi lautet: „Sei du selbst die Veränderung, die du dir wünschst für diese Welt." Wenn wir die Liebe, das Mitgefühl, die Widerstandsfähigkeit und die Kreativität, die uns innewohnen, nach außen verkörpern, gewinnen diese Qualitäten auch in unserem Erziehungs-, Gesundheits- und Wirtschaftssystem konkrete Gestalt. Wenn wir vom tiefsten Teil unseres Wesens ausgehen, dem Teil, der uns mit allem außerhalb von uns selbst verbindet, dann können wir die vergiftete Diskussionskultur in unserem Land verändern. Wir werden zuhören. Wir werden empathisch sein. Wir werden keine Urteile fällen. Wir werden unser Land und unsere Welt auf die nächste, höhere Ebene führen, die unsere Bestimmung ist. Das können wir zusammen tun. Wir alle sind großartige Menschen, jeder kann seinen Teil beitragen. Alles kommt von innen. Aus unserem Inneren, nicht dem eines anderen. Seien Sie die Veränderung!

Ich beginne den Morgen mit Atemübungen, um meine Nerven zu beruhigen und ins Gleichgewicht zu bringen. Dann verharre ich 20 bis 40 Minuten in völligem Schweigen und versuche, meine Aufmerksamkeit behutsam auf den Atem zu richten. So trainiere ich den Geist, im Hier und Jetzt zu sein. Ich atme bewusst ein, bewusst aus. Es ist unvermeidlich, dass meine Gedanken immer wieder in die Vergangenheit und die Zukunft abschweifen. Sobald mir das bewusst wird, konzentriere ich mich wieder auf den Atem. Wenn später am Tag die Umgebung um mich herum verrückt spielt und Chaos ausbricht, nehme ich mir immer wieder ganz kurze Auszeiten, um mich in Ruhe neu auf den Moment zu zentrieren.

Finde deine Gemeinschaft

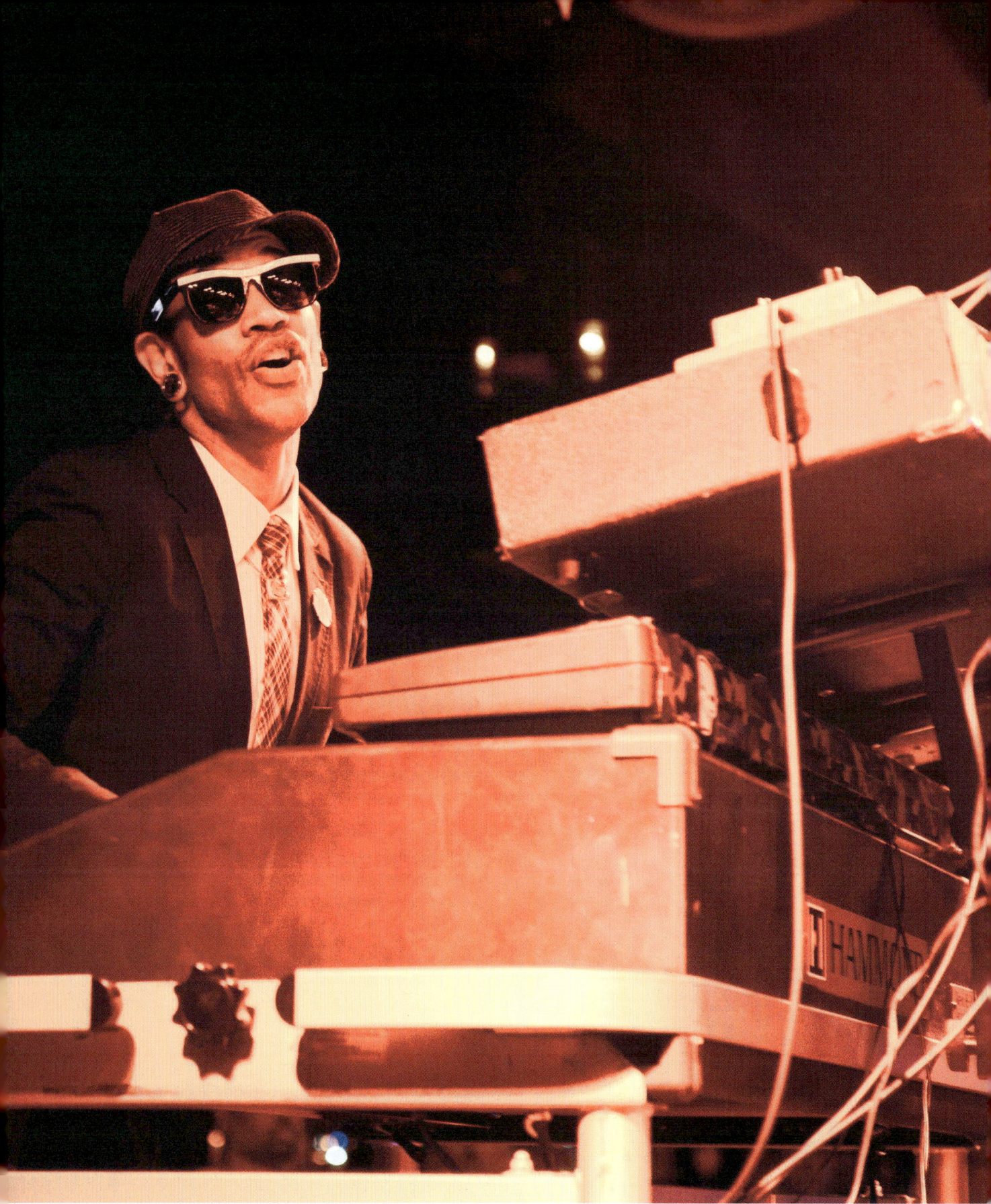

MUSIK LÄSST ALLE DAS GLEICHE EMPFINDEN   JEFF KRASNO

Die Schwingung des Tanzbodens im Club breitete sich mit den synchronen Bewegungen der Menge wellenartig aus. 1500 Fußpaare hüpften gleichzeitig hoch, und die hochgestreckten Hände bewegten sich hin und her. Es sah aus wie eine einstudierte Choreografie. Eine vollkommene Einheit. Neal spürte es.

Neal Evans ist der beste Hammond-B-3-Orgelspieler der Welt. Wenn Sie denken, ich habe keine Ahnung, dann haben Sie ihn noch nicht erlebt. An jenem Abend hatte er alles komplett unter Kontrolle. Er spielt alle Basslinien mit seiner Linken und hat das Instrument so getunt, dass es tiefe Töne unterhalb der Hörgrenze produziert. An dem Abend spielte er mit dem Publikum, ließ den Bass ausklingen und hielt einen Cluster hoher Töne in aufsteigender Folge. So baute er Spannung auf.

Bei guter Musik ändert sich etwas, während etwas anderes gleich bleibt. Der Beat groovte, die Gitarre schlug den Rhythmus mit. Neal ging immer weiter nach oben und fügte dem Akkord noch höhere Töne hinzu. Ohne Basis fühlt man sich wie auf einer Achterbahn. Es geht immer weiter hoch, und man weiß genau, was als Nächstes kommt, aber wann?

Ich finde, es gibt zwei Arten von Musikern: den Erschaffer und den Interpreten. Beim Erschaffer kommt die Musik aus dem Inneren des Körpers. Die Emotionen spiegeln sich in seiner Mimik, wenn er die Töne heraufbeschwört. Der Kanal dagegen ist leer und offen dafür, dass Gottes Gnade ihn durchfließt, in sein Instrument und ins Herz der Menschen. Neal ist ein Kanal, sein Gesicht bleibt gelassen, während er spielt. Keiner kann die Augen von ihm abwenden. Die scheinbar mühelose Beherrschung der Orgel ist ein himmlisches Erlebnis.

Er gelangt zum hohen C auf der Orgel und hält es, den Beat unablässig darunter. Er hebt die linke Hand, wie ein Kaiser, der seine Untertanen grüßt. Wartet einen Moment! Alle wissen: Jetzt kommt es. Der Höhepunkt steht bevor.

Unglaublich! Er spielt den tiefsten Infraschallbasston, den je irgendjemand gespürt hat. Die Biergläser tanzen auf den Tischen. Das Publikum verliert fast den Verstand. Wenn alle in perfekter Harmonie und voller Freude auf und ab hüpfen, denkt man nur noch: „Hoffentlich hält der Boden!"

Adam Deitch, der Schlagzeuger, zupft mich am Ärmel. Wir stehen neben der Bühne. Er sagt zu mir: „Dieser Kerl löst bei jedem die gleichen Gefühle aus."

Menschen kommen zu einem Konzert, um gemeinsam genau solche überirdischen Momente zu genießen, in denen nichts anderes zählt, als was hier und jetzt geschieht. Plötzlich gibt es Zugang zu etwas, das sonst unerreichbar ist. Die Urkraft der Musik ist das perfekte Mittel dafür, Menschen zusammenzubringen und gemeinsame Emotionen erleben zu lassen. Die großen Musiker wissen das ganz genau.

DIE MACHT DER PLAYLIST

Die Musik drückt das aus, was nicht gesagt werden kann und worüber zu schweigen unmöglich ist.

Victor Hugo

DJ DREZ

Jeder Mensch reagiert auf Musik. Etwas an den Klangschwingungen hilft uns dabei, uns an unsere Wahrheiten zu erinnern. Beim Yoga geht es ebenfalls darum, sich konstant mit der Wahrheit zu verbinden. Weil Yoga-Asana wirklich einen Einfluss darauf haben kann, wie Energie durch unseren Körper fließt, müssen Playlists für die Yogapraxis wohlüberlegt zusammengestellt werden.

Ich habe schon viele positive Rückmeldungen zu der Instrumentalmusik erhalten, die ich während der Yogastunden abspiele. Die emotionale Verbindung zu den melodischen Tönen, zum Bass und den Trommeln muss stimmen. Musik mit Text ist eher schwierig. Worte können Erinnerungen hervorrufen, die eine Emotion widerspiegeln und den Zuhörer aus sich selbst herauswerfen. Dann vergisst man unter Umständen sogar, dass man sich gerade auf der Yogamatte befindet. Es ist nicht wirkliche Yogapraxis, wenn man in einer Erinnerung außerhalb des Körpers steckt und im selben Augenblick versucht, gleichmäßig zu atmen und den Körper in die Balance zu bringen. Musik mit wenig oder ganz ohne Text kann eher den Raum dafür schaffen, den Moment des Seins mit sich selbst zu erleben. Deshalb lege ich im Yogastudio nur selten Hip-Hop, Rock oder Pop auf.

Die meisten Schüler und Lehrer, die meine Playlists hören, kommen aus der Hektik der Großstadt ins Studio. Für manche ist es erst einmal kaum auszuhalten, in einem ganz ruhigen Zimmer still dazusitzen. Wenn dann Musik den Raum erfüllt, und sei es nur ein einfacher Basston, können sie sich im Prana „einkuscheln" und beginnen, sich zu spüren und sich zu erinnern, dass sie nichts von den lauten Dingen da draußen sind. Es ist, als ob die Tonschwingungen den Geist beruhigen, wodurch sich der Körper entspannen und ihm folgen kann. Was dann passiert, liegt nicht in meiner Hand. Ich habe es schon erlebt, dass während desselben Musikstücks Menschen fast Freudensprünge machen, lachen, zornig werden oder unkontrolliert schluchzen. Was kann es Schöneres geben?

Nehmen wir etwa meinen Remix „For What It's Worth" auf *Jahta Beat,* ein perfektes Beispiel für die Kombination eines vertrauten Stücks mit indischer Instrumentierung und indischem Mantra. Das gibt dem Song neue Kraft. Altes gebiert Neues, und Neues baut auf Altem auf: der Kreislauf des Lebens. Ich ermögliche ein solches Gesamterlebnis mittels Roots-Musik und traditioneller Klänge von Roots-Menschen aus aller Welt.

Finde deine Gemeinschaft

SAAT DER VERÄNDERUNG

TRAVIS ROBINSON

Wissen Sie noch, wie Sie sich das erste Mal fragten: Wer bin ich und warum bin ich hier? In der Frage liegt der Keim der Veränderung. Die alten Yogatexte und erleuchteten Lehrer sagen seit Jahrtausenden, dass diese Frage einer der ersten Schritte zum Erkennen unseres Dharma ist, unseres Lebensziels und unserer Pflichten. Die Frage kann uns helfen, unser Wissen, unsere Kenntnisse und Talente für etwas zu verwenden, das größer ist als wir selbst.

Mein Vater war ein Ingenieur und Unternehmer mit dem noch jungen Spezialgebiet erneuerbare Energie. Im Grundgefühl seiner Arbeit lagen für mich Aufbruchsstimmung und die Sorge, was als Nächstes passieren würde. Mein Vater hat mich inspiriert, aber es dauerte lange, bis ich meinen eigenen Weg fand. Am College belegte ich die für seine Branche relevanten Fächer. Ein paar Jahre später bettelte ich darum, ihn bei einem innovativen Projekt in Norditalien unterstützen zu dürfen. Jung, naiv und weltverbesserisch, wie ich war, dachte ich, jedem müsse es genauso am Herzen liegen wie mir, dass aus Abfällen nutzbare Energie gewonnen wird. In Wirklichkeit waren aber weder die Technik noch die Menschen schon bereit dafür. Im Rückblick gehörten diese Jahre zu den härtesten meines Lebens. Durch meine Arbeit irgendwo zwischen Nachhaltigkeit, Finanzfragen und Menschenliebe waren sie jedoch auch der Beginn einer Reise zum tieferen Verständnis meines Dharma. Später arbeitete ich noch für viele weitere Firmen, die saubere Technologie, erneuerbare Energie und sozialverträgliches Handeln anstreben.

Auf der Suche nach dem eigenen Dharma stoßen einem bestimmte Dinge auf geheimnisvolle Weise genau zum richtigen Zeitpunkt zu. 2011 tat ich mich mit einem Unternehmer namens Kimbal Musk zusammen. Mit unserem vereinten Wissen gründeten wir die Kitchen Community, einen karitativen Zweig der Restaurantkette Kitchen. Danach bauten wir den gemeinnützigen Verein Learning Gardens auf, mit dem Ziel, über das Thema Essen eine überregionale Gemeinschaft entstehen zu lassen.

Learning Gardens bringt Kindern in ärmeren Gemeinden und Stadtteilen Bionahrungsmittel nahe. Im Lehrgarten säen und ernten die Kinder und lernen, woher Nahrung kommt. Wir sorgen dafür, dass die Samen der Gemeinschaft keimen. Die Gärten sind Orte praktischen Lernens und experimentelle Spielfelder. Wir verwenden modulare Kunststoffcontainer, die je nach Platzangebot ganze Beetlandschaften bilden können. Es geht nicht um perfekte Bedingungen für die Pflanzen, denn wir arbeiten in der Umgebung, die wir vorfinden. Learning Gardens fördert gesunde Ernährung für Kinder, Sozialisierung, Gemeinschaft und Lernerfolge in benachteiligten Kommunen im ganzen Land. Diese flexiblen Gärten sollen Orte sein, in denen Kinder gerne lernen und Lehrer gerne lehren. Sie haben nachhaltigen Nutzen für Schulen und Gemeinden.

Der erste Learning Garden wurde 2011 in Denver angelegt. 2014 verzeichnete die Kitchen Community bereits 167 Gärten im ganzen Land, die täglich rund 100 000 Schülern zugutekommen – in Chicago, Colorado und Los Angeles und vielen weiteren Groß- und Kleinstädten.

Mein Dharma begann als Samenkorn der Absicht und Intuition. Er ging auf, ebenso wie der der Learning Gardens. Wer sät, wird ernten.

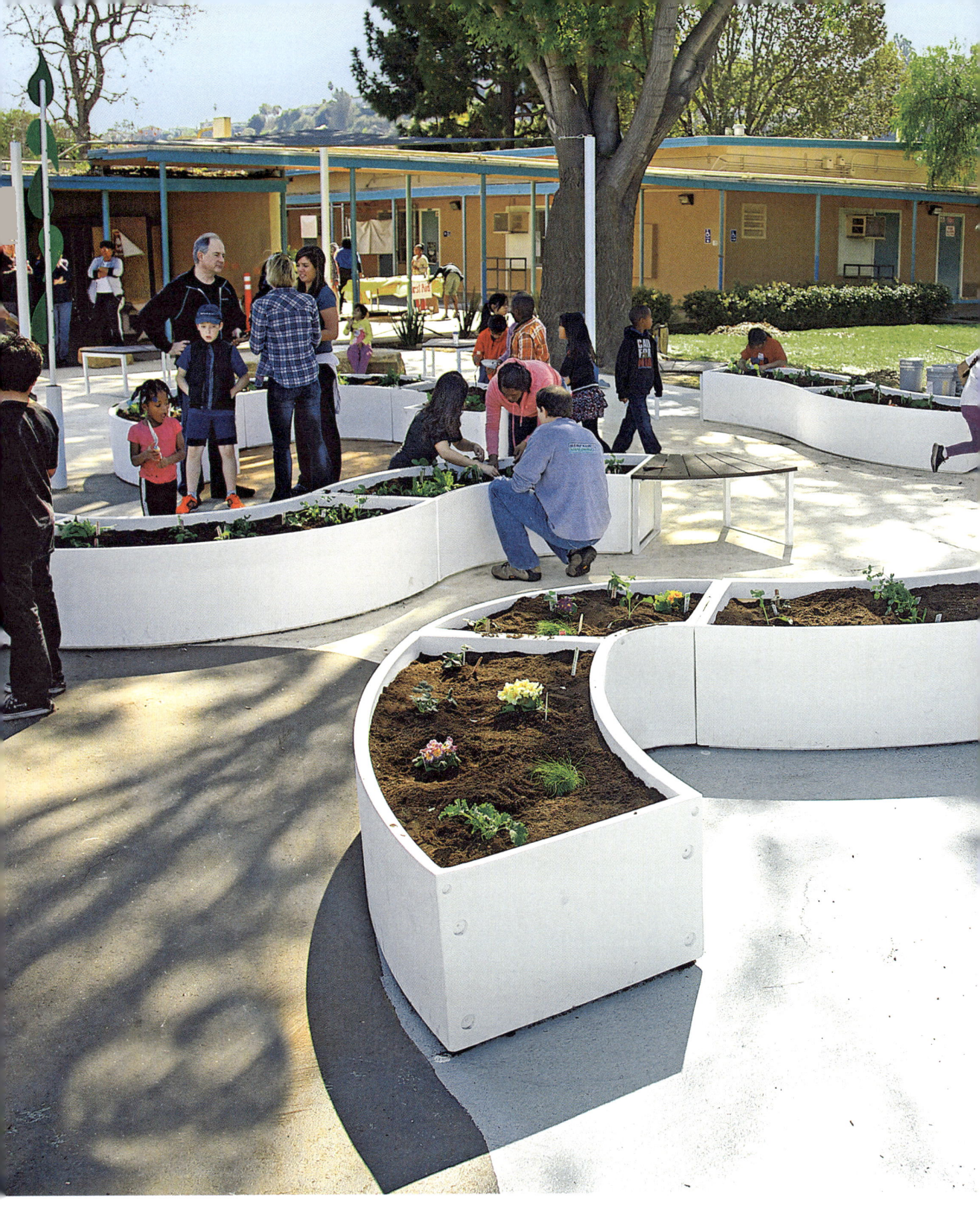

Finde deine Gemeinschaft

Finde deine Gemeinschaft

CHELSEY KORUS UND MATT GIORDANO

Playlist „Gemeinschaft"

Ausgewählt von Kelly Casey

Holograms — *M83*

Intro — *The xx*

Space Walk — *Lemon Jelly*

Halcyon Days — *Mokhov*

Corvette Cassette — *Slow Magic*

Alice — *Pogo*

Always This Late — *Odesza*

Woods and Gives Away (Instrumental) — *Helios*

Welle eins *Aufwärmen*

Legt für die folgenden Partnerübungen eure Yogamatten einander gegenüber, im Abstand von etwa 60 cm.

LÄCHELN

Legt die Handflächen aneinander und blickt euch liebevoll in die Augen.

Nehmt euch Zeit, vergangene Unsicherheiten werden zu einem Ort der Verbundenheit.

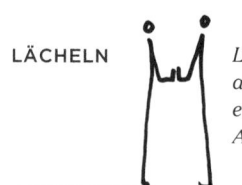

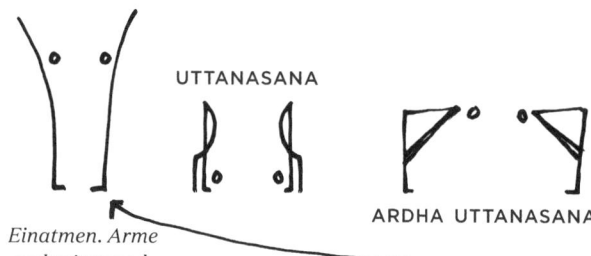

UTTANASANA

ARDHA UTTANASANA

4 x

Einatmen. Arme ausbreiten und hochstrecken.

Ausatmen. Beugt euch vor und passt auf, dass sich eure Köpfe nicht berühren.

Langsam und gleichmäßig bewegen. Spürt die Energie des oder der anderen. Hört einander zu.

Welle zwei *Vertrauen und Zurücklehnen*

Geht ein wenig aufeinander zu. Fasst euch über Kreuz an den Unterarmen.

Die Hüften nicht beugen.

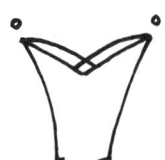

Lehnt euch nach hinten, bis die Arme ganz gestreckt sind. Überwindet den Reflex, die Arme zu beugen, um euch gerade zu halten. Lehnt euch langsam zurück und lasst euch vom Partner halten. Die Brust heben und die Schultern nach oben und leicht nach hinten führen. **3 ATEMZÜGE**

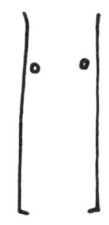

URDHVA HASTASANA

Unterstütze und sei eine Stütze.

Welle drei *London Bridge*

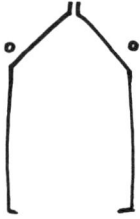

Legt die Handflächen sanft aneinander und begrüßt die Verbindung mit dem Partner.

Stützt euch gegenseitig mit den Handflächen über Kopfhöhe und entfernt euch dabei langsam mit den Füßen voneinander.

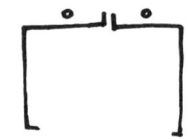

Wer beweglicher ist, unterstützt den anderen mit dem Atem und vermittelt ihm Sicherheit.

Dreht Kopf und Oberkörper und schaut unter den oberen Armen zur Seite. **3-5 ATEMZÜGE.**

Zurück in die Ausgangsstellung gehen und zur anderen Seite durchführen.

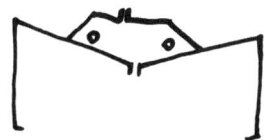

Welle vier *Ansteigender Krieger*

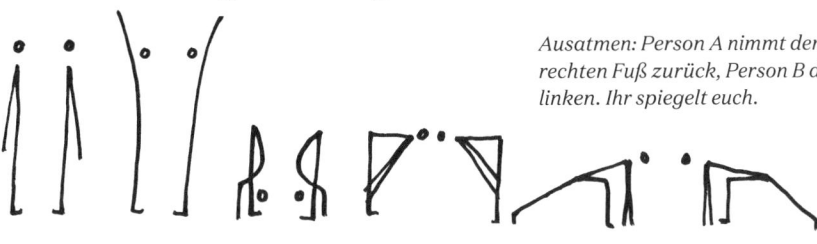

Ausatmen: Person A nimmt den rechten Fuß zurück, Person B den linken. Ihr spiegelt euch.

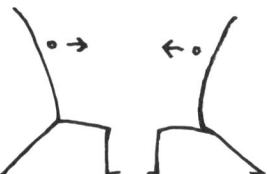

KRIEGER I ODER HOHER AUSFALLSCHRITT

Macht ein paar tiefe Atemzüge und konzentriert euch auf die Verbindung zum Partner.

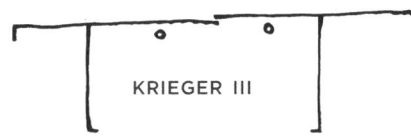

KRIEGER III

Beugt euch nach vorn und legt dabei die Handflächen aneinander. Falls nötig, den Abstand zueinander etwas ändern. Zuletzt sollten die Oberkörper etwa im 90-Grad-Winkel vorgebeugt sein.

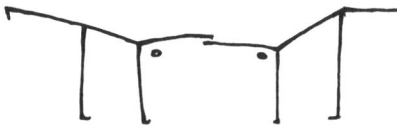

Jetzt stützt sich Person A mit der rechten Hand am Boden ab, die linke Handfläche bleibt mit der Handfläche von Person B verbunden. Person B umgekehrt. Beide schauen unter den angehobenen Armen durch.

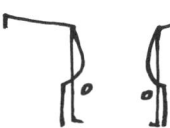

DEHNUNG DER HINTEREN OBERSCHENKEL; 5 ATEMZÜGE

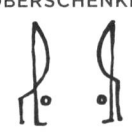

Seitenwechsel und Wiederholung.

Welle fünf *Stuhlposition und Drehungen*

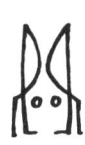

Findet eine energetische Verbindung mit der Herzrückseite des Partners.

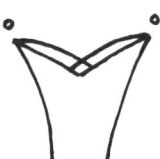

VERTRAUENSVOLLES ZURÜCKLEHNEN

Fasst die Hände über Kreuz. Lehnt euch weiterhin zurück und geht in die Knie.
STUHLHALTUNG MIT PARTNER

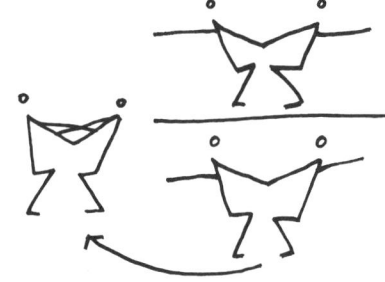

Für die Drehungen kündigt ihr durch Drücken am rechten Arm des Partners den nächsten Schritt an.

Danach lasst ihr mit der rechten Hand los und streckt den rechten Arm zur Seite aus.

HINWEIS *Wenn ihr euch vorbeugen müsst, macht den Rücken gerade und nehmt die Schultern zurück; wenn ihr dann immer noch vorgebeugt seid, nähert euch etwas an.*

Welle sechs *Brett mit Handabklatschen*

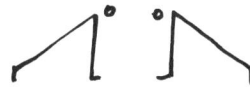

Stellt in der Ausgangsposition die Füße hüftbreit auf den Ballen. Hüfte anheben. Der obere Rücken ist leicht gewölbt; im Rhythmus des Atems erweitert sich der hintere Brustkorb und zieht sich zusammen.

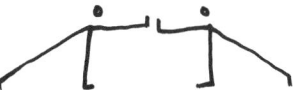

Verlagert das Schwergewicht auf die rechte Hand; greift mit den Fingerspitzen in den Boden, um die Muskeln zu stärken, die die Hand stabilisieren; probiert dann, ob ihr euch mit der linken Hand abklatschen könnt.

Seitenwechsel und Wiederholung

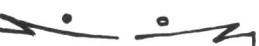

KINDESHALTUNG *gemeinsam*
Synchronisiert den Atem
und kommt dann in den
HERABSCHAUENDEN HUND.

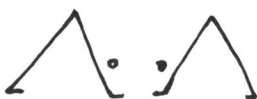

Finde deine Gemeinschaft

Welle sieben *Hüftöffner im Stehen*

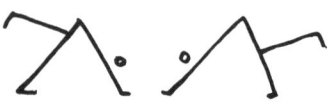

Einatmen. Person A nimmt das rechte Bein hoch und streckt es nach hinten; Person B das linke Bein.

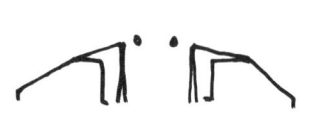

Ausatmen. Das obere Bein nach vorne nehmen.

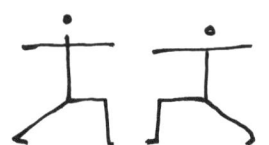

Einatmen. Zum **KRIEGER II** *übergehen.*

Nimm die Schönheit der Energie deines Partners auf.

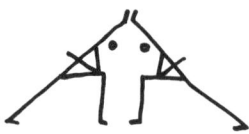

Ausatmen. **PARSVAKONASANA** *(gestreckter seitlicher Winkel). Legt den vorderen Unterarm auf dem Oberschenkel oder der Außenkante des vorderen Fußes ab. Streckt den oberen Arm über den Kopf zur Seite und versucht, euch miteinander zu verbinden. Verschränkt die Finger eurer Hände, wenn möglich. Ihr könnt jederzeit euren Abstand korrigieren.*

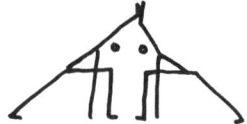

Streckt das vordere Bein. Dreht den Vorderfuß einwärts, sodass er parallel zur Vorderkante der Matte liegt. Den hinteren Fuß auswärtsdrehen. Von hier aus geht es weiter zum **KRIEGER II**; *eure Gesichter zeigen voneinander weg.*

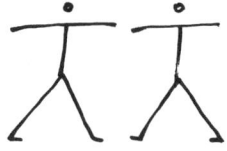

Die Außenkante des hinteren Fußes von Person A berührt diejenige von Person B. Haltet euch an den Händen, die am nächsten zueinander sind, und atmet ein. Atmet aus, beugt das Knie, das zur Rückseite der Matte weist.

Arbeitet als Team.

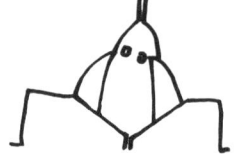

Einatmen. Führt den vorderen Arm nach oben, in die Position **REVERSE WARRIOR**. *Bei ungefähr gleicher Körpergröße und/oder guter Beweglichkeit könnt ihr euch mit den Händen der oberen Arme berühren. Ist das nicht möglich, streckt einfach die Hand in Richtung des Partners aus.* **5 ATEMZÜGE**

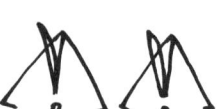

PRASARITA PADOTTONASANA

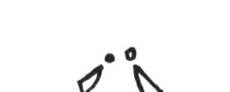

Einatmen. **HERAUF-SCHAUENDER HUND** *oder* **KOBRA**

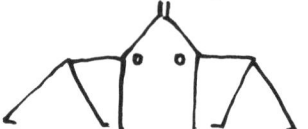

UTTHITA TRIKONASANA (DREIECK)
Den hochgestreckten Arm bis ans Ohr führen und mit dem Partner Kontakt aufnehmen, durch Berührung der Unterarme, durch Verschränken der Finger oder durch Abklatschen. **5 ATEMZÜGE**

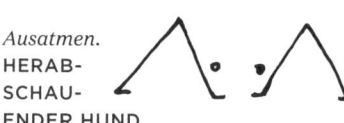

Ausatmen. **HERAB-SCHAU-ENDER HUND**

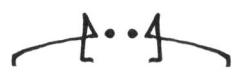

CHATURANGA DANDASANA

Wiederholt die Sequenz mit dem linken Bein von Person A und dem rechten von Person B.

Welle acht *Abkühlen*

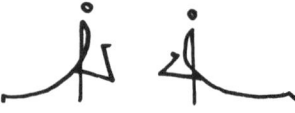

Person A führt die **TAUBE** *mit dem rechten Bein nach vorne aus, Person B mit dem linken.*

PRANAYAMA/MEDITATION *Führt die Rücken zusammen und atmet gemeinsam.*

Das Herz ist das Energiezentrum, das unsere Verbindung miteinander aufrechterhält.

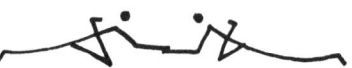

Person B drückt Person A sanft an den Unterarmen und überträgt über die Hände heilende und liebende Energie. Nach **10 ATEMZÜGEN** *(oder mehr) wechselt ihr die Rollen.*

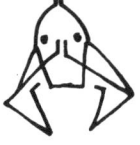

JANU SIRSASANA
Rutscht näher zusammen, bis sich die Füße eures gestreckten Beins berühren. Beugt euch in Richtung des gestreckten Beins. **5-7 ATEMZÜGE**. *Hochkommen, das andere Bein strecken und die Beugung dorthin durchführen.*

Blickt einander in die Augen, seid mindestens **5 SANFTE ATEMZÜGE** *lang ganz still. Beendet die Übung mit einer Herzumarmung und* **NAMASTE**.

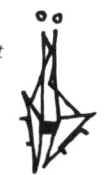

SUKHASANA

SAVASANA

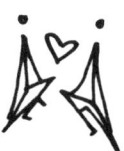

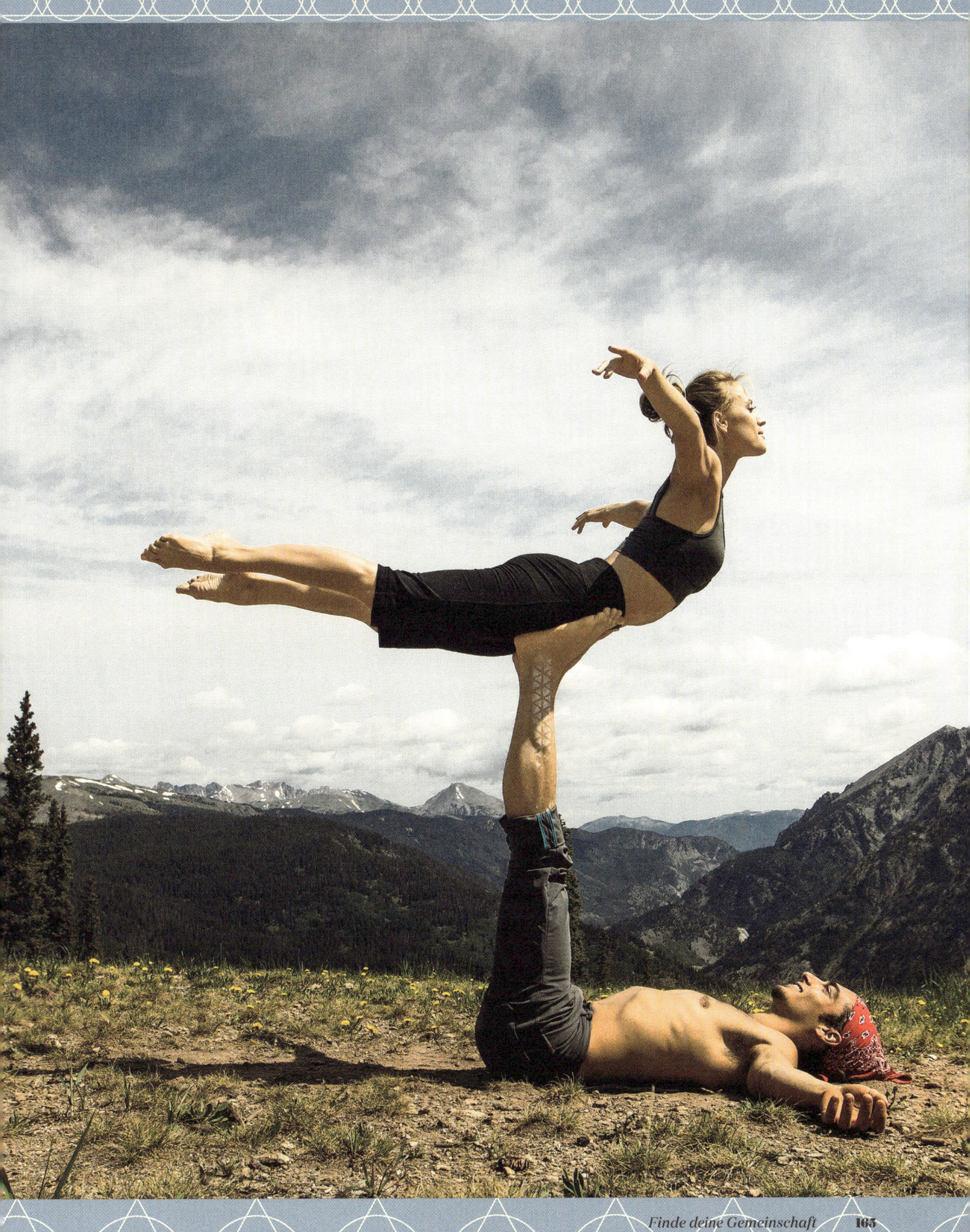

Finde deine Gemeinschaft

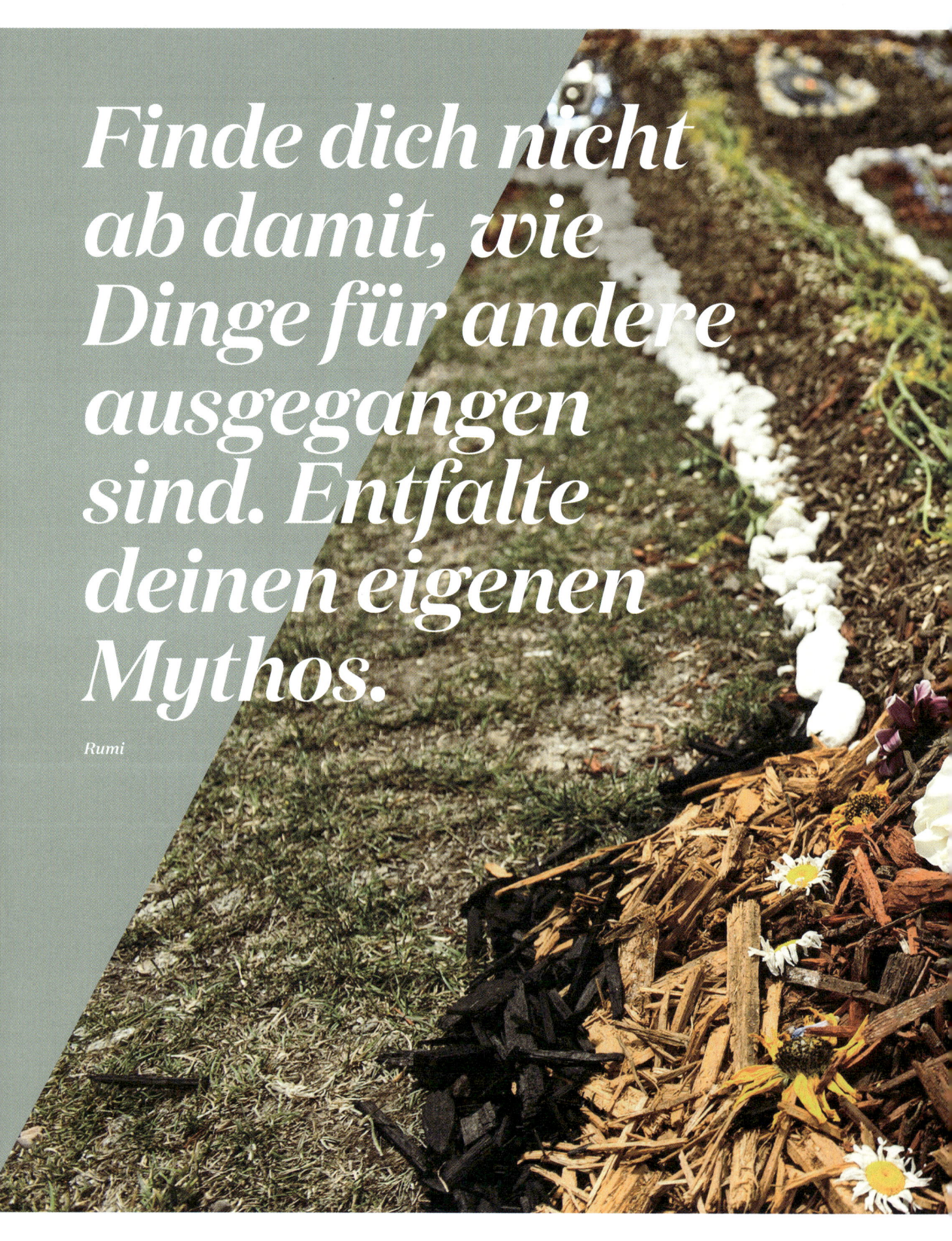

Finde dich nicht ab damit, wie Dinge für andere ausgegangen sind. Entfalte deinen eigenen Mythos.

Rumi

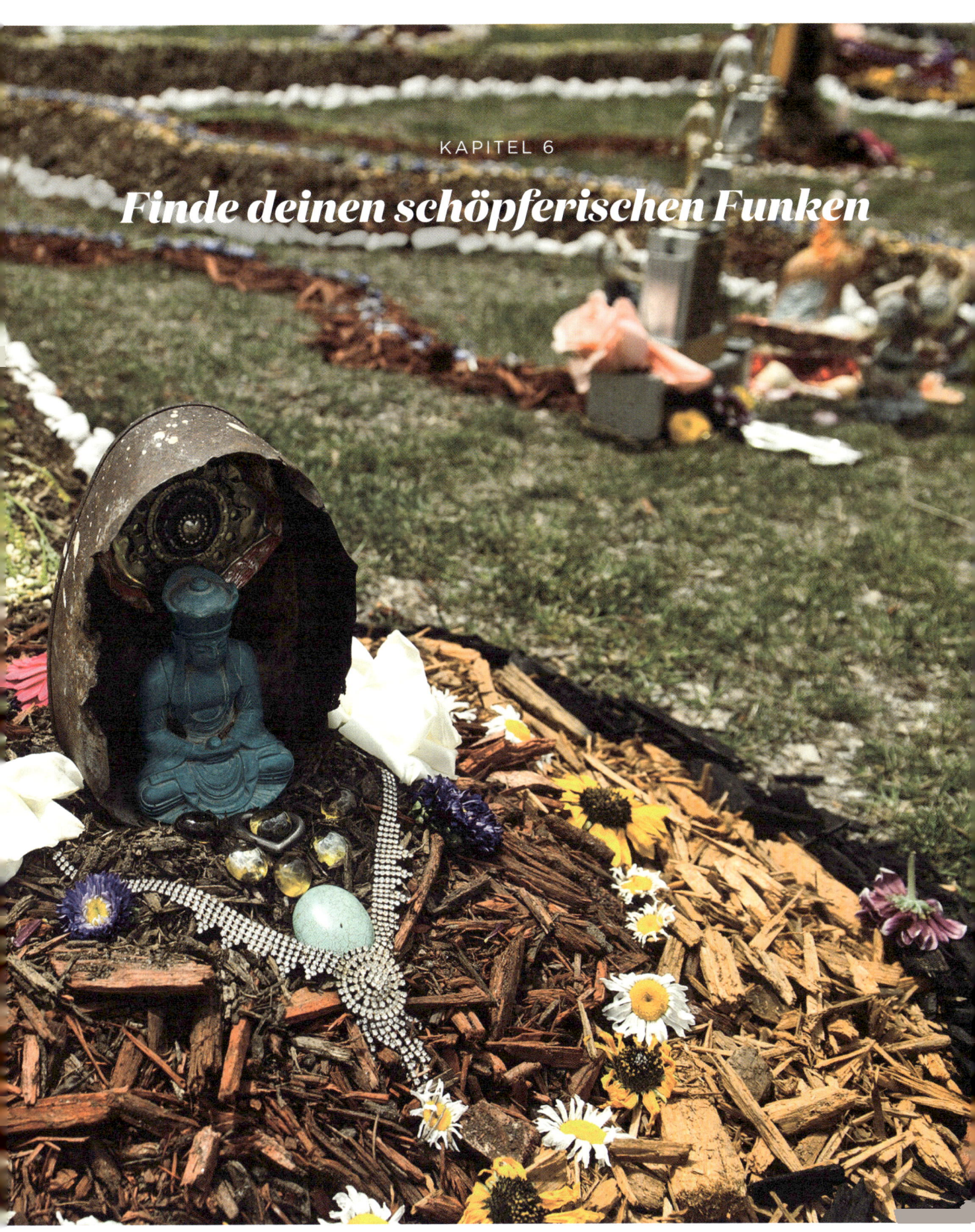

KAPITEL 6

Finde deinen schöpferischen Funken

KREATIVITÄT: TU ES EINFACH MOBY

Ich fange an.

KAPITEL 6

Ich fange an. Es zu tun.

Ich komme aus einer Künstlerfamilie. Meine Mutter war Malerin und Pianistin, meine Großmutter malte mit Wasserfarben. Ein Onkel arbeitete als Fotograf, und zwei Tanten waren Schriftstellerinnen. Jeder in meiner Familie verfügte über kreative Fähigkeiten. Kreativität war normal, aber es wurde niemand unter Druck gesetzt. Mir als Kind wurden einfach immer mal Fragen gestellt wie: „Was möchtest du tun? Hier ist ein Klavier, willst du Klavier spielen lernen? Hier ist eine Gitarre, hier ist eine Schreibmaschine, hier ist Farbe, mach einfach, was dir Spaß macht." Niemand sagte jemals: „Ist das gut? Ist das schlecht? Solltest du das tun?" Das war die perfekte Vorbereitung für mein Leben als Künstler. Kunst ist einfach das, was ich mache. Es bedeutet Freiheit. Ich plane nicht groß. Ich gehe ins Studio, stelle meine Instrumente an und fange an herumzuklimpern.

Ich praktiziere Kunst so wie Yoga. Seit Jahren mache ich an fünf Tagen pro Woche Yogaübungen. Wenn ich Freunden das erzähle, fragen sie oft: „Woher nimmst du diese Disziplin?" Ich denke dann: „Ich mach's eben." Als ich mit Yoga anfing, brauchte ich ein halbes Jahr lang wirklich Disziplin dafür. Aber je öfter man etwas macht, desto einfacher wird es.

Bei der Kunst ist es für mich ganz ähnlich. Es liegt ein großer Zauber darin, einfach anzufangen.

Es zu tun.

Siehe zu diesem Kapitel Yoga-Tagebuch S. 22 f., 24 f., 26 f. und 28 ff.
(www.irisiana-verlag.de/yogatagebuch)

ES GEHT AUCH OHNE AUSZEIT IM KLOSTER

Kreativität kannst du nie verbrauchen. Je mehr du sie nutzt, desto kreativer bist du.

Maya Angelou

Den meisten von uns hat man beigebracht, dass Kreativität aus den Gedanken und Emotionen des Geistes kommt. Die größten Sänger, Tänzer, Maler, Schriftsteller und Filmemacher haben aber erkannt, dass die originellsten und transformativsten Ideen aus dem Kern des Seins hervorgehen, der durch ein „offenes Bewusstsein" zugänglich wird.

In alten Traditionen wurde offenes Bewusstsein als spirituelles Erwachen angesehen, als große Erleuchtung, die Licht in die Dunkelheit von Verwirrung und Angst bringt und zu Frieden, Glück, Klarheit und Zufriedenheit führt. Heute ist man vom Glauben daran abgekommen, dass es sozusagen eine magische Formel gibt, mit deren Hilfe sich spirituelles Erwachen und kreative Schwingungen herbeizaubern lassen. Sie müssen keinen Urlaub im Kloster machen oder 30 Jahre regelmäßig meditieren, um Ihren kreativen Durchbruch zu erzielen.

Ein offenes Bewusstsein zu haben wird in der westlichen Welt auch mit Begriffen wie „Gipfelerlebnis", „im Flow sein" oder „einen guten Lauf haben" beschrieben. Ich nenne es „Zugang zur Kernkreativität", weil ich daran glaube, dass tief in jedem Mensch das Potenzial liegt, sich mit dem universellen Fluss von Wissen und Kreativität zu verbinden, der sehr weitläufig, wenn nicht grenzenlos ist. Unsere individuellen Gedanken und Erinnerungen sind ein Teil dieser großen Ressource.

Und es geht um Praxis.

Ein trainierter Sportler verfügt über den notwendigen Muskeltonus, um jederzeit in die Startlöcher steigen zu können. Wer regelmäßig seine Kernkreativität übt, trainiert sozusagen seine Kreativitätsmuskeln. Der Ertrag ist ein unverstellter, natürlicher Zugang zu einem großartigen Fluss der Inspiration, der spontane und spektakuläre Durchbrüche ermöglicht. Wer einen hohen Kreativitätsmuskeltonus hat, wird nicht mehr nur die Zehe ins Wasser halten, um auf Nummer sicher zu gehen, sondern wird sich mutig in die Fluten stürzen. Er wird den im Wasser treibenden einschränkenden Gedanken ausweichen und schädliche Glaubenssätze wie „Ich hatte meine Chance und hab's versaut" oder „Es ist zu spät, meine Zeit ist vorbei" oder „Ich werde niemals mehr glücklich sein" oder einfach „Ich kann nicht" tilgen.

Im Buddhismus gibt es drei Bewusstseinszustände: den weisen Geist, den großen Geist und den offenen Geist. Dies sind Metaphern für die Prozesse, die wir durchlaufen, während wir unsere Kernkreativität, den „offenen Geist", anzapfen. In diesem aufnahmebereiten Zustand spüren Sie Raum- und Zeitlosigkeit und sind bereit, neue Möglichkeiten in Betracht zu ziehen. Sie sind dann neugierig, unabhängig und mitfühlend und akzeptieren Erfahrungen, ob sie positiv, negativ oder neutral sind, ohne darauf zu reagieren. Die Kreativität fließt dann frei im Haus des Selbst.

DR. RONALD ALEXANDER

Trainieren und nutzbar machen

Die folgenden Bewusstseinszustände spiegeln die drei Schritte bei der Kunst kreativer Transformation wider:

1. **LASSEN SIE SICH AUF DEN WEISEN GEIST EIN.** Wenn Sie Ihrem Gedankenfluss Beachtung schenken, nehmen Sie alle Gedanken und Gefühle wahr, die Sie ablenken könnten. Aber Sie sind weise genug, sie einfach gehen zu lassen. Indem Sie sich öffnen, bereiten Sie sich auf die Einstimmung vor.

2. **STELLEN SIE SICH AUF DEN GROSSEN GEIST EIN.** Während Sie sich einstimmen, konzentrieren Sie sich nicht mehr auf Ihren Atem oder Ihren inneren Sortierprozess. Alles wird ruhig und heiter, Sie verschmelzen mit der Glückseligkeit, und das Gewässer Ihres Bewusstseins wird nicht von Gefühlen, Gedanken, Empfindungen aufgewühlt. Im großen Geist gibt es kein Ich mehr; nur ein weites, großzügiges, ewiges und vorherrschendes Gefühl reinen, makellosen Bewusstseins, das Sie weiterbringt.

3. **GEHEN SIE AUF DEN OFFENEN GEIST ZU.** Sie erlauben der Kreativität, aus Ihrer Mitte in Sie hineinzufließen. Sie reißt Sie von den Füßen und schickt Sie in die Richtung des Unbekannten. Sobald Sie die mystische und transformierende Kraft Ihrer Kernkreativität erfahren haben, können Sie auf ihre Ströme vertrauen und sich von ihr flussabwärts treiben lassen. Irgendwann, wenn Sie erkannt haben, in welche Richtung Sie sich bewegen möchten, nehmen Sie das Ruder wieder zur Hand.

Finde deinen schöpferischen Funken

MEHR ALS DENKEN: HAIKUS

ERICK SZENTMIKLOSY
UND DANIEL ZALTSMAN

*Der Sensei sagte immer:
Nur ein Haiku, und aus einer guten
Party wird eine fantastische.*

Lisa Markuson

Gedichte zu schreiben ist eine Möglichkeit, tief über etwas zu meditieren. Als Dichter muss man die Dinge ausgiebig betrachten, über sie nachdenken und ihren Geist spüren.

Haikus sind traditionelle japanische Gedichte mit nur drei Zeilen. Sie bestehen oft aus bloßen Aneinanderreihungen von Begriffen (Juxtaposition). Die formale Vorgabe lautet: **fünf Silben in der ersten Zeile, sieben in der zweiten und wieder fünf in der dritten.**

Wir helfen Menschen dabei, die Haikus zu schreiben, die sie bereits in sich tragen. Wir fragen sie, was sie inspiriert, lassen ihre Gedanken durch uns fließen und wandeln sie in Worte auf Papier um. Das Geheimnis ist, dass das, was wir den Lesern liefern, eigentlich ihnen gehört. Wir sehen in ihren Augen die Überzeugung und verwenden diese Energie als Brennstoff für das Feuer, das ein Haiku in unseren Geist brennt. Sanfter Druck auf die Tasten einer Schreibmaschine bringt es zu Papier.

Sie können Ihr eigenes Haiku schreiben, um zu sehen, was in Ihnen ist. Oder Sie verwenden eines, um die Wörter um sich herum zu hinterfragen. Mit einem Haiku drücken Sie aus, was in Ihrem Kopf und Geist vorgeht, und halten dies auf Papier als achtsame Metapher fest.

Fassen Sie Ihre Gedanken spielerisch in 17 Silben.

Beispiel

Vielleicht ist Ihr Thema, dass sich zwei Menschen mit einer Leidenschaft in die Augen blicken, die so heiß glüht wie die Sonne. Spielen Sie mit der Gedichtform fünf-sieben-fünf:

DIE AUGEN SPRECHEN

Fünf Silben! Sie haben schon Ihre erste Zeile.

Die erste Zeile steht. Die zwei Menschen könnten das Thema der zweiten werden. Wahrscheinlich sitzen die beiden nahe zusammen, während sie einander ansehen. Daraus würde dann:

ZWEI MÜNDER, EINANDER NAH

Sieben Silben! Auch die zweite Zeile ist schon da.

Und dann ging es doch noch darum, dass die Leidenschaft glüht wie die Sonne. Dies zeigt sich in der Schlusszeile:

DIE SONNE, SIE STRAHLT

Fünf Silben!

Haiku

DIE AUGEN SPRECHEN

ZWEI MÜNDER, EINANDER NAH

DIE SONNE, SIE STRAHLT

Lesen Sie Ihr Gedicht immer wieder; es soll Ihnen gefallen. Lassen Sie es einsinken. Vielleicht möchten Sie die erste und dritte Zeile vertauschen, weil das Gedicht dann durchdachter wirkt. Oder Sie finden, dass etwas zu direkt klingt, und wählen stattdessen eine Metapher. Es kann Ihnen noch alles Mögliche in den Sinn kommen, was Sie überdenken möchten. Auf jeden Fall sind Sie jetzt auf dem richtigen Weg, und dies wird voraussichtlich nicht Ihr letztes Haiku gewesen sein.

BEFREIE DEIN WILDES SELBST

SHIVA REA

Die Tanzenden wurden für verrückt gehalten von denjenigen, die die Musik nicht hören konnten.

Friedrich Nietzsche

Mit einem schweren Rucksack auf dem Buckel von Fels zu Fels springen und dabei nicht hinfallen ist leichter, als es sich anhört. Wenn man einmal den Tanzrhythmus gefunden hat, kann man einfach nicht stürzen.

Jack Kerouac in dem Buch Gammler, Zen und hohe Berge

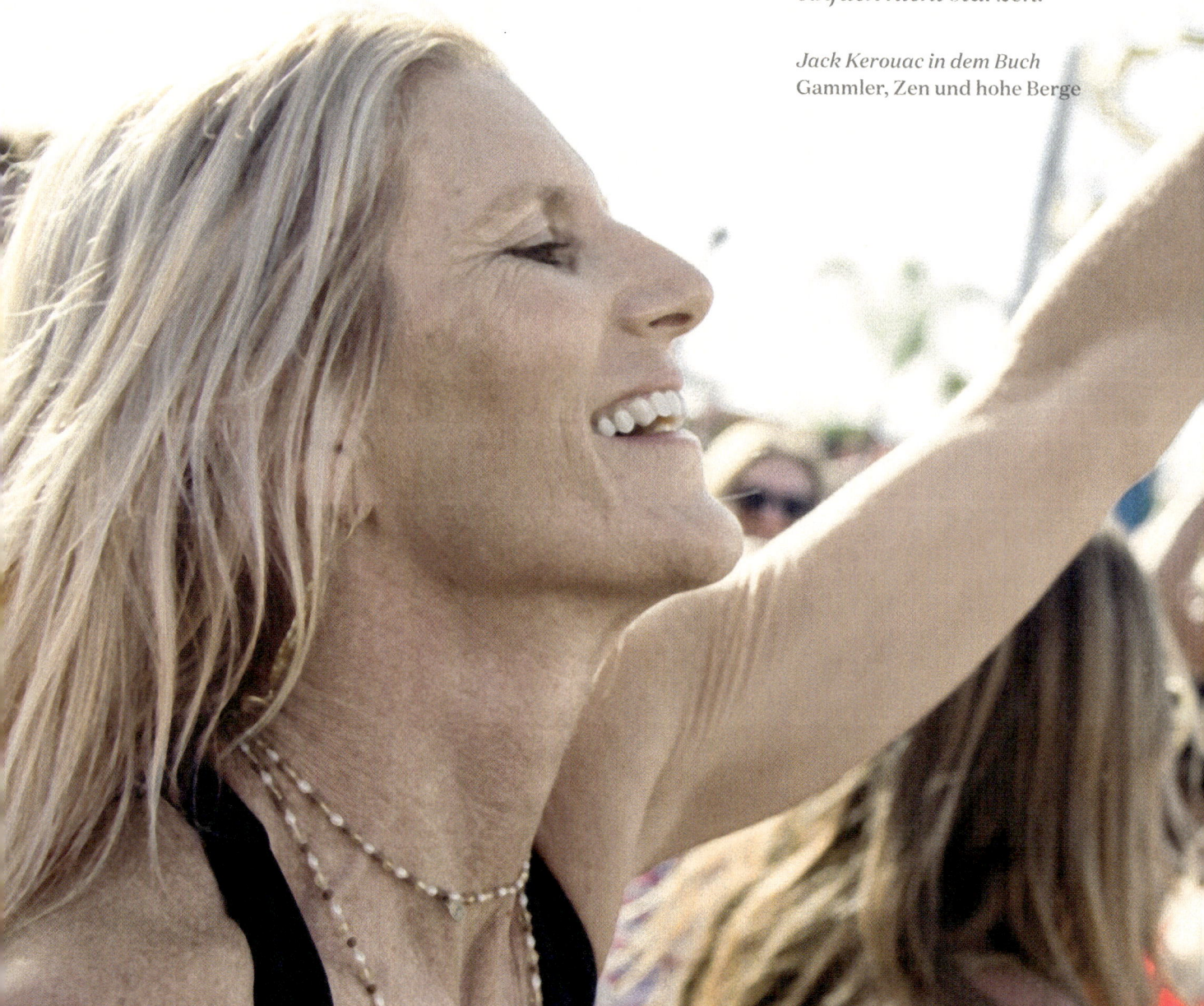

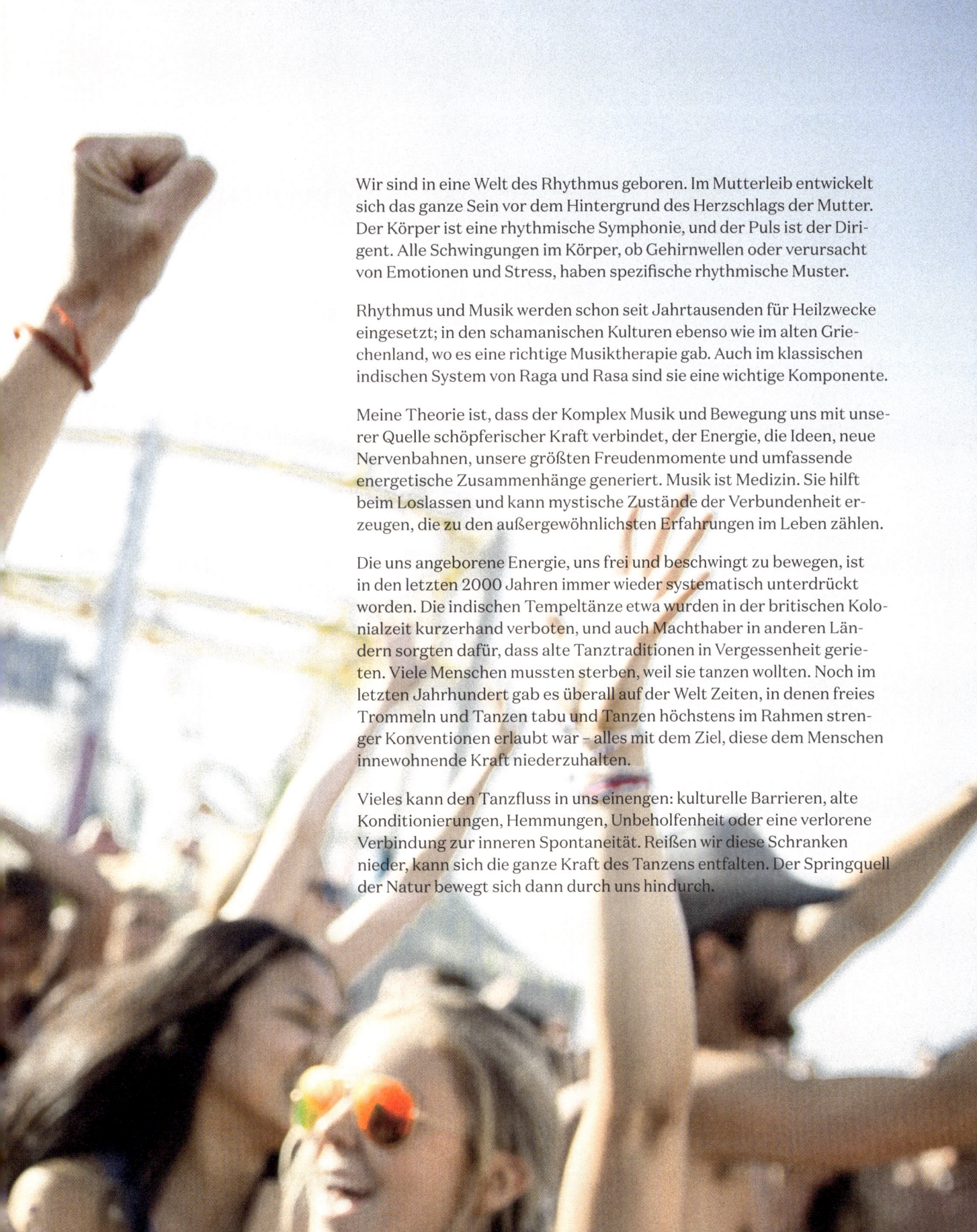

Wir sind in eine Welt des Rhythmus geboren. Im Mutterleib entwickelt sich das ganze Sein vor dem Hintergrund des Herzschlags der Mutter. Der Körper ist eine rhythmische Symphonie, und der Puls ist der Dirigent. Alle Schwingungen im Körper, ob Gehirnwellen oder verursacht von Emotionen und Stress, haben spezifische rhythmische Muster.

Rhythmus und Musik werden schon seit Jahrtausenden für Heilzwecke eingesetzt; in den schamanischen Kulturen ebenso wie im alten Griechenland, wo es eine richtige Musiktherapie gab. Auch im klassischen indischen System von Raga und Rasa sind sie eine wichtige Komponente.

Meine Theorie ist, dass der Komplex Musik und Bewegung uns mit unserer Quelle schöpferischer Kraft verbindet, der Energie, die Ideen, neue Nervenbahnen, unsere größten Freudenmomente und umfassende energetische Zusammenhänge generiert. Musik ist Medizin. Sie hilft beim Loslassen und kann mystische Zustände der Verbundenheit erzeugen, die zu den außergewöhnlichsten Erfahrungen im Leben zählen.

Die uns angeborene Energie, uns frei und beschwingt zu bewegen, ist in den letzten 2000 Jahren immer wieder systematisch unterdrückt worden. Die indischen Tempeltänze etwa wurden in der britischen Kolonialzeit kurzerhand verboten, und auch Machthaber in anderen Ländern sorgten dafür, dass alte Tanztraditionen in Vergessenheit gerieten. Viele Menschen mussten sterben, weil sie tanzen wollten. Noch im letzten Jahrhundert gab es überall auf der Welt Zeiten, in denen freies Trommeln und Tanzen tabu und Tanzen höchstens im Rahmen strenger Konventionen erlaubt war – alles mit dem Ziel, diese dem Menschen innewohnende Kraft niederzuhalten.

Vieles kann den Tanzfluss in uns einengen: kulturelle Barrieren, alte Konditionierungen, Hemmungen, Unbeholfenheit oder eine verlorene Verbindung zur inneren Spontaneität. Reißen wir diese Schranken nieder, kann sich die ganze Kraft des Tanzens entfalten. Der Springquell der Natur bewegt sich dann durch uns hindurch.

ALLE AUF DIE TANZFLÄCHE

Wenn wir tanzen, RICHTIG tanzen – verschwitzt, frei, ungehemmt, wie in Trance –, können wir uns nirgends festhalten und bleiben nirgendwo haften. Was immer in uns ist, MUSS sich bewegen. Durch Tanzen lösen und verbinden wir uns. Der Tanz ist ein mächtiger Heiler!

1. **Finde den Beat.**

   Musik ist wichtig. Wie ein Boot, das dich aufs Meer bringt, reißt dich ein guter Beat aus deiner gewohnten Rolle und entführt dich in neue Gefilde. Er gibt deinen Gliedmaßen etwas zu tun und deinem Geist etwas zum Ausruhen.

2. **Bewege deine Füße.**

   Stell es dir wie eine Bergposition (Tadasana) in Bewegung vor: Die Sohlen treffen auf die Erde wie auf einen Tanzpartner, und aus dieser Verbindung lernst du deinen Körper neu kennen. Von Grund auf. Vielleicht bist du schon ganz kribbelig und willst gleich etwas Ausgefalleneres und Komplizierteres ausprobieren. Lass dich vom Beat führen. Fühle. Erkunde. Spiele.

3. **Schüttle es heraus.**

   Wackle mit deinen Schultern, Knien, Hüften, Oberschenkeln, dem Hals und der Wirbelsäule. Erkenne, welche Körperbereiche beweglich und spürbar sind und welche nicht. Sei bei der Musik. Erzwinge nichts. Lass dich während der Musik tiefer in das Gefühl fallen. Wenn Gedanken hochsteigen, sag Hallo und kehre zum Empfinden zurück. Es geht nur um dich und die Musik.

4. **Spiele mit deinen Grenzen und atme.**

   Bewegung heilt. Bewegung wirbelt alles auf! Nimm wahr, ob du dich manchmal nicht sicher fühlst. Traumata sind im Körper gespeichert, und Bewegung kann sie aufwühlen. Dann kann dich vielleicht ein Bewegungstherapeut auf dem Weg des Strebens nach Ganzheit voranbringen. Wenn du dich aber sicher und gut fühlst, mach einfach weiter.

   Wie bei den Asanas ist auch beim Tanzen bewusstes ATMEN wichtig. Mit dem Atem verbindest du Geist und Körper. Atmen hilft dabei, festsitzende Energie zu lösen und loszuwerden. Lasse deinen Tanz Atem sein. Bewege dich wirklich.

5. **Sei zu hören.**

   Sportler machen es vor. Ein Schrei, ein Stöhnen oder Kreischen kann sehr befreiend sein. Spüre in die Körperregionen hinein, die etwas loslassen sollen in dir, und gib ihnen eine Stimme. Wenn du in der Öffentlichkeit tanzt, kann ein lautes „Yeah" den Zweck erfüllen. Für Laute gilt jedoch wie für Tanzbewegungen: Je schräger, desto besser.

6. **Bleib offen.**

   Wenn wir uns erlauben, alles herauszuschütteln und Hemmendes niederzureißen, führen wir bisher Zurückgehaltenes seinem natürlichen Bewegungszustand zu. Beweg dich einfach immer weiter, egal was passiert, und du wirst in den dir angeborenen Rhythmus des Heilens zurückfallen und hast keine andere Chance, als dich zu verwandeln.

7. **Zulassen, zulassen, zulassen.**

   Nimm dir Zeit. Lass es geschehen. Unterbrich dich nicht und überstürze nichts. Vertraue der Klugheit, die in dir tanzt. Sie weiß mehr als du und enthält jedes Samenkorn, das du für deine vollständige Heilung und dein großartigstes Erblühen brauchst.

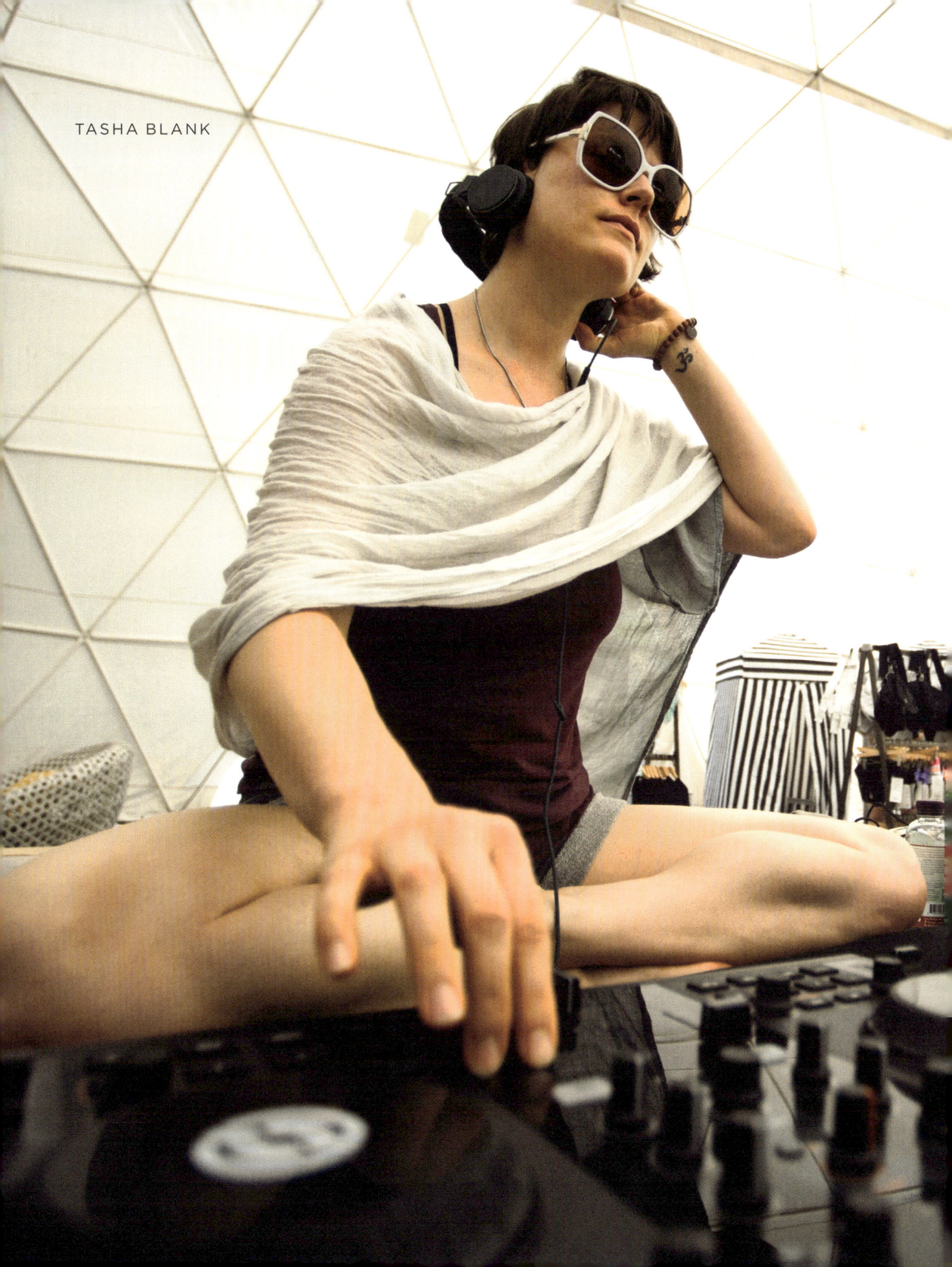
TASHA BLANK

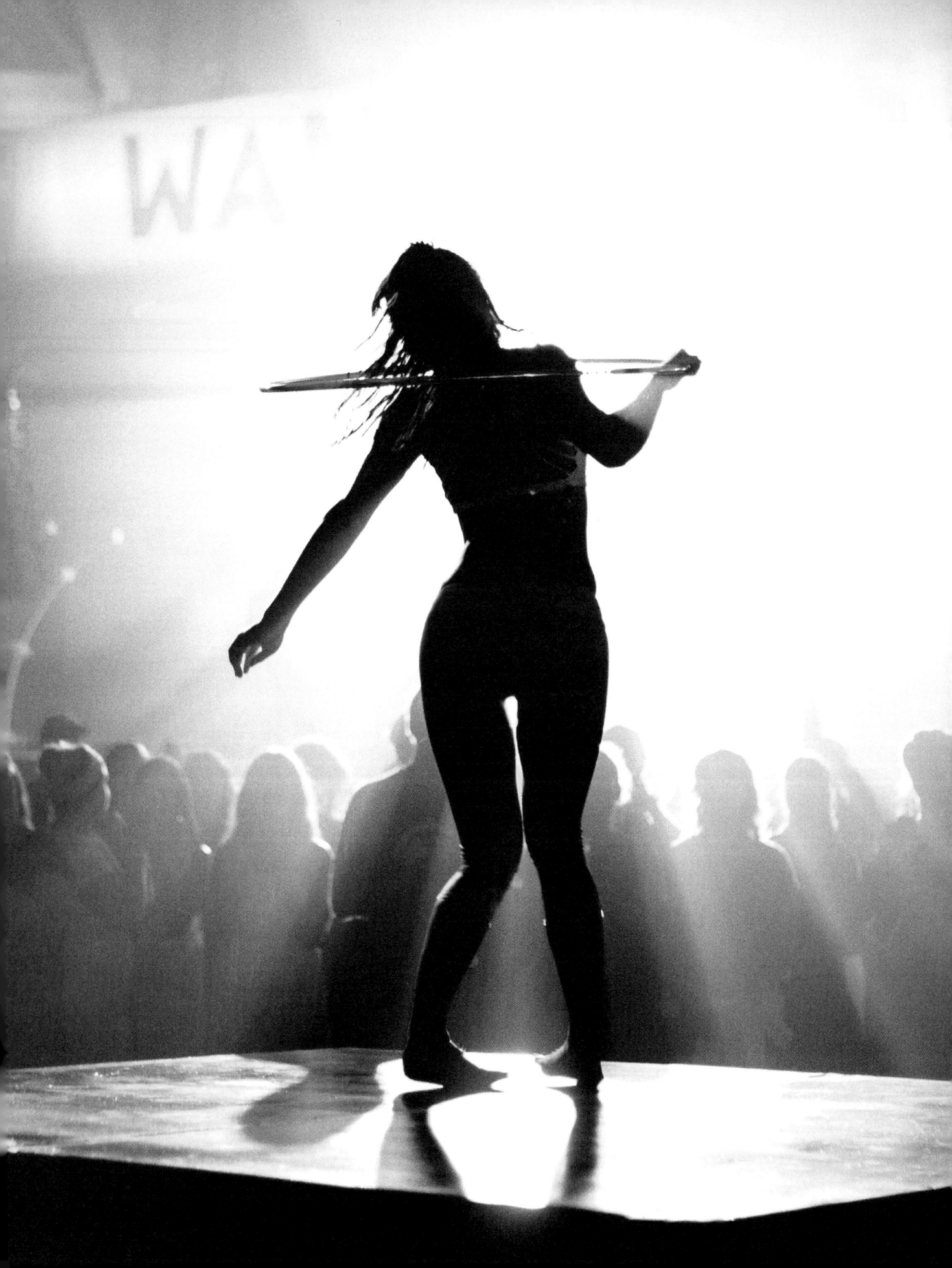

HÖR ERST GUT ZU UND SAG DANN JA

SHAKTI SUNFIRE

Der kreative Impuls in uns allen muss manchmal erst zum Leben erweckt werden. Die Frage ist nicht, wie wir kreativ werden, sondern wie wir unserer versteckten Kreativität auf die Sprünge helfen und sie zum freien Fließen bringen.

Die Antwort ist keine weltbewegende, revolutionäre Idee, deren Umsetzung Jahre dauert. Sie liegt in etwas, das uns schon innewohnt.

Spielen

Als Kinder haben wir die weite, unbekannte, magische Welt um uns herum spielerisch entdeckt. Spielen hängt nicht ab von Erfolg, Resultaten, perfekter Choreografie oder sorgfältiger Vorbereitung. Spielen ist sich selbst genug, fordert uns auf, laut und unordentlich zu sein, uns zu überschätzen, Fehler zu machen, ohne dass es Folgen hat. Wenn wir spielen, gönnen wir unserem überarbeiteten und überlasteten, sich selbst zensierenden Geist Ruhe. Das macht Spielen gerade für Erwachsene so wichtig.

Halten Sie jetzt, genau jetzt, beim Lesen kurz inne und überlegen Sie sich, wann Sie das letzte Mal gespielt haben. Versetzen Sie sich in die Situation zurück und spüren Sie die Empfindungen in Ihrem Körper: die freie Bewegung, die erhöhte Aufmerksamkeit, Ihren Puls – vielleicht spüren Sie sogar noch das Licht hinter Ihren Augen.

Wenn Sie sich all das ins Gedächtnis rufen, erinnert sich Ihr Körper vielleicht daran, dass Spielen uns ganz ins Jetzt versetzt und uns eine befreite Version von uns selbst bietet, frei von belastenden Erwartungen, die wir sonst immer zu erfüllen versuchen, seien sie real oder eingebildet. Ohne diese Bürde lassen wir das Bewusstsein unseres kleinen Ichs hinter uns und betreten einen heiligen Raum. Wir gewinnen – sei es auch nur für einen Moment – die Welt.

Ich biete Ihnen einen radikalen Gedanken an: Wann immer Sie die Tür zu einer noch so simplen Form des Spielens öffnen, sei es ein Spaziergang, ein Lied, das Lachen mit einer Freundin oder Hüftkreisen am Strand mit Hula-Hoop-Reifen …, horchen Sie zuerst tief in sich hinein und sagen Sie dann Ja zu dem, was Sie dort hören. Dies ist ein weiterer Schritt dahin, dass wir uns und unsere Kultur in einer Linie mit einem höheren Ziel, dem großen Ganzen, erschaffen und gesund, nachhaltig und entwicklungsfähig machen. Es ist ganz einfach: Wir geben uns die Erlaubnis, in dem zu baden, was viele von uns suchen, wozu wir uns aber selbst immer wieder für unfähig erklären: Freude um der Freude willen.

Jedes Kind ist ein Künstler. Das Problem ist, ein Künstler zu bleiben, wenn du erwachsen bist.

Pablo Picasso

Finde deinen schöpferischen Funken

GÖTTIN DER KUNST: WERKZEUGE FÜR KREATIVES ERWACHEN

Saraswati ist die Göttin der Kunst. Sie ist auch die Flussgöttin und erinnert uns so daran, dass gesunde Kreativität immer in Bewegung ist. Ihr weißer Schwan symbolisiert ihre Reinheit ebenso wie die Fähigkeit der Künste, den Geist zu läutern und uns dabei zu helfen, die Welt und uns selbst weniger profan zu sehen.

Ich male und bin auch sonst künstlerisch tätig, seit ich denken kann. Als Teenager besuchte ich eine Kunstschule und machte ein Praktikum in einer Galerie. Im zweiten Collegejahr war ich oft krank, was der Anlass dafür war, mit Yoga zu beginnen. Yoga wurde meine Rettung. Beim Yoga fühlte ich mich gesund und im Einklang mit mir. Es veränderte auch meinen Blick auf die Kunstwelt, die mir zu narzisstisch und ehrgeizig war. Schließlich wandte ich mich ganz dem Yoga zu und ließ meinen künstlerischen Ehrgeiz erst einmal hinter mir.

Saraswati

Bei der Yogalehrerausbildung lernte ich meinen späteren Ehemann kennen, MC Yogi. Einer der kreativsten Menschen, die mir je begegnet sind. Damals hatte ich ein kleines Studio gemietet, und dort malten wir zusammen, manchmal auf derselben Leinwand. Ein Jahr darauf bereisten wir Indien, wo sich eine ganz neue Welt für mich öffnete. Die Farben, die Gerüche, die Energie! Wohin ich auch blickte, sah ich magische, mystische Kunst: in Rikschas, Sari-Läden, Tempeln, Restaurants, Bahnhöfen … Götter, Göttinnen, Heilige, Weise und heilige Tiere. Ich hätte nie gedacht, dass sich Kunst so mit Spiritualität verbinden lässt und den Alltag so stark prägen kann.

Nach der Heimkehr nach Kalifornien eröffneten wir ein eigenes Yogastudio. Ich war sehr damit beschäftigt, Yoga zu lehren und zu praktizieren und das Studio zu leiten. Trotzdem schlich sich bei mir wieder der Wunsch ein, mich auch als Künstlerin zu betätigen. Mich faszinierten die alten buddhistischen Malereien in den Ajanta-Höhlen und die Kalenderkunst der Hindugötter und -göttinnen. Ich wollte meine eigene Version davon erschaffen. Ich wusste, dass es in Indien Yogis gibt, die Kunst mit

AMANDA GIACOMINI

derselben Absicht schaffen, mit der sie sich dem Yoga widmen: Sie wollen Leiden transzendieren. Die Kunst dieser Yogis soll den Betrachter erheben und ihm Erleuchtung ermöglichen. Dies machte mir große Hoffnung, Kunst und Yoga auf ähnliche Weise kombinieren zu können. Ich spürte, dass diese beiden Seiten, die in mir vorher lange in Konflikt gestanden hatten, nun einen Platz tiefer Einheit in mir fanden.

In den folgenden Jahren war ich jedoch nicht durchgehend künstlerisch tätig, sondern die Inspiration meldete sich schubweise. Manchmal malte ich monatelang gar nichts und dann wieder, vor allem vor Ausstellungen, wie eine Verrückte. In meinen Kreativitätsschüben war ich erfüllt von Vitalität und Energie. Dann gab es wieder Zeiten, in denen der kreative Fluss fast versiegte. In solchen Phasen verlor ich mein Selbstvertrauen, und stattdessen nisteten sich tückische Selbstzweifel ein.

„Kann denn ich der Welt irgendetwas von Wert geben?"

Das fragte ich mich dann.

Finde deinen schöpferischen Funken

Im Laufe der Zeit merkte ich, dass ich immer dann am glücklichsten war, wenn ich mit meiner Kunst beschäftigt war. Aber wie konnte ich mir neue Inspiration holen, wenn sich wieder eine Schaffenskrise einstellte? Ich beschloss, diese Frage dem Yoga zu stellen.

Die Yogatradition ist etwas Großartiges. Sie gibt uns Saraswati, und wenn wir ihren Namen rezitieren und über ihn meditieren, wird unsere schlummernde Inspiration vielleicht wieder geweckt. Und wenn das nicht funktioniert, können wir einen Schritt weiter gehen. Die alten Yogitexte beschreiben nämlich ein Trio von Göttinnen (Shaktis), die verschiedene Aspekte unserer Kreativität repräsentieren.

JNANA SHAKTI Die Göttin des Verstandes und der Erkenntnis. Gute Kunst basiert auch auf Intelligenz, und Kreativität wiederum ist deren Wurzel. Ideen, Urteilsvermögen und Problemlösungen sind Teil des künstlerischen Prozesses, und wenn der Intellekt außen vor gelassen wird, geht dem Kunstwerk die notwendige Klarheit ab, um wirklich kraft- oder bedeutungsvoll zu sein.

Tagebuchschreiben und das Lesen heiliger Texte wären Möglichkeiten, den Verstand zu beleben und das Licht des Geistes in uns zu entzünden. Schädlich für unsere Jnana Shakti sind blöder Fernsehkonsum, Videogames, Skandalblätter und generell Klatsch und Tratsch.

KRIYA SHAKTI Die Göttin der Sinne erinnert uns daran, dass eine Verfeinerung der Sinne für große Kunst unabdingbar ist. Künstler verfügen über eine besonders sensible Wahrnehmung. Mittels yogischer Körperkontrolle können wir uns mit hoher Genauigkeit ausdrücken.

Wir wollen unsere Sinne mit gutem Essen, liebevollen Berührungen und großartiger Kunst und Musik verwöhnen. Wir wollen unsere Energie durch Yogatanz, Singen und Chanten zum Schwingen bringen. Aber wenn wir es übertreiben, kann der Schuss nach hinten losgehen. Zu viel Schlaf, zu viel Sex oder Alkohol- und Drogenmissbrauch betäuben die Sinne und führen unsere kreative Inspiration in eine energetische Sackgasse.

ICCA Die Göttin der Willenskraft gibt uns die Kraft, aktiv zu werden und unsere Wünsche zu verwirklichen. Ohne sie leben wir in einer Art Opiumdunst der kreativen Fantasie. Ich rate Ihnen, Teil einer Sangha, einer spirituellen Gemeinschaft, zu werden. Nichts spornt mich so an wie die Gesellschaft anderer kreativer Menschen. Nur schon ihre Gegenwart (oder auch das Lesen über ihre triumphalen Erfolge als Künstler) entfacht bei mir den Wunsch, etwas in meinem eigenen Sein zu erschaffen.

Abhyasa, ein Sanskrit-Begriff für beständige, regelmäßige Praxis, ist ebenfalls hilfreich. Der Ausbruch kreativer Energie zu Beginn eines Projekts ist eine Sache; eine andere ist der Wille, es zu Ende zu bringen. Für Letzteres brauchen Sie Abhyasa.

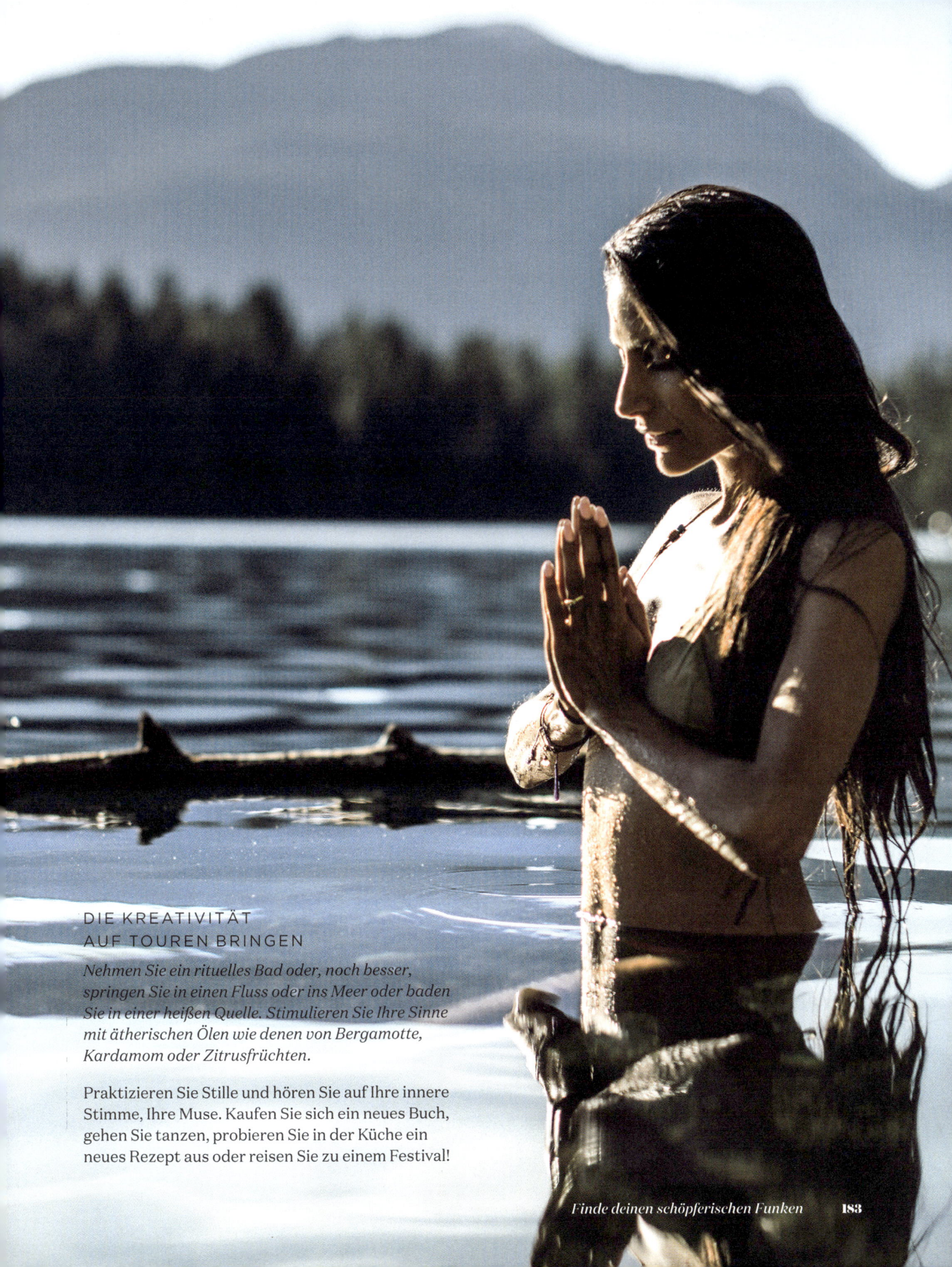

DIE KREATIVITÄT AUF TOUREN BRINGEN

Nehmen Sie ein rituelles Bad oder, noch besser, springen Sie in einen Fluss oder ins Meer oder baden Sie in einer heißen Quelle. Stimulieren Sie Ihre Sinne mit ätherischen Ölen wie denen von Bergamotte, Kardamom oder Zitrusfrüchten.

Praktizieren Sie Stille und hören Sie auf Ihre innere Stimme, Ihre Muse. Kaufen Sie sich ein neues Buch, gehen Sie tanzen, probieren Sie in der Küche ein neues Rezept aus oder reisen Sie zu einem Festival!

YOGA + SCHOKOLADE — DAVE ROMANELLI

Ich setze mich schon lange dafür ein, die alte Praxis des Yoga mit heutigen Vorlieben wie exotischer Schokolade und gutem Wein zu verbinden. Einige Puristen werfen mir vor: „Das ist doch kein richtiges Yoga." Darauf antworte ich, dass wir die Welt besser machen können, wenn wir möglichst viele Leute dazu bringen, Yoga zu praktizieren. Und Schokolade und Wein sind gute Lockmittel.

Es fing an mit meinem Retreat Yoga + Chocolate, das ich zusammen mit Katrina Markoff abhielt, der visionären Gründerin von Vosges Haut-Chocolat. Es fand in der mexikanischen Stadt Oaxaca de Juárez statt, an den Tagen des traditionellen Volksfest zu Ehren der Toten. Oaxaca gilt als Wiege der Schokolade und wird dort nicht nur als Süßigkeit, sondern auch als Gabe an die Götter gesehen. Beim Retreat führte ich die Teilnehmer bei Yogaspaziergängen über mystische Kirchhöfe, danach standen Verkostungen von Katrinas Schokoladenkreationen auf dem Programm. Die Yogis waren alle begeistert. Seitdem biete ich Yoga + Chocolate in aller Welt an.

Besonders beliebt ist bei den Teilnehmern meist die „Barcelona Bar", ein Heißgetränk aus Milchschokolade, geräucherten Mandeln und Fleur de Sel. Im Zustand gesteigerter Bewusstheit nach dem Yoga nimmt man Geschmacksnuancen besonders intensiv wahr, etwa das Salz, das die Süße der Schokolade unterstreicht. Meine Botschaft: Alles ist köstlicher und besser, wenn man es bewusst im Hier und Jetzt verzehrt!

Heute ist Gegenwärtigkeit eine Rarität. Aus vielen Tagen nehmen wir gar keine Erinnerung mit. Wissen Sie noch, was Sie am Samstag vor zwei Wochen gemacht haben? Das Leben verschwimmt. Für den inneren Frieden müssen wir täglich mal das Tempo drosseln. Das kann Ihnen niemand abnehmen. Im Moment zu leben muss Ihnen selbst wichtig sein.

Mein Mantra: Ein schöner und freudiger Moment täglich, und kein Stress quält dich. Momente zum Innehalten können ein Straßenmusikant auf dem Weg zur Arbeit sein, ein Vollmond oder ein Lieblingsessen. Schaffen Sie es, mindestens einmal am Tag eine kurze Pause einzulegen und das Leben richtig auszukosten? Können Sie das ohne Einsatz irgendwelcher technischen Hilfsmittel?

Unsere Sternstunden und intensivsten Momente sind oft mit Sinneseindrücken verbunden. Der Geruch von Kiefernholz kann Sie durch Zeit und Raum zurück auf den Spielplatz versetzen, auf dem Sie als Kind so gern waren; der Geruch von Apfelkuchen ruft Erinnerungen an Tage bei Oma hervor; nie werden Sie die Berührung Ihres angehimmelten ersten Yogalehrers vergessen, die damals Ihre Haltung vervollkommnete. An mit Sinnesempfindungen verknüpfte Erlebnisse, die unsere Seele berührt haben, erinnern wir uns am allerbesten. Wenn also das nächste Mal etwas für Sie Bedeutendes passiert, gehen Sie auf die Knie und riechen Sie, tasten Sie, schmecken Sie, horchen Sie.

Das ist die Idee von Yoga + Chocolate: Wir wollen uns daran erinnern, dass wir das Leben als Gefühl, als Klang, als Anblick erfahren können – und nicht nur als ein paar Wörter und Bilder auf einem Monitor.

Oscar Wilde schrieb in seinem Roman *Das Bildnis des Dorian Gray:* „Nichts kann die Seele heilen als die Sinne, so wie nichts die Sinne heilen kann als die Seele."

Wenn wir für Mitmenschen wirklich voll da sein wollen, sollten wir so dynamisch, aktiv, selbstbestimmt und SEELENVOLL wie möglich sein. Um unser Lebensschiff auch durch dunkle Gewässer zu steuern (und die hellen umso mehr zu genießen), brauchen wir Qualitäten wie Intuition, Mitgefühl und Mut. Yoga kann das Feuer des Geistes zwar entfachen, aber man kann nicht immer und überall die Matte ausrollen, wenn man ein Erfolgserlebnis braucht. Fragen Sie sich dann: Können Sie die Gefühle, die Sie sonst beim Yoga erleben, nicht auch mit einem Stück einer köstlichen exotischen Schokolade herbeizaubern, das Sie langsam auf der Zunge zergehen lassen?

Alltägliche Vorlieben und Yoga lassen sich bestens verbinden. Schokolade, Wein und Musik sind Brücken zwischen der uralten Yogapraxis und der modernen Welt. Versuchen Sie es. Gönnen Sie sich nach dem Yoga mal ein Stück Schokolade. Und seien Sie achtsam dabei: Brechen Sie die Schokolade in zwei Teile und horchen Sie bewusst auf das Knackgeräusch. Legen Sie ein Stück auf die Zunge. Spüren Sie die Geschmackssymphonie am Gaumen, aktivieren Sie all Ihre Sinne. Denken Sie dabei an die drei Leitprinzipien von Yoga + Chocolate:

FEIERN SIE DAS LEBEN, UND ZWAR JETZT

Viele denken, sie brauchten einen Grund, um glücklich zu sein: eine gute Note, eine erfolgreiche Diät, eine neue Liebe … Wenn Sie aber immer auf etwas warten, vergehen darüber vielleicht Jahre. Schluss damit! Wecken Sie Ihre Liebe und Leidenschaft jetzt sofort!

SCHOKOLADE IST REICH AN FLAVONOIDEN

Menschen, die über 100 Jahre alt werden, sind nicht unbedingt extrem gesundheitsbewusst, sie leben nicht unbedingt vegan und sind auch keine Yogis. Aber sie über haben Qualitäten wie Humor, Belastbarkeit und Lebensfreude. Der mutmaßlich älteste Mensch, der je gelebt hat, war Jeanne Calment. Sie wurde 122 Jahre alt und aß jede Woche etwa ein Kilo Schokolade! Sollten Sie sich je Gedanken über die wahre Bedeutung des Begriffs „Lebensfreude" gemacht haben, sehen Sie sie hier verkörpert.

GLÜCKLICH IST DAS NEUE GESUND

Ich frage viele Menschen, ob sie ihr Leben genießen. Die Antwort kommt selten spontan. Ich höre eher „Na ja, es geht so", „Manchmal" oder „Nicht so, wie ich es mir wünschen würde". Falls auch Ihre Antwort kein eindeutiges „Ja!" ist, müssen Sie etwas ändern.

Wenn meine Freundin mit ihren Kindern über Sex redet, rät sie ihnen: „Wenn es sich nicht gut anfühlt, machst du etwas falsch." Das lässt sich auf das ganze Leben anwenden. Bevor Sie einen Haufen Zeit, Energie und Geld investieren, um gesund zu bleiben, abzunehmen, im Yoga besser zu werden …, sorgen Sie erst einmal dafür, dass Sie Ihr Leben genießen. Nehmen Sie sich gleich heute etwas Zeit, sich glücklich zu schätzen, in der Sonne spazieren zu gehen, die Musik aufzudrehen … Und essen Sie um Himmels willen ein Stück Schokolade!

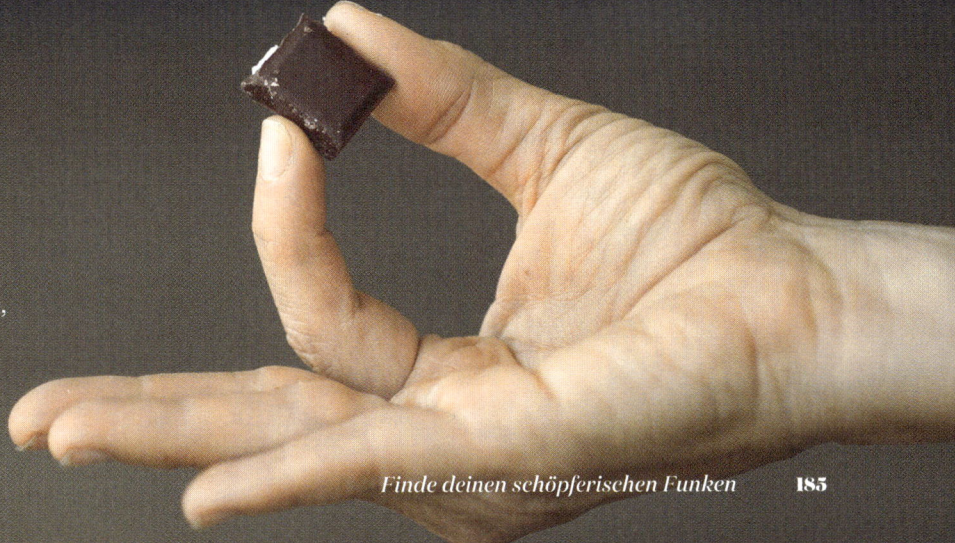

Finde deinen schöpferischen Funken

EINE EIGENE ÜBUNGSFOLGE GESTALTEN   ERICA JAGO

Hier beschreibe ich eine praktische, aber intuitive Methode zum Erstellen einer Übungssequenz, die komplexe Erfahrungen für Ihre Kreativität und Spiritualität bietet. Dieser Prozess hilft dabei, Ihre Stimme zu entwickeln und bei der Lehrtätigkeit ausdrucksstark zu sein. Konzipieren Sie eine Sequenz für eine Gruppe oder nur für sich selbst. Orientieren Sie sich am Beispiel hier und versuchen Sie es selbst.

YOGA GESTALTEN: SCHRITT FÜR SCHRITT

1. Sankalpa Schreiben Sie drei bis fünf Sankalpa-Sätze (kurze positive Leitsätze). Damit kommunizieren Sie zu Beginn klar die Stimmung oder Absicht eines bestimmten Leitgedankens. Ich finde es hilfreich, sich nur ein Wort zu überlegen oder das Thema mit einem Zitat oder Gedicht zu beseelen.

Sankalpa

Unsere Aufgabe besteht heute darin, heilende Achtsamkeit um das Herz zu entwickeln.

Je mehr Herzachtsamkeit wir haben, desto stärker wird unsere Verbindung mit anderen, mit uns selbst und mit dem Gefühl schierer Freude sein.

2. Anatomische Ebene Nun beschreiben Sie in einer kurzen Aufzählung, welche Körperbereiche im Mittelpunkt stehen sollen. Damit geben Sie die Ausrichtung für die Positionen vor.

Anatomische Ebene

1. Hüfte nach oben strecken
2. Köpfe der Oberarmknochen nach hinten und unten
3. untere Spitzen der Schulterblätter in Richtung Herzrückseite
4. Schlüsselbeinregion dehnen

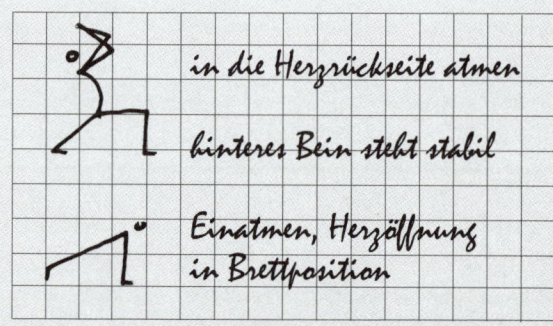

in die Herzrückseite atmen

hinteres Bein steht stabil

Einatmen, Herzöffnung in Brettposition

3. Übungsfolge *Es folgen die Übungen selbst in Form von Strichmännchen. So haben Sie übersichtlich vor Augen, welche Positionen Sie ausführen lassen wollen.*

4. Gipfelposition *Legen Sie den Punkt höchster Aktivität fest.*

5. Drei Blöcke *Die Übungssequenz zeichnen Sie in drei Reihen auf, die erste für die Aufwärmpositionen, die zweite für die Abfolge bis zur Gipfelposition und die dritte für die Phase vor der Entspannungslage Savasana am Ende. Jeder Teil soll etwa gleich lang sein, also bei einer Stunde Yoga jeweils 20 Minuten.*

Gipfelposition

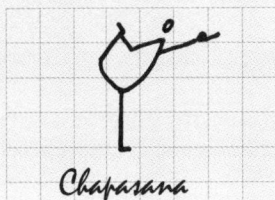

Chapasana

Ziel: 60 Min. Übungsfolge für die Herzöffnung

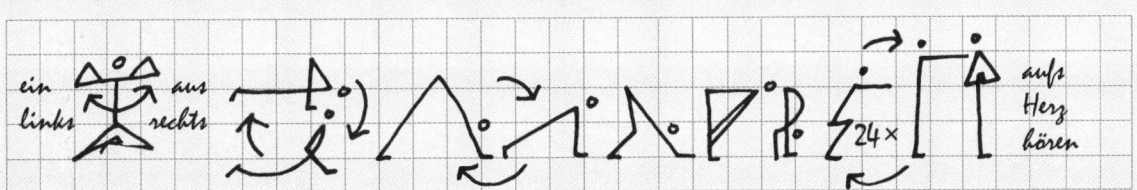

WELLE EINS   ZEIT: 20 Min.

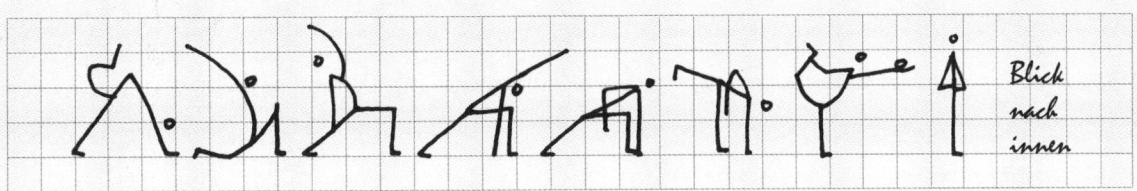

WELLE ZWEI   ZEIT: 20 Min.

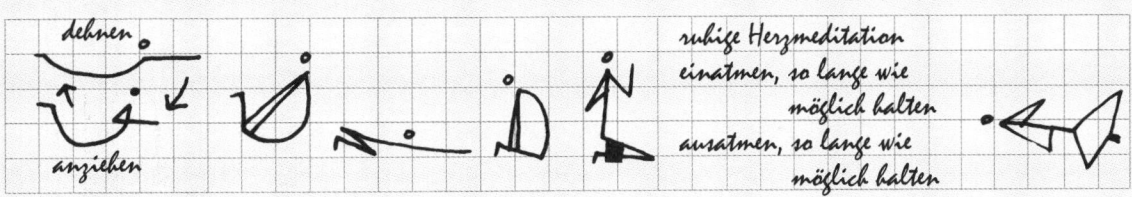

WELLE DREI   ZEIT: 20 Min.

6. Ansagen *Entwickeln Sie das Thema weiter, indem Sie ein paar kurze Sätze aufschreiben, die Sie sporadisch einsetzen können, um den Sinn der Positionen zu vertiefen.*

ANSAGEN

| Gib bei jedem Atemzug dem Herzen eine Stimme. | Zaubere dir ein Lächeln auf die Brust. | Erhebe dein Herz aus dem Bauch. | Verweile im Sitz des Herzens und sei bereit, alles zu erleben. |

Finde deinen schöpferischen Funken

Finde deinen schöpferischen Funken
WENN DU FLIEGEN WILLST, NIMM DICH SELBST LEICHT!

GINA CAPUTO

Lassen wir unserer Wildheit freien Lauf. Mit Spaß-Variationen von Standard-Asanas können wir den Bewegungsapparat in Schwung bringen. Hier geht es weniger um Genauigkeit als um ein kreatives Erzeugen von starken Schwingungen und von Lachen.

Welle eins *Aufwärmen*

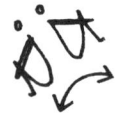

ROCK 'N' ROLL-APANASANA
Wiege vor und zurück und rolle hin und her.

Bau Spannung auf und schieß dann hoch, sodass du gereckt mit hochgestreckten Armen dastehst.

LÄCHELN

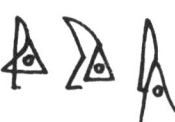

Von der gestreckten Haltung gehst du in die Vorbeuge aus dem Stand **UTTANASANA**. *Lass die Arme baumeln und schlenkern.*

Welle zwei *Sonnengrüße*

PULSIERENDER AUSFALLSCHRITT
mit den Fingerspitzen auf dem Boden.

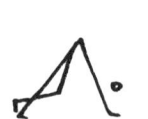

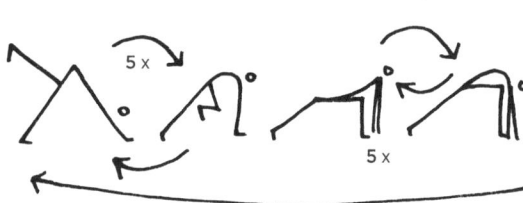

Tripple mit den Füßen im Takt der Musik.

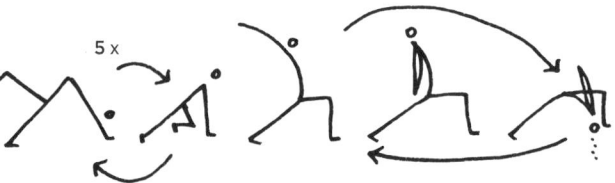

Richte dich zum **KRIEGER I** *auf, klatsche in die Hände und beuge dich* **3 x** *zum* **FRIEDVOLLEN KRIEGER**. *Nach dem letzten Mal schüttelst du alles vom Kopf ab, was ihn beschwert!*

Welle drei *Kern*

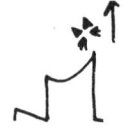 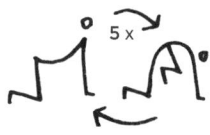 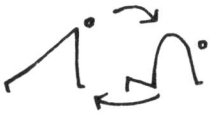 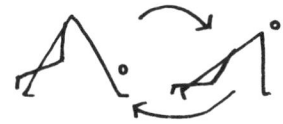

Gehe in die Haltung Katze **BIDILASANA** *und schnuppere* **5 x** *an Katzenminze.*

Knie an die Nase. Wiederholung!

Im **BRETT** *einatmen, beim Ausatmen die Knie nach unten.*

Jetzt zum Takt der Musik etwas schneller werden. Hast du genug, komm zurück in die Haltung **KATZE**. *Tobe dich von dort in alle Richtungen aus.*

UTTANASANA
Noch einmal in der Vorbeuge mit den Armen schlenkern, solange es Spaß macht.

Welle eins

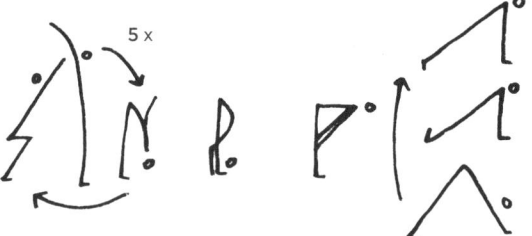

Vom hinteren Teil der Matte aus Füße zusammen für **UTKATASANA** (Stuhlposition). Die Arme im Bogen hochführen und dann nach unten und hinten schwingen, und zwar **5 x**, begleitet von sehr, wirklich sehr tiefen Atemzügen.

Mit den Füßen nach hinten in die Position **BRETT** mit Drehung gehen, Füße nebeneinander, dann zurück zum **HERABSCHAUENDEN HUND**.

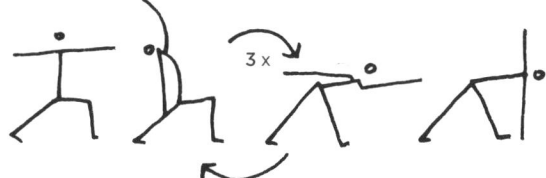 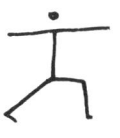

Rechtes Bein hoch bis zur Grundhaltung von **KRIEGER II**. Einatmen, hoch zum **REVERSE WARRIOR**, ausatmen bis zum **HALBEN DREIECK**.

5 ATEMZÜGE lang **DREIECK**.

Einatmen, zurück zum **KRIEGER II**; dann beide Füße nach außen drehen: Position **TEMPEL** oder **GÖTTIN**.

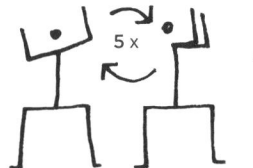

Hebe die Arme wie ein Handballtorwart. Einatmen und Arme weit öffnen; ausatmen und sie kraftvoll zusammendrücken.

Von dort zurück zu **KRIEGER II**. Hände auf den Boden, **AUSFALLSCHRITT**, hinteres Knie beugen, Gewicht nach hinten verlagern und in den **HALBEN SPAGAT** gehen.

Nun wieder nach vorne in den Ausfallschritt gehen, dieses Mal mit dem anderen Bein. Danach **HERABSCHAUENDER HUND**.

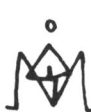 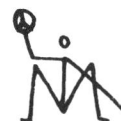 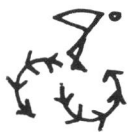 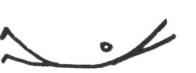 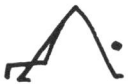

Füße nach vorne nehmen und in die Position **MALASANA** gehen, eine tiefe Hocke. Zeige, dass du ein guter **HIPPIE** bist und mache auf beiden Seiten das **PEACEZEICHEN**.

Nun hebst du die Hüften an und versuchst, die Schultern hinter die Knie zu bringen. Halte deine Fußknöchel und probiere, im **SUMOGANG** im Kreis zu laufen. Danach den Rumpf ausschütteln.

Führe entspannt ein Vinyasa aus: vom **BRETT** zum **CHATURANGA** zur **HEUSCHRECKE** und abschließend zum **TANZENDEN HERABSCHAUENDEN HUND**. *Los geht's!*

Finde deinen schöpferischen Funken

Welle zwei

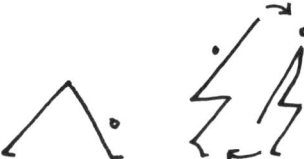 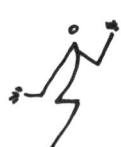 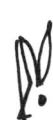 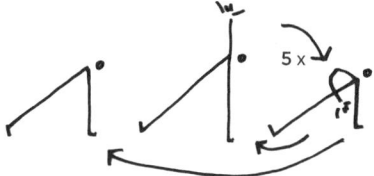

Mit den Händen zurück zu den Füßen krabbeln und die Füße wieder zusammenführen. Dieses **UTKATASANA** *wird mit schwingenden Armen, aber dieses Mal auf den Zehenspitzen ausgeführt!*

In der Position bleiben und dabei **20 x** *mit den Fingern schnippen!*

Genieße ein schön langes **FRECHES UTTANASANA** *mit nach oben gestreckten Armen (Hände verschränkt). Beuge das linke und rechte Knie, um den Brustkorb dem Himmel zuzuwenden.*

Mit den Händen voraus in die Position **BRETT** *gehen. Beide Fersen nach rechts fallen lassen, einatmen, den linken Arm heben und diagonal auf und ab bewegen à la „Stayin' Alive":* **DISCO MUDRA!** *Dann Seitenwechsel.*

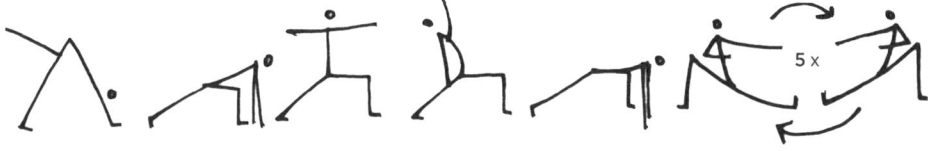

Im **HERABSCHAUENDEN HUND** *einatmen, rechtes Bein hochführen, ausatmen und in die Grundhaltung* **KRIEGER II** *gehen. Einatmen, in den* **REVERSE WARRIOR** *übergehen. Dann herunterkommen und die Haltung* **NINJA SKANDASANA** *einnehmen, fließend zuerst nach links, dann nach rechts.*

Nach vorne schauen, nicht nach unten!

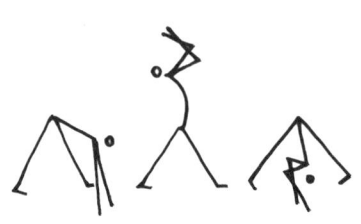 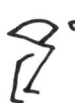 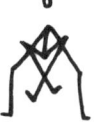 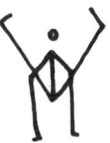

Am Ende sind die Beine gerade zur Seite gestreckt, und du gehst zu **PRASARITA PADOTTANASANA** *über. Beim Einatmen die Arme hochheben und kreuzen wie bei* **GARUDASANA** *(Adlerhaltung); noch einmal nach vorne beugen. Zur anderen Seite wiederholen.*

MALASANA
Hebe die Hüften und bringe die Schultern hinter die Knie, wie bei den Sumokreisen in Welle eins. Lege die Hände hinter die Fersen auf den Boden oder auf Blöcke.

Beuge die Ellbogen, damit du dich auf deinen Armrückseiten abstützen kannst. Drück die Beine in die Arme und probiere, ob du die Füße kreuzen und den Po anheben kannst!

Hast du das geschafft, versuche zunächst jeweils ein Bein auszuklappen und dann beide, um so ins **TITTIBHASANA** *zu gelangen. Jedes Mal, wenn du umfällst, lache noch lauter als vorher darüber! Früher oder später landen wir alle auf dem Po. Lass die Arme möglichst hinter den Knien.*

Welle drei

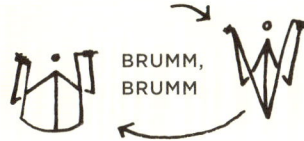

Immer noch auf dem Po sitzend, versuchst du jetzt die Fersen zusammenzuführen. Die Arme sind weiterhin unter den Beinen. Pack aus dieser Haltung deine Füße wie die Griffe eines Fahrradlenkers.

Probier aus, ob du die Brust herausstrecken und dich dann nach vorne beugen kannst.

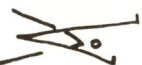

Ziehe die Mundwinkel nach oben.

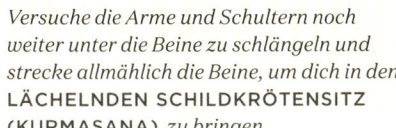

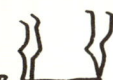

Versuche die Arme und Schultern noch weiter unter die Beine zu schlängeln und strecke allmählich die Beine, um dich in den **LÄCHELNDEN SCHILDKRÖTENSITZ (KURMASANA)** zu bringen.

Streck Arme und Beine nach oben und schüttle sie kräftig (**HERAUF-SCHAUENDER NASSER HUND**).

Playlist für den kreativen Funken

Ausgewählt von Kelly Casey

Alle Songs von Michael Franti & Spearhead

Hello Bonjour — *Yell Fire!*

Say Hey (I Love You) — *All Rebel Rockers*

The Sound of Sunshine — *The Sound of Sunshine*

Hey Now Now — *Yell Fire!*

I'm Alive (Life Sounds Like) — *All People*

What I Got - Look At All the Love We Found — *A Tribute to Sublime*

See You In The Light — *Yell Fire!*

Love Is Da Shit — *Home*

Ganja Baby — *Songs From The Front Porch — An Acoustic Collection*

Stay Human (Stereo Steambath Remix) — *Traveler '02*

Life Is Better With You (Acoustic Mix) — *All People*

Have A Little Faith — *All Rebel Rockers*

Abschluss

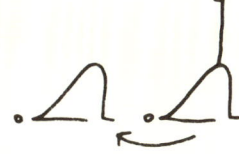 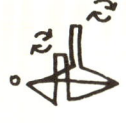 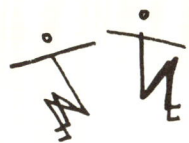

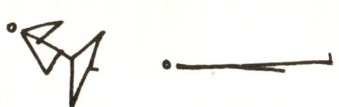

Füße nach unten für die **BRÜCKE**. Rechtes Bein gerade hochstrecken, bis es anfängt zu zittern. Das gleiche mit dem linken Bein. Dann alle Körperteile wieder zu Boden führen und die Haltung **STRAMPELNDES HAPPY BABY** einnehmen. Greife deine Füße und bewege die Beine wie auf dem Fahrrad. Damit massierst du dir den Rücken und hältst den Geist eines glücklichen Babys lebendig. Schlage die Oberschenkel übereinander für eine **DREHUNG IN RÜCKENLAGE**. Wiederhole das zur anderen Seite. 5 Atemzüge pro Seite. Zuletzt führst du die Fußsohlen zusammen und liegst in der Haltung **SUPTA BADDHA KONASANA** auf dem Rücken, die linke Hand auf dem Herzen, die rechte auf dem Bauch. Löse die Haltung auf und schließe entspannt mit der glücklich machenden Haltung **SAVASANA** ab.

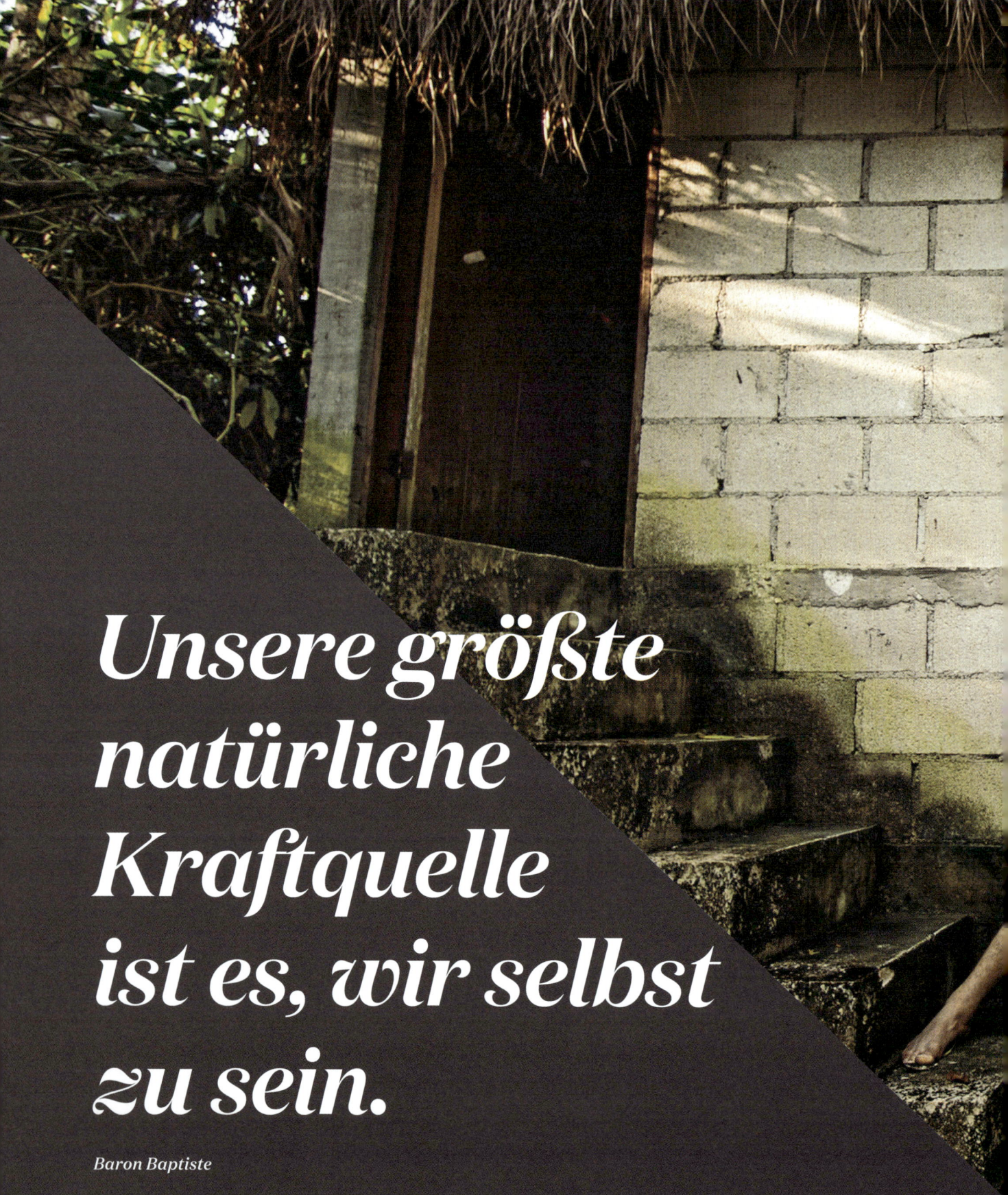

Unsere größte natürliche Kraftquelle ist es, wir selbst zu sein.

Baron Baptiste

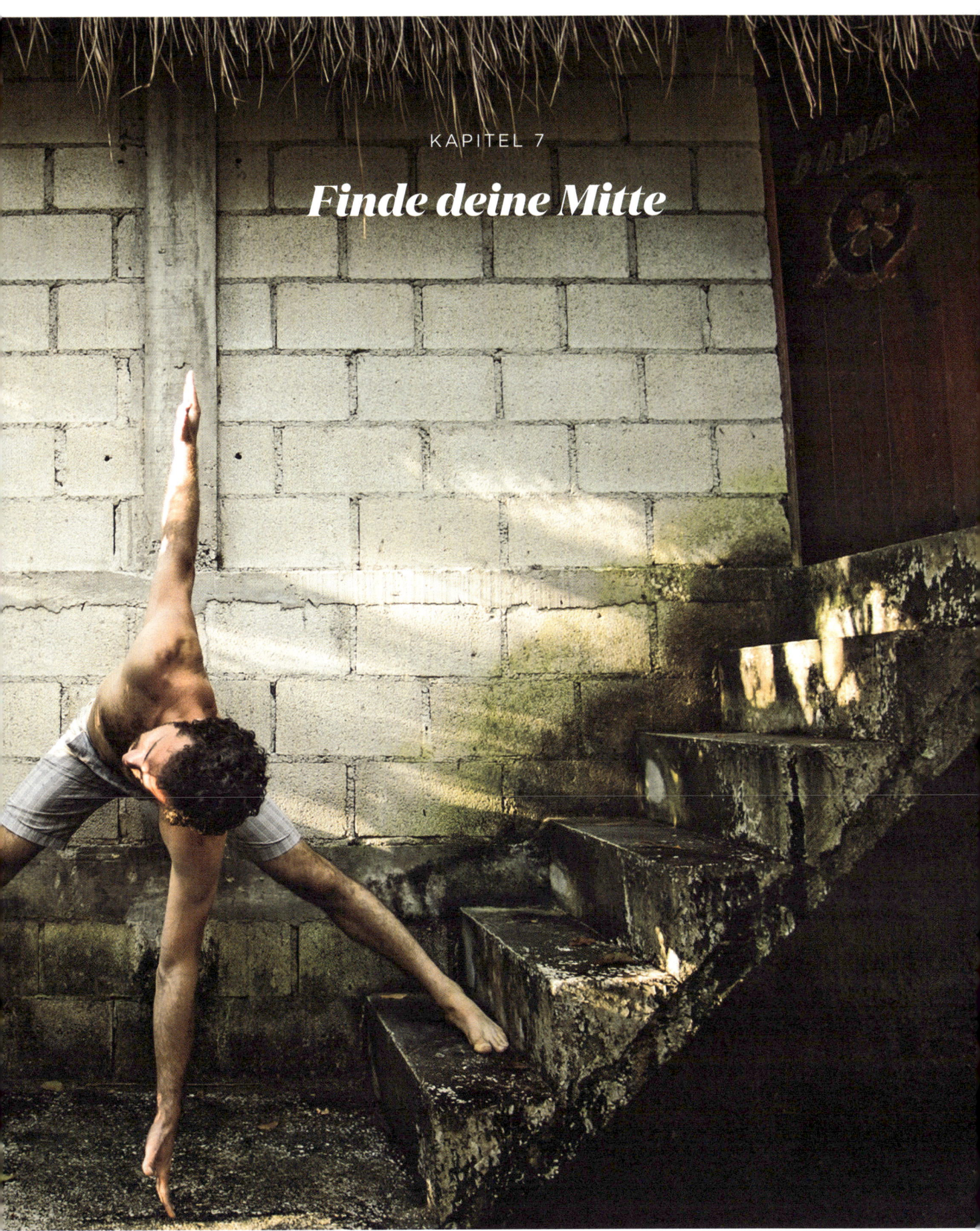

KAPITEL 7

Finde deine Mitte

FINDE DEINE MITTE UND BEWAHRE DEN SEGEN

NICOLE LINDSTROM

Während dieser Reise sind wir jederzeit fähig, unsere Mitte zu finden. Der einzigartige Punkt, von dem aus alles kreist, von dem aus alles strahlt. Diese Verbindung zum wahrhaftigsten Selbst hat die Kraft, Träume wahr werden zu lassen und Gedanken zu verwirklichen.

Unsere Mitte ist inmitten des Chaos immer da. Es erfordert aber Übung, sie zu finden. Wir brauchen Geduld und Ausdauer und müssen behutsam zuhören. Wir müssen anwesend sein und loslassen.

Wenn wir uns von dem trennen, was seinen Zweck erfüllt hat, und uns dann neu einstellen, gelangen wir in unsere Mitte. Von dort können wir uns selbst und unsere Vollkommenheit ehren und dabei im Gleichgewicht bleiben. Hier erkennen wir, dass unsere Worte, Gedanken und Handlungen von einem Ort der Wahrheit kommen.

Nimm Platz.

Schließe die Augen.

Finde deine Mitte.

Bewahre deine Segnungen.

Gehe von deiner Mitte aus und erlaube deinen höchsten Bestrebungen, Form anzunehmen und zu erblühen. Lebe von innen heraus mit tiefem Mitgefühl, klarem Bewusstsein und ehrlichem Interesse. Erkenne das Gute in dir und allen anderen Menschen.

Du bist angekommen. Willkommen.

FINDE DEINE MITTE: DIE DREI SCHÄTZE DES QI GONG

THOMAS DROGE

Die drei Schätze in der taoistischen Philosophie sind Himmel (Sonne, Mond und Sterne), Erde und Mensch, wobei der Mensch im Zentrum steht. Dem Begriff der Drei Schätze begegnet man im Taoismus häufig. Die Drei Schätze des Menschen zum Beispiel sind Essenz/angeborene Gesundheit, Lebenskraft/Atem und Geist/Bewusstsein.

Besonders bemerkenswert an der taoistischen Sichtweise ist, dass es beim Zentrieren nicht darum geht, einen statischen Zustand oder eine Art Ankunft an einem bestimmten Punkt zu erlangen. Es geht vielmehr um ein dynamisches Bewusstsein dafür, die Mitte zu pflegen, die uns mit Himmel und Erde in Einklang bringt.

Der Erste Schatz

DER HIMMEL

Stellen wir uns einen Moment die Sonne mit ihrer Hitze und Kraft vor. Ihre Schwerkraft zieht alles um sie herum an. Es ist ihre ureigene Aufgabe, Hitze und Licht zu erzeugen, zu brennen und zu explodieren, endlos das Leben zu verschlingen und zum Ausdruck zu bringen. Die Sonne nutzt ihre ganze Kraft, um die Erde anzuziehen und sie – gleich Shiva, dem Gott der Schöpfung und Zerstörung – in Energie umzuwandeln.

Der Zweite Schatz

DIE ERDE

Um die Sonne schießt die Erde mit rund 107 200 Kilometern pro Stunde durchs All, wild entschlossen, auf ihrer eigenen Bahn zu bleiben. Die Erde und die Sonne erzählen eine uralte Geschichte der Anziehung, eines Kräftegleichgewichts in harmonischer Opposition. Die Sonne versucht unaufhörlich, die Erde in ihren Einflussbereich zu bringen, und die Erde versucht, ihr zu entwischen. Die Schwerkraft und die Geschwindigkeit sind Teil ihres Wesens und halten sie in einem scheinbar unendlichen Gleichgewichtszustand.

Der Dritte Schatz

DIE MENSCHEN
(UND DAS IRDISCHE LEBEN)

Menschen können nur in dem potenziell explosiven, aber ausgeglichenen Zustand von Sonne und Erde im All existieren. In der Dynamik dieser beiden himmlischen Liebenden entsteht und gedeiht das menschliche Leben. Eine Balance zu finden bedeutet, die Energie dieser beiden großartigen Lebensformen, die in unseren Körpern schwingt, zu spüren und sie in uns in Harmonie zu bringen.

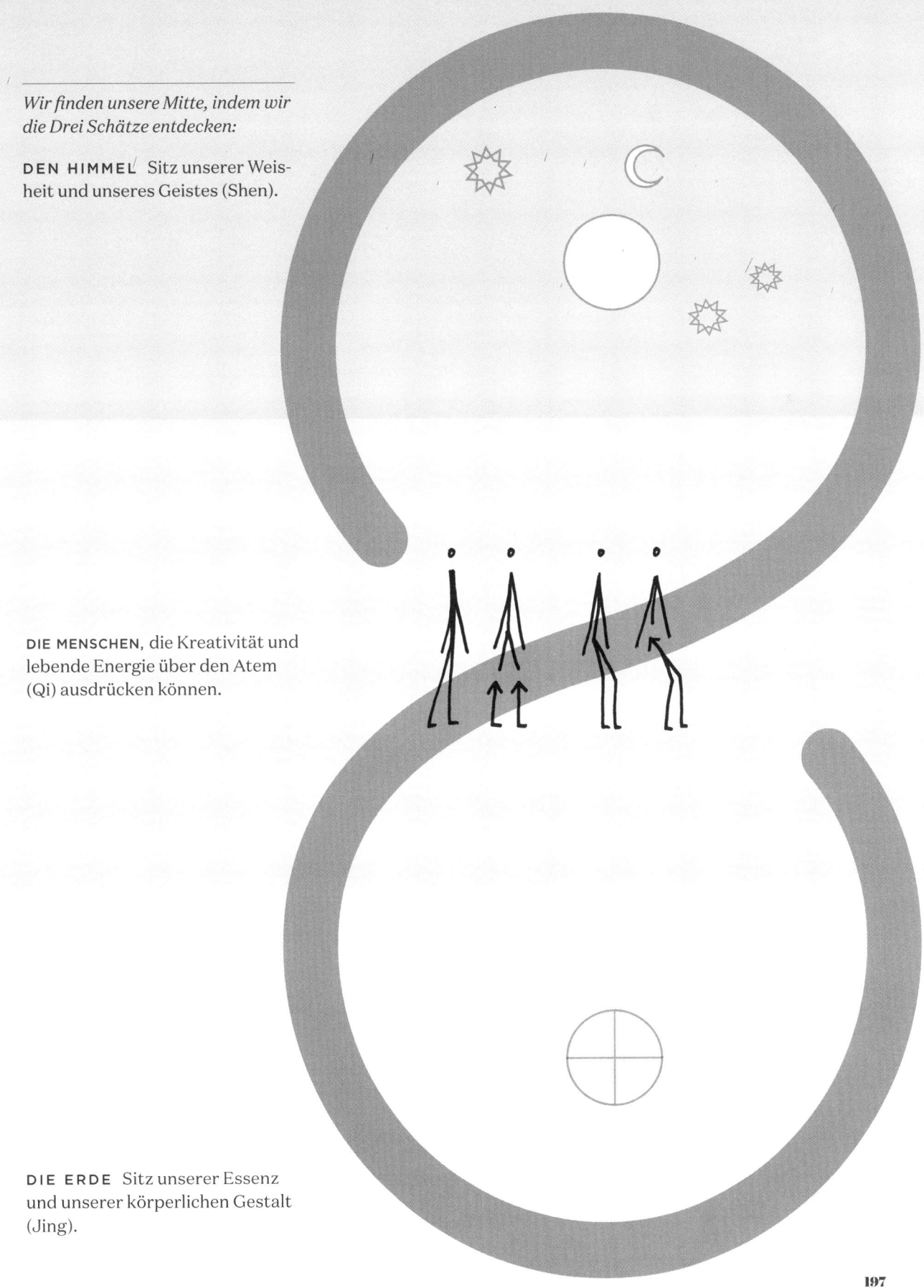

Wir finden unsere Mitte, indem wir die Drei Schätze entdecken:

DEN HIMMEL Sitz unserer Weisheit und unseres Geistes (Shen).

DIE MENSCHEN, die Kreativität und lebende Energie über den Atem (Qi) ausdrücken können.

DIE ERDE Sitz unserer Essenz und unserer körperlichen Gestalt (Jing).

STEHENDE POSITION

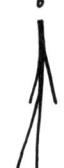

Stellen Sie sich hin, die Beine schulterbreit auseinander und die Außenkanten der Füße parallel. Fußknöchel und Knie bleiben locker.

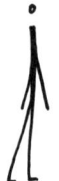

Um ein Knie locker zu bekommen, drücken Sie es zunächst durch und ziehen die Kniescheibe hoch. Dann lassen Sie wieder los, bis das Knie ganz leicht gebeugt ist.

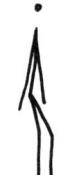

Wenn die Knie nicht durchgedrückt sind, kann die Energie aus der Erde gut durch die Beine nach oben fließen.

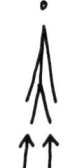

Spannen Sie sanft den Beckenboden an; spüren Sie die Verbindung zwischen dem inneren Oberschenkel und dem Beckenboden bis hoch zur Hüfte und zum Unterbauch.

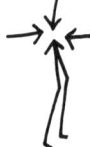

Lockern Sie die Region um die Lendenwirbelsäule und spannen Sie sanft die Rumpfmuskeln an, sodass Sie eine leichte Spannung im vorderen Beckenbereich spüren, der funktionell mit dem unteren Rücken verbunden ist.

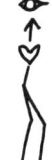

Lockern Sie den Brustkorb, lassen Sie die Schultern fallen und spüren Sie die Energie, die vom Herzraum nach oben strömt und das Hals-Chakra öffnet. Sie erlaubt der Herzseele, sich mit dem Dritten Auge zu verbinden, das die Taoisten „oberes Elixierfeld" nennen.

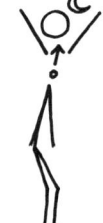

Öffnen Sie Ihr Himmelstor oder Kronenchakra am Scheitel und verbinden Sie sich mit den Energien der Sonne, des Mondes und der Sterne. Die Arme hängen locker seitlich herab.

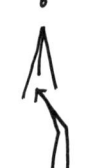

Machen Sie drei tiefe, reinigende Atemzüge und entlassen Sie die Spannung aus dem Körper. Bringen Sie Ihr Bewusstsein ganz ins Hier und Jetzt. Nehmen Sie sich einen Moment Zeit, um die Konzentration nach innen zu lenken, Ihren Atem zu beobachten und nach innen zu blicken und zu hören.

ERDPOSITION

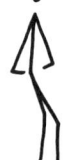

Nach **5** ruhigen Atemzügen atmen Sie ein und führen die Hände – mit dem Handteller zum Bauch – langsam nach vorne bis vor den Unterbauch.

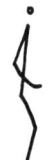

Die Mitten der Handflächen sollten sich jeweils ein paar Zentimeter vor der Mitte der Beckenknochen befinden.

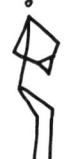

Kleiner, Ring- und Mittelfinger der beiden Hände berühren sich. Die Daumen und Zeigefinger führen Sie langsam zusammen; sie berühren sich nur leicht an den Kuppen und formen ein Dreieck.

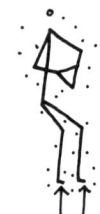

Stellen Sie sich vor, wie die nährende Energie der Erde durch die Mitte Ihrer Fußgewölbe aufsteigt. Dieser Punkt in der Mitte der Füße wird in der Akupunktur „Sprudelnde Quelle" genannt.

Spüren Sie in Ihrem Körper die tief verwurzelte Stabilität der Berge, die Anpassungsfähigkeit der Wälder und das Strömen der Flüsse und Meere. Dies ist die Kraft und Ruhe der Erde. Machen Sie 5 bis 10 ruhige Atemzüge oder nehmen Sie sich nach Wunsch mehr Zeit.

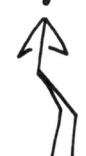 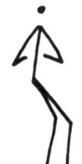 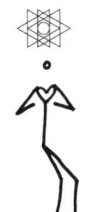 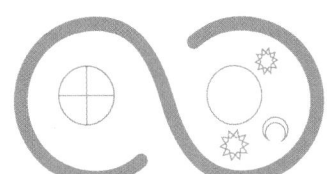

MENSCHEN-POSITION

Von der letzten Position aus führen Sie die Hände langsam hoch bis etwa auf Herzhöhe; die Handflächen weisen zum Körper.

Die Schultern sollten entspannt nach unten fallen und die Ellbogen sich etwas unter Schulterhöhe befinden; die Knie sind weiterhin nicht durchgedrückt, sondern leicht gebeugt; das Becken leicht vorgekippt. Das Himmelstor ist immer noch offen und verbindet Sie mit Sonne, Mond und Sternen.

Diese Position ist die des Menschen, des Prana oder Qi. Die Position der Transformation, des Ortes, an dem wir von den nährenden Ressourcen der Erde zur Weisheit der Himmelskörper übergehen.

Richten Sie den Atem dorthin, wo Sie Anspannung verspüren, und atmen Sie hindurch. Spüren Sie, wie die Kräfte über Ihnen – in den Sternen und der Sonne – und unter Ihnen in der Erde die Veränderung durch Ihren Atem anregen.

Spüren Sie, wie sich die Erde mit der Mitte Ihres Körpers und der Mitte der Sonne verbindet. Machen Sie 5 bis 10 ruhige Atemzüge oder nehmen Sie sich so viel Zeit, wie Sie möchten.

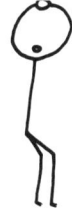 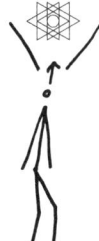 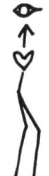 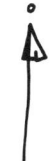

HIMMELS-POSITION

Jetzt führen Sie die Hände noch weiter hoch – gen Himmel. Die Handflächen zeigen nach oben. Führen Sie die Arme kreisförmig hoch, so als ob Sie eine Schüssel mit Obst über dem Kopf halten würden. Die Schultern lassen Sie nach unten fallen und ziehen die Schulterblätter zusammen. Dies ist die Himmelsposition, in der Sie sich mit der Energie der Sonne verbinden.

Spüren Sie die Wärme der Sonne, wie ihre aktivierende Energie in Ihre Hände strömt und den Körper wärmt. Öffnen Sie das Kronenchakra, Ihr Himmelstor, und verbinden Sie sich mit Geist und Weisheit der Sterne. Konzentrieren Sie sich auf Ihr spirituelles Ich, Ihr höheres Bewusstsein, Ihr Metabewusstsein.

Mithilfe des Atems öffnen Sie das Dritte Auge und beginnen, Ihre innere Vision zu sehen. Nehmen Sie die Verbindung und wechselseitige Bedingtheit aller Dinge wahr und wie wir alle Teil derselben universellen Energie sind.

Atmen Sie langsam tief ein, führen Sie die Füße zusammen, sodass sich die Knöchel berühren. Im Ausatmen senken Sie die Arme in die Gebetsposition vor der Brust. Nehmen Sie sich Zeit, um das Zentrum Ihres Bewusstseins zu spüren und das Mitgefühl, das sich in der Fürsorge für andere und mit der Erde zeigt. Lösen Sie die Gebetsposition auf und freuen Sie sich auf einen zentrierten Tag.

Bleiben Sie eine Weile in dieser Position und überlegen Sie, ob es ungeklärte Fragen für Sie gibt oder Entscheidungen anstehen, die Ihnen schwerfallen. Meditieren Sie einige Atemzüge lang darüber und geben Sie einer aufsteigenden Antwort Raum. Keine Sorge, wenn sie nicht gleich kommt; solche Antworten dringen eher allmählich ins Bewusstsein – wie eine Blüte, die sich ganz langsam öffnet. Machen Sie 5 bis 10 ruhige Atemzüge oder nehmen Sie sich so viel Zeit, wie Sie möchten.

Finde deine Mitte

BAUCHGEFÜHL SCHUYLER GRANT

Wir leben in einer ambivalenten Kultur, die von Konflikten zwischen Kopf und Herz, Denken und Gefühl, Geist und Emotionen dominiert wird. Diese Kultur kennt nicht das niedrigere und tiefere Zentrum von Bewusstsein und von Willen und Wollen ... Ein altes taoistisches Sprichwort sagt: „Wenn du krank bist, suche nicht nach Heilung. Finde deine Mitte, und du wirst gesund werden." Das kleine Ich regiert nur im Kopf. Das große Selbst ist der Körper als Ganzes.

Peter Wilberg

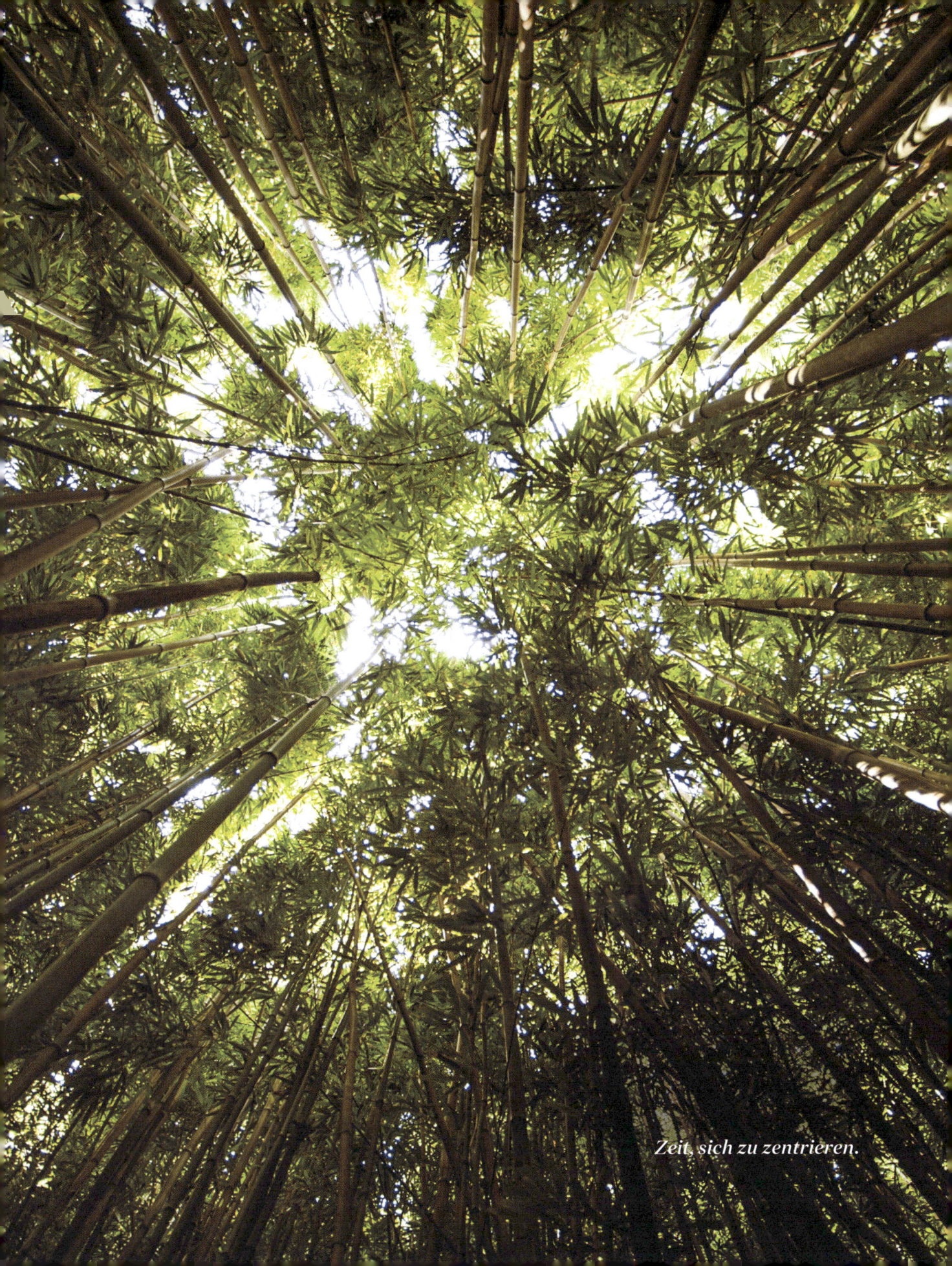
Zeit, sich zu zentrieren.

Yogis verbringen viel Zeit mit Dingen, die andere Menschen zum Gähnen langweilig finden. Das kann zum Beispiel die Nutation des Kreuzbeins sein oder die Konzentration auf die Wechselbeziehungen im vegetativen Nervensystem. Da Sie bereits in Kapitel 7 angekommen sind und also zu den fortgeschrittenen Yogis gehören, haben Sie sich vielleicht schon Gedanken gemacht über das Zusammenspiel des auch „Ruhenerv" oder „Erholungsnerv" genannten (und trotzdem die Verdauung anregenden) Parasympathikus einerseits und des Sympathikus andererseits, der in Gefahrensituationen die Reaktionen Flucht oder Angriff im Körper auslöst. Weniger bekannt, auch bei uns Nabelschauern, ist hingegen der dritte Teil des Nervensystems, das enterische Nervensystem (ENS) im Magen-Darm-Trakt.

Weil man die Logik der Intuition vorzieht, hat das Bauchgefühl in den letzten Jahrhunderten keine wichtige Rolle gespielt. Doch allmählich zeichnet sich ein Bewusstseinswandel ab, nicht nur im Körper-Geist-Universum, sondern auch in wissenschaftlichen Kreisen.

In der Medizin gibt es ein noch junges Fachgebiet, die Neurogastroenterologie, und einen neuen Namen für den Bauch, nämlich „das zweite Gehirn". Die Neurobiologin Candace Pert sagt, dass sich das Gehirn zwar im Schädel befindet, der Geist aber im gesamten Körper.

Ein natürlicher Cocktail chemischer Stoffe im Darm regelt unsere Emotionen, unser Energie- und unser Schmerzniveau ebenso wie die Schlafqualität. Kopf und Bauch tauschen unentwegt elektrische Botschaften aus. Der Magen-Darm-Trakt hat unglaublich viele wichtige Funktionen: Insgesamt befinden sich dort 100 Millionen Nervenzellen – mehr als im Rückenmark. Der Darm beherbergt Neuropeptide (Botenstoffe) und wichtige Zellen des Immunsystems. Das ENS nutzt mehr als 30 Neurotransmitter, zum größten Teil die gleichen, die man auch im zentralen Nervensystem findet. Der Darm stellt etwa die Hälfte des körpereigenen Dopamins und 90 Prozent des Serotonins her. Außerdem weist er natürliche Benzodiazepine auf, psychoaktive Substanzen wie die Medikamente Valium und Xanax. Was sich auf den Magen auswirkt, wirkt sich direkt aufs Gehirn aus und umgekehrt.

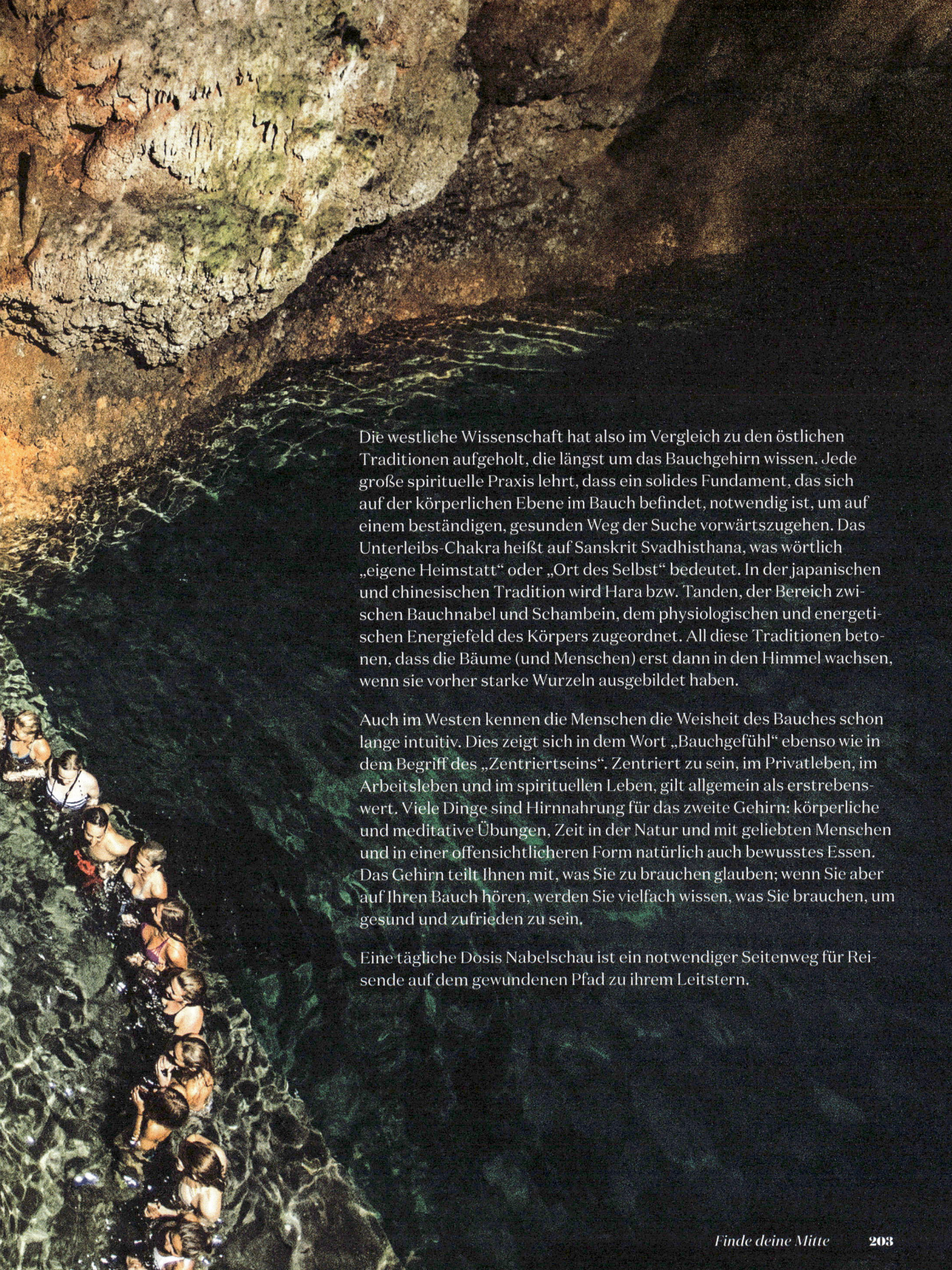

Die westliche Wissenschaft hat also im Vergleich zu den östlichen Traditionen aufgeholt, die längst um das Bauchgehirn wissen. Jede große spirituelle Praxis lehrt, dass ein solides Fundament, das sich auf der körperlichen Ebene im Bauch befindet, notwendig ist, um auf einem beständigen, gesunden Weg der Suche vorwärtszugehen. Das Unterleibs-Chakra heißt auf Sanskrit Svadhisthana, was wörtlich „eigene Heimstatt" oder „Ort des Selbst" bedeutet. In der japanischen und chinesischen Tradition wird Hara bzw. Tanden, der Bereich zwischen Bauchnabel und Schambein, dem physiologischen und energetischen Energiefeld des Körpers zugeordnet. All diese Traditionen betonen, dass die Bäume (und Menschen) erst dann in den Himmel wachsen, wenn sie vorher starke Wurzeln ausgebildet haben.

Auch im Westen kennen die Menschen die Weisheit des Bauches schon lange intuitiv. Dies zeigt sich in dem Wort „Bauchgefühl" ebenso wie in dem Begriff des „Zentriertseins". Zentriert zu sein, im Privatleben, im Arbeitsleben und im spirituellen Leben, gilt allgemein als erstrebenswert. Viele Dinge sind Hirnnahrung für das zweite Gehirn: körperliche und meditative Übungen, Zeit in der Natur und mit geliebten Menschen und in einer offensichtlicheren Form natürlich auch bewusstes Essen. Das Gehirn teilt Ihnen mit, was Sie zu brauchen glauben; wenn Sie aber auf Ihren Bauch hören, werden Sie vielfach wissen, was Sie brauchen, um gesund und zufrieden zu sein.

Eine tägliche Dosis Nabelschau ist ein notwendiger Seitenweg für Reisende auf dem gewundenen Pfad zu ihrem Leitstern.

Finde deine Mitte

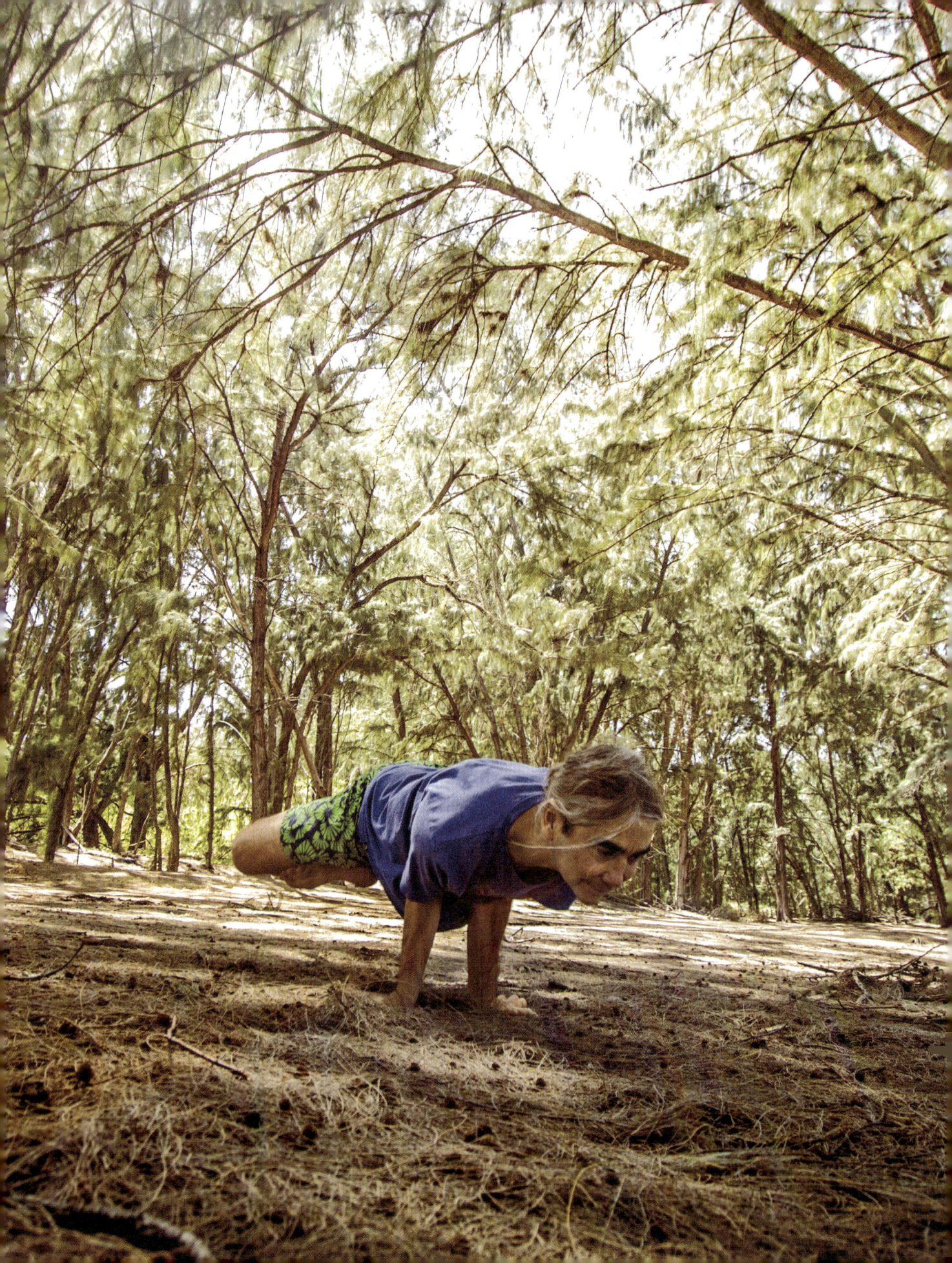

DIE WELLEN DES LEBENS SURFEN

GERRY LOPEZ

Die Welle des Lebens ist eine lange, schwer einschätzbare Reise voller Gefahren. Sie konfrontiert uns mit Quallen des Selbstzweifels, roten Fluten aus Schuld und den unvermeidlichen Strömungen der Angst. Haie, stachlige Seeigel, flache, scharfe Riffe, unruhiges Wasser, Seewinde und weitere Gefahren warten nur darauf, uns untergehen oder zerschellen zu lassen. Wie schaffen wir es, die richtige Welle zu erwischen, aufzustehen, die Welle hinunterzufahren, die Kurve zu kriegen und den Wellenritt sauber abzuschließen?

Yoga lehrt uns, ein Leben in Harmonie mit der Natur zu führen. Der ursprünglichste Lebensvorgang, das Atmen, ist die Grundlage für die Yogapraxis. Wenn wir auf der Matte sind und der Atem ruhig und gleichmäßig fließt, fließt auch die Yogaübung. Was wir dort lernen, können wir auf alle Lebenslagen anwenden, damit wir immer vom richtigen Flow profitieren. Das Prinzip ist stets das gleiche, auch wenn wir uns in Feld und Wald bewegen oder mit dem Surfbrett aufs Meer hinauspaddeln: Wir stimmen uns auf den natürlichen Rhythmus des Landes oder des Meeres ein, um mit der jeweiligen Umgebung zu harmonieren. Nur auf diese Weise können wir hoffen, integraler Bestandteil der Welt zu sein und nicht außerhalb von ihr zu stehen.

Surfen ist so schwierig, weil wir uns dabei einer Welt ausliefern, in der sich alles bewegt und nichts stillsteht. Erfolg stellt sich ein, wenn wir in der Lage sind, im jetzigen Moment zu handeln und konzentriert zu bleiben. Sind wir nicht im Gleichklang mit den natürlichen Wellenbewegungen, kippen wir vom Brett. Bei einer leichten Brandung zahlen wir keinen hohen Preis dafür: weniger Erfolgserlebnis und vielleicht weniger Stolz. Bei hohen Wellen aber kann sich Unkonzentriertheit gefährlich und schmerzhaft auswirken. Das eigene Ich in komplette Harmonie mit den Naturgewalten zu bringen wird am Ende mit Zufriedenheit und einem Erfolgsgefühl ohnegleichen belohnt.

Surfen und Yoga sind schöne Metaphern für das Leben. Es hält nie still, und wenn wir uns nicht mit ihm bewegen, geht es an uns vorbei. Surfen und Yoga lehren uns, uns dem Lebensfluss anzupassen und augenblicksbezogen zu sein. Harmonie im Leben stellt sich ein wie Wellen und Yogasitzungen; nicht immer in perfekter Form, sondern als fortwährender Prozess, von Moment zu Moment, gemäß den Anweisungen, die wir uns selbst geben, und das annehmend, was uns zufällt.

SPIRITUELLES SCHMUCKSTÜCK: IHR HAUSALTAR

TRINITY DOMINO

Für Ihren eigenen Altar brauchen Sie einen heiligen Ort; ein kleines Zimmer oder einfach eine Ecke, die Sie bewusst gewählt haben. Der erste Schritt zum Aufbau eines eigenen Altars besteht im Aufräumen und Saubermachen – für manche der unangenehmste Teil. Es ist wichtig, dass Sie sich ganz auf den Zweck Ihres Altars konzentrieren, wenn Sie den heiligen Platz in Ihrem Zuhause, Büro, Auto oder sogar Garten wählen. Reinigen und entrümpeln Sie den Platz für den Altar und seine Umgebung. Entfernen Sie alles Überflüssige. Am Anfang des Altars steht ein sauberer und leerer Ort.

Nehmen Sie sich nun Zeit, um in sich hineinzublicken und zu erforschen, was in Ihrem Leben ausgedrückt, geehrt oder hervorgerufen werden soll. Sobald Sie wissen oder sich vorstellen können, wie der Altar aussehen soll, fangen Sie mit dem Aufbau an. Für mich ist ein Altar wie eine dreidimensionale Collage, ein Spiegel meiner Träume. Sie werden wahrscheinlich schnell merken, dass Sie alles bereits vorfinden, was Sie für Ihren Altar brauchen. Suchen Sie Dinge zusammen, die ausdrücken, was Sie sich im Leben wünschen. Das können etwa Fotos, Kristalle, Bilder von Gottheiten, heilige Gegenstände, Steine, Erinnerungsstücke, Andenken und Kunst sein. Ihrer Fantasie sind keine Grenzen gesetzt. Stellen Sie außerdem etwas auf den Altar, das regelmäßige Beachtung braucht, also eine Pflanze, Blumen, eine Kerze oder einen Zimmerbrunnen. Wählen Sie etwas, das für Sie Leben repräsentiert, denn Sie richten einen lebendigen Altar ein.

Wenn Sie den Altar ausstatten, nehmen Sie sich Zeit dafür zu spüren, was in Ihnen vorgeht, sich zu ehren und aufkommende Gefühle anzuerkennen. Für den Prozess gibt es keinen Zeitplan, aber Sie dürfen Ihr Ziel nicht aus den Augen verlieren und müssen von Anfang bis Ende Konzentration aufbringen.

Stellen Sie den Altar in die Mitte des Bereichs, den Sie gereinigt und aufgeräumt haben. Dann arrangieren Sie die Gegenstände, die Sie ausgewählt haben. Experimentieren und spielen Sie! Probieren Sie so lange herum, bis es für Sie stimmt.

Nehmen Sie wahr, wie sich die Beziehungen zwischen den Gegenständen für Ihren Altar gestalten. Auf meinem eigenen Altar habe ich mit kleinen bunten Schachteln, umgedrehten Blumentöpfen, Körbchen etc. verschieden hohe Ebenen aufgebaut. Das gibt dem Altar im Gesamteindruck eine dynamische Wirkung.

Trauen Sie sich zu, dass Sie die richtigen Dinge auswählen. Seien Sie gewiss, dass das Ergebnis Ihre Intentionen während der Einrichtung des Altars widerspiegeln wird. Widerstehen Sie der Versuchung, den Prozess neu zu überdenken; bleiben Sie zentriert in Ihrem Herzen.

Wenn Sie mit Ihrer Schöpfung zufrieden sind, nehmen Sie sich Zeit, um zu sitzen, zu meditieren und bei Ihrem Altar zu sein. Anerkennen und wertschätzen Sie die Schönheit in sich, die Sie zum Ausdruck gebracht haben, und erlauben Sie sich, dafür die Fülle der Gaben zu empfangen, die das Universum bietet.

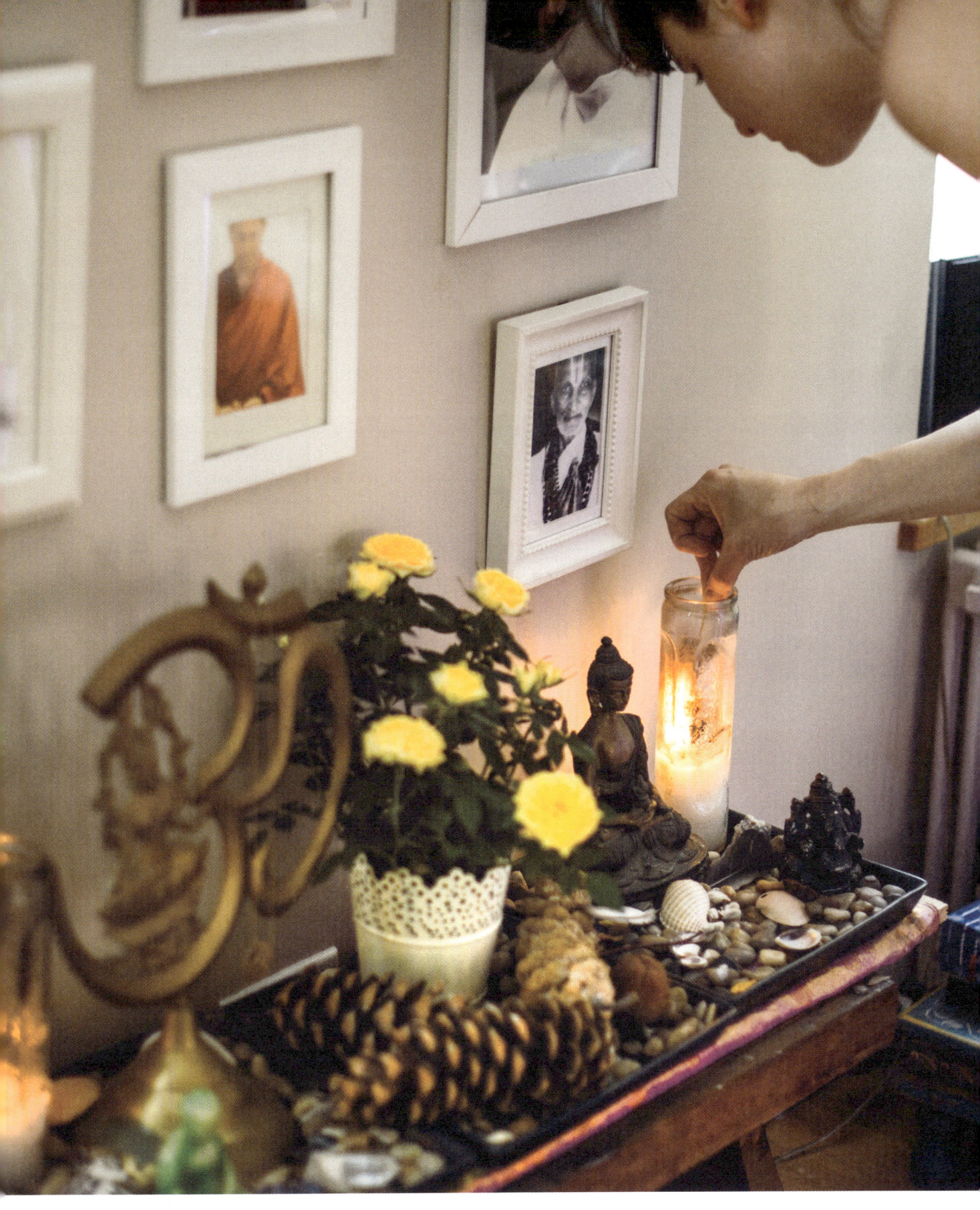

Finde deine Mitte

DIE UNIVERSELLE SPRACHE

Musik gilt als universale Sprache der Menschheit. Sie erlaubt Menschen aus allen Erdteilen zu kommunizieren, auch wenn sie keine gemeinsame Sprechsprache haben. Dies mag teilweise ein Resultat der Globalisierung und der modernen Technik sein, denn Musik ist ja heute überall als Konserve abrufbar, vor allem im Internet. Aber Musik war schon vor Jahrhunderten, als man sie noch nicht aufzeichnen konnte, eine Universalsprache. Wie ist es möglich, dass Musikstücke aus Weltgegenden verbindende Elemente aufweisen und dass die Ähnlichkeiten weit größer sind als die Unterschiede? Ich glaube, der rote Faden ist das, was schon immer auf die Menschen eingewirkt hat: die Natur und ihre Klänge.

MUSIK DER NATUR

Ich wuchs in Kelowna in Kanada auf, in einem kleinen Ort im Monashee-Gebirge zwischen den Rocky Mountains und dem Pazifik. Wir lebten dort auf dem Land gleich neben einem Naturpark. Als Junge hatte ich keine Ahnung von der tief greifenden Wirkung die Natur auf mein späteres Leben und meine Musik. Nach der Highschool zog ich nach Boston und besuchte dort das Berklee College of Music. Die ersten beiden Jahre war ich vollauf damit beschäftigt, Jazz und klassische Musik zu studieren, in diversen Bands mitzuspielen und jeden Tag stundenlang mit meinem Kontrabass zu üben, entweder im Apartment oder in einer der Übungskabinen im College. Aber ich vermisste die Natur, und so beschloss ich eines Tages, mir ein Auto zu kaufen und die Wildnis im Nordosten Amerikas zu erkunden. Dann übte ich nicht mehr in den Kabinen, sondern nahm täglich meinen Bass in den Wald am Walden Pond mit.

Zuerst behielt ich meine Übungsroutine bei, spielte Tonleitern und klassische Musik und versuchte, mich im Jazz zu verbessern. Bald merkte ich aber, dass beide Musikstile nicht dem Gefühl entsprachen, in der Natur zu sein. Die Musik fühle sich irgendwie aufgezwungen an; sie spiegelte nicht die Natur wider. Ich fragte mich: Wie klingt die Musik der Natur? Ich hatte keine Ahnung, wollte es aber unbedingt herausfinden.

Zuerst legte ich den Bass beiseite und hörte den Umgebungsgeräuschen ebenso konzentriert zu wie sonst den Symphonien oder Jazzalben. Ich versuchte, alles in mich aufzunehmen, was ich hörte: Wind, rauschende

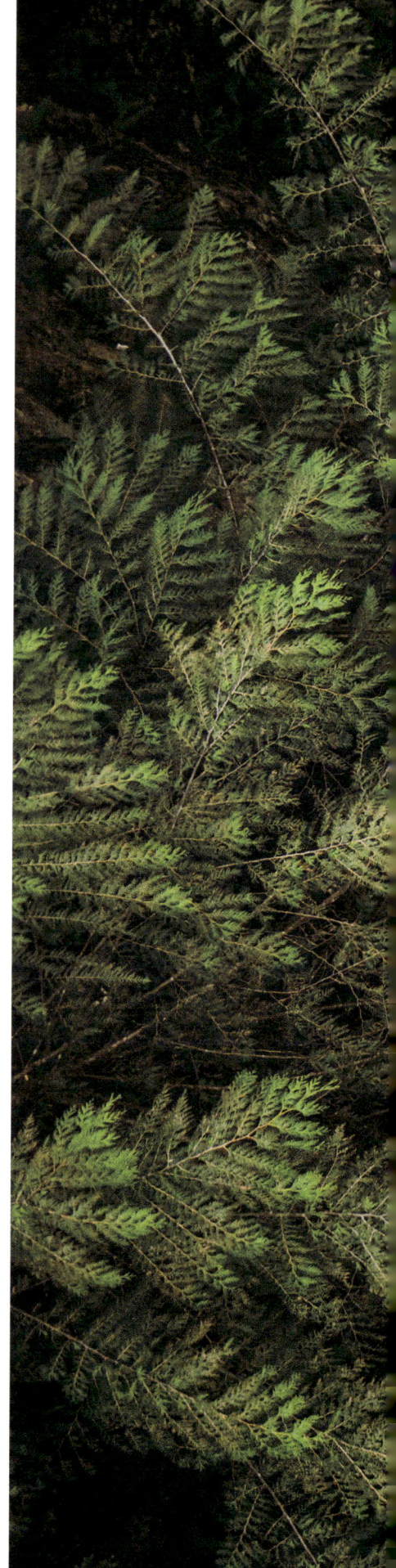

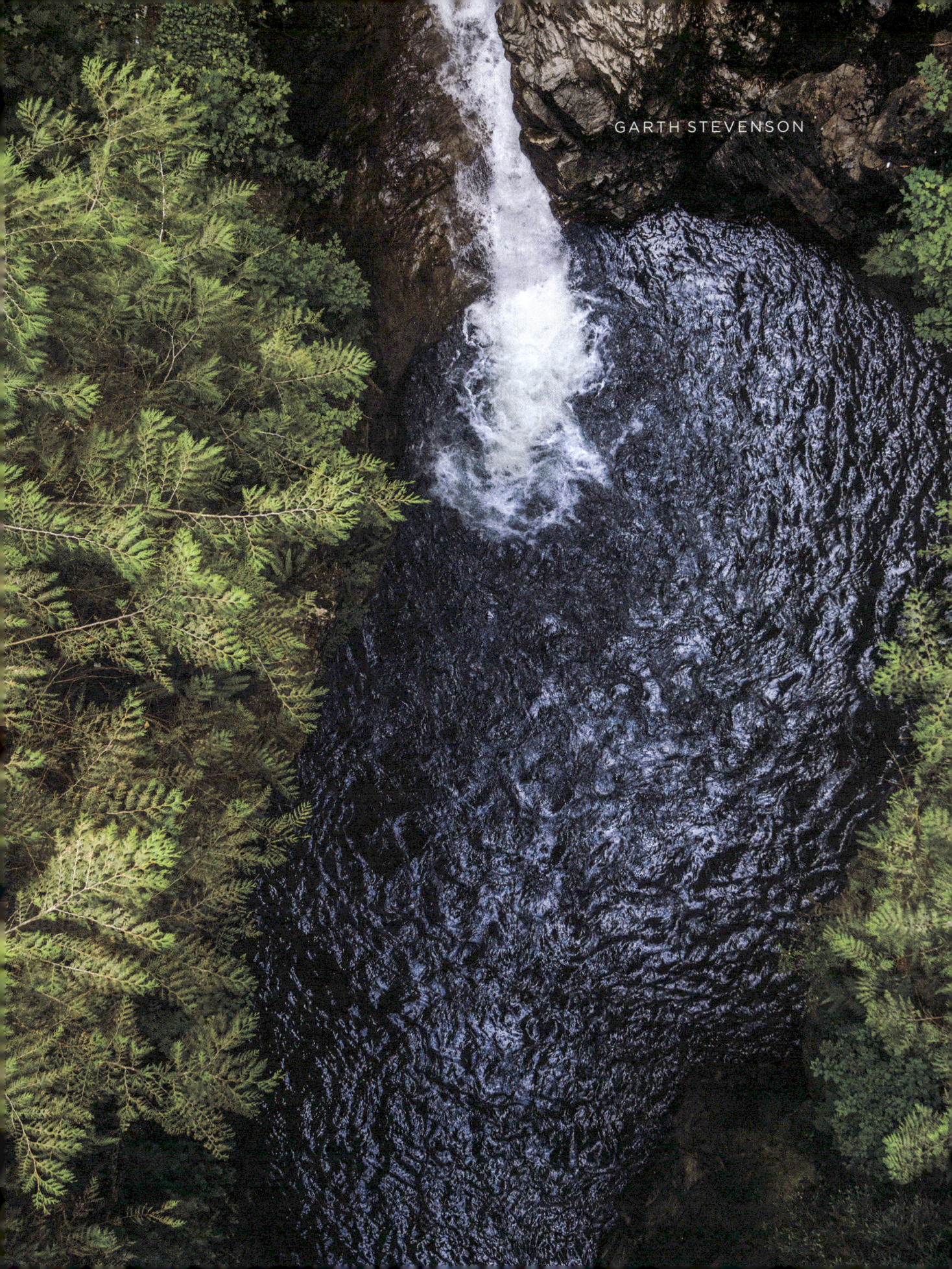

GARTH STEVENSON

Blätter, Vögel, Streifenhörnchen, einen Bach ... Dann schloss ich die Augen und konzentrierte mich darauf, woher die Klänge kamen und aus welcher Distanz. So konnte ich etwa den Wind verfolgen, der aus der Weite herankam und 30 Meter über mir durch die Blätter brauste. Das Streifenhörnchen ortete ich in einer Distanz von drei Metern, ein Vogel links von mir zwitscherte etwa sechs Meter entfernt, ein anderer 400 Meter zu meiner Rechten. Der Bach plätscherte direkt vor mir. Ich hörte dem sich ständig ändernden Rhythmus der Elemente zu, wie sie zusammen und für sich allein wirken. Ich fand heraus, dass ich all das am besten aufnehmen konnte, wenn ich meinen Geist und meine Ohren entspannte. Dies waren meine ersten Meditationserfahrungen.

Der nächste Schritt war, meinen Bass zur Hand zu nehmen und etwas zu spielen, das in die bereits perfekte Klangumgebung passte. Zuerst schien das unmöglich zu sein. Was mein Bass von sich gab, klang forciert und aufdringlich. Ich versuchte, spärlich zu spielen, aber das allein half nichts. So stellte ich mir jeweils ein paar musikalische Regeln auf, an die ich mich als eine Art Übung hielt. Einmal lautete die Regel zum Beispiel: Wenn der Vogel links singt, zupfst du immer einen hohen Flageoletton; wenn der 400 Meter entfernte Vogel singt, wählst du einen anderen, ruhigeren Ton. Manchmal gab es Pausen von 10 oder 20 Sekunden zwischen den Vogelklängen. Das Musizieren innerhalb dieser Beschränkungen half mir dabei, meine Einstellung zur Kargheit neu zu definieren. Es wurde mir klar, dass ich eigentlich nie zuvor ein Stück gehört hatte, das zehn Sekunden lang der Stille Raum gab. Wie war das möglich? Warum gab es das nicht? Eine andere meiner Übungen war, einen Ton so zu streichen, dass er in Länge und Lautstärke dem Wind genau entsprach. Dies lehrte mich, pianissimo zu spielen, um mich an den entfernten Wind anzupassen. Mir wurde bewusst, dass ich die Noten viel länger dehnen konnte, als ich es gewohnt war.

Zehn Jahre lang vertiefte ich meine Praxis in der Natur. Ich nahm meinen Bass mit in die Wüste von Utah, in die Sierra Mountains in Kalifornien, zu den kahlen Hügeln in Tuwa nördlich der Mongolei, auf die

Falklandinseln, in die Antarktis und auf eine einmonatige Schiffsreise. Jeder Ort mit seiner einzigartigen Landschaft und natürlichen Klangkulisse beeinflusst meine Musik. Meine Interpretation der tosenden Lawinen in der Antarktis, der schwirrenden Heuschrecken in Japan, der Ochsenfrösche in Massachusetts, die ihre tiefen, grunzenden Balzrufe zuerst einzeln und dann spontan im Chor ertönen lassen, der Winde auf den Hügeln in Tuwa ... Alles habe ich in meinen Aufnahmen verewigt. Mein Ziel besteht darin, eine Hörerfahrung ähnlich der in der Natur zu schaffen, mit Tönen, die sich über das Schallspektrum vom linken zum rechten Ohr bewegen, und die Raumtiefe auszuloten mit näheren und weiter entfernten Elementen. In manche Stücke füge ich darüber hinaus einige meiner Naturaufnahmen ein. So sind in „Bear Swamp Pond" aus dem Album *Alpine* Ochsenfrösche zu hören und in „Dusk" aus dem Album *Flying* Heuschrecken. In meinem nächsten Album wird in „Farewell" das Meeresrauschen vor Cape Cod zu hören sein.

Anfangs war ich immer alleine mit meinem Bass in der Natur. Seit fünf Jahren biete ich aber bei den Wanderlust-Festivals morgendliche Meditationswanderungen an. Als ich zum ersten Mal mit meinem Bass auf dem Rücken und 50 Wanderern hinter mir loszog, verließ ich mit ihnen bald den Wanderweg und ging querfeldein weiter. Im Nirgendwo zu meditieren ist einfacher, wenn man nicht auf vorgegebenen Pfaden wandert. Frisch den Weg zum Ziel gewagt, ist halb gewonnen. Als ich einen schönen Platz für die Gruppe gefunden hatte, nahm ich meinen Bass aus dem Koffer und begann, mich auf die Naturgeräusche zu konzentrieren. Ich brauche immer fünf bis zehn Minuten, bis ich an einem Ort richtig angekommen bin und ihn voll wahrnehme; diese Zeit wollte ich auch der Gruppe geben. Als dann die Geräusche des schmelzenden Gletschers, der Gesang der Vögel, das Rauschen des Windes und das Summen der Fliegen sich langsam mehr wie Musik denn wie Umgebungsgeräusche anhörten, ließ ich meinen Bass dazu ertönen. Zuerst hörte es sich an, als drängte sich meine Musik in die natürlichen Klänge hinein, aber schon nach Minuten war der Groove da. Genau in diesem Moment beginnt für mich die Meditation. Wenn ich im Jetzt bleibe und dem Moment weiterhin erlaube, sich zu entfalten, kann ich die Meditation aufrechterhalten. Hinterher kamen viele Wanderer auf mich zu und sagten mir, dass sie ebenfalls zur Meditation gefunden hatten. Wahrscheinlich geschah das bei jedem zu einem anderen Zeitpunkt; bei manchen schon während der Wanderung, bei anderen irgendwann im Laufe der Musik. Es gab sicher auch einige, die nicht meditierten, sondern einfach das Erlebnis genossen. Ich bin kein Meditationslehrer und strebe nicht an, es zu sein. Ich kann nur meinen eigenen Weg suchen und anderen das Gleiche nahebringen.

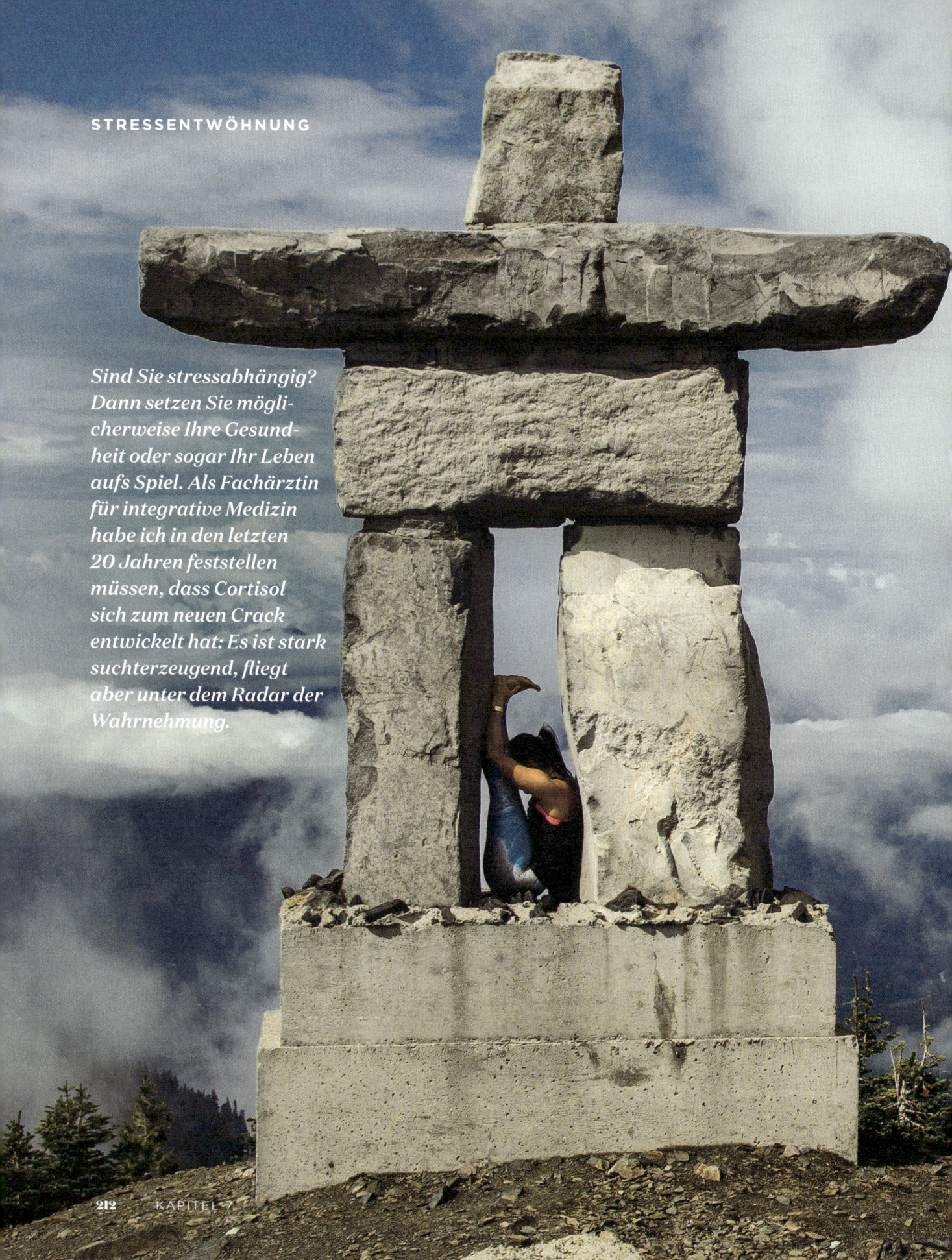

STRESSENTWÖHNUNG

Sind Sie stressabhängig? Dann setzen Sie möglicherweise Ihre Gesundheit oder sogar Ihr Leben aufs Spiel. Als Fachärztin für integrative Medizin habe ich in den letzten 20 Jahren feststellen müssen, dass Cortisol sich zum neuen Crack entwickelt hat: Es ist stark suchterzeugend, fliegt aber unter dem Radar der Wahrnehmung.

DR. MED. SARA GOTTFRIED

Der chronische Stress und die hormonelle Antwort darauf, das Stresshormon Cortisol, können Übergewicht, Entzündungen und Launenhaftigkeit verursachen. Außerdem lässt es uns schneller altern. Stress in Energie umzuwandeln, statt sich davon unter Druck setzen zu lassen, ist der Schlüssel zu Gesundheit, Wohlergehen und einem langen, glücklichen Leben. Ich zeige Ihnen, wie Sie Ihren Stressrhythmus so gestalten können, dass er mit einem spielerischen Hip-Hop-Vibe verbunden ist. Beenden Sie Ihren bisherigen verbissenen Lebensmarsch, bei dem Sie permanent von einer Aufgabe zur anderen hasten.

Cortisol ist das Kampf-oder-Flucht-Hormon. Seine Aufgabe ist eigentlich, Ihnen im Notfall aus der Patsche zu helfen. Wenn vor Ihnen ein Tiger zum Sprung ansetzt, sorgt das Cortisol dafür, dass Ihr Blutzuckerspiegel, Ihr Puls und Ihr Blutdruck steigen und Ihre Muskeln frisches Blut bekommen. Das versetzt Sie in die Lage, entweder einen Holzprügel aufzuheben und gegen den Tiger zu kämpfen oder die Beine in die Hand zu nehmen und wegzurennen.

Heutzutage leben viele fast ständig in einem Kampf-oder-Flucht-Zustand. Mehr als 90 Prozent der Menschen, die sich in meiner Onlinesprechstunde bei mir melden, erzählen mir, dass das Cortisol bei ihnen die Fäden zieht und bereits verräterische Spuren hinterlassen hat: die immer längere To-do-Liste, einen zweiten Energieschub am Abend und das damit einhergehende Schlafdefizit, die Abhängigkeit von Kaffee, das ständige Gefühl, müde, aber aufgedreht zu sein. Schlimmer noch: Wenn sie ihre Verschleißerscheinungen aufgrund von Stress verkennen, sind sie sogar noch stolz auf ihre ewige Geschäftigkeit. Unsere Körper sind aber nicht für Dauerstress geschaffen. Er macht körperlich krank. Und Stress kann sogar süchtig machen. Die Cortisolmenge im Körper steigt allmählich, und das wirkt sich aufs ganze Leben aus.

Ganz früher war Cortisol sehr nützlich, heute schadet es uns aber eher. Noch nicht überzeugt? Hier finden Sie einige Informationen, darüber, was für ein Fiesling Cortisol sein kann.

Haben Sie Stimmungsschwankungen? Die Hälfte aller Depressiven haben hohe Cortisolwerte aufgrund von chronischem Stress. Außerdem senkt Cortisol den Serotoninwert. Zu viel Cortisol vertreibt diesen Stimmungsaufheller, der auch den Appetit und den Schlaf fördert.

Sind Sie vergesslich oder haben Sie Ihre Emotionen nicht im Griff? Zu viel Cortisol im Körper lässt den Hippocampus schrumpfen, eine Hirnregion, die das Gedächtnis konsolidiert und auch eine wichtige Rolle für die Emotionen spielt.

Haben Sie zu viel Bauchfett? Cortisol heißt nicht umsonst auch „Bauchfett-Hormon". Es treibt den Blutzuckerspiegel hoch und führt dazu, dass sich Fett vor allem am Bauch ansetzt.

Sind Sie süchtig? Sowohl Kaffee als auch Alkohol, unsere Lieblingssuchtmittel, heben den Cortisolspiegel für viele Stunden an.

Wie nach Heroin oder Crystal Meth kann man nach einem hohen Cortisolspiegel süchtig sein, der das Kampf-oder-Flucht-Programm ständig aktiv hält. Die Anzeichen für eine solche Sucht sind weniger augenfällig als die Einstichstellen bei Fixern: Sie können sich in Arbeitssucht, chronischer Erschöpfung oder andauernder Konzentrationsschwäche zeigen.

Vielleicht ist Ihre Reaktion bei Verdacht auf Cortisolabhängigkeit die übliche, und Sie leugnen. Denken Sie: „Ja, ja, aber ich habe ja gar kein Problem mit Stress"? Denken Sie gut nach. Cortisol ist nämlich heimtückisch darin, wie es direkte und mittelbare Schäden anrichtet. Die Symptome gehen über Müdigkeit und den Extra-Energieschub spätabends hinaus. Stellen Sie sich folgende Fragen:

Haben Sie immer wieder Streit etwa in der Partnerschaft, mit den Eltern oder Kollegen? Finden Sie Harmonie langweilig? Müssen Sie Sport treiben, um sich unter Kontrolle zu halten? Sind Sie schlecht drauf, wenn Sie mal nicht ins Fitnessstudio können? Fühlen Sie sich an Tagen ohne feste Termine unwohl? Sind Sie dann unruhig und darauf bedacht, schnell etwas Neues zu planen? Wie steht es mit Ihrer Libido? Flüchten Sie in die Arbeit?

Als ich Mitte 30 war, musste ich mir eingestehen, cortisolsüchtig zu sein. Mein hoher Cortisolspiegel verhielt sich wie ein böses Mädchen, und ich fütterte mein stressiges Leben mit meiner Sucht, teils bewusst, teils unbewusst. Ich hatte schon meinen Hausarzt aufgesucht, war aber sprachlos über sein mangelndes Verständnis. Ich saß im Unterhemd im Untersuchungszimmer, zitterte vor Kälte und versuchte, meinem Arzt zu erklären, dass ich mit meinen 35 Jahren kein sexuelles Verlangen spürte, mein Übergewicht nicht in den Griff bekam und meistens nervös und gereizt war, besonders in der Woche vor meiner Periode. Er schlug vor, ich solle ein Antidepressivum und die Antibabypille nehmen und außerdem mehr Sport treiben, weniger essen und den Stress reduzieren.

Irgendwie ahnte ich, dass seine Empfehlungen an einer ganz falschen Stelle ansetzten, und beschloss, selbst auf die Suche nach einer Lösung zu gehen. Meine Hypothese war, dass ich hormonelle Probleme hatte. Ich bin schließlich Gynäkologin und habe sehr oft mit diesem Thema zu tun.

Das Erschreckende: Als ich meinen Cortisolwert maß, war dieser dreimal höher als der Normalwert.

Ich war abhängig von Cortisol und brauchte vier Wochen für den Absprung. Ich brauchte kein Antidepressivum; die Cortisol-Entwöhnung genügte vollauf. Als Joggerin musste ich lernen, das regelmäßige Training zu reduzieren, denn zu viel Sport treibt den Cortisolspiegel hoch. Außerdem begann ich mit adaptivem Training wie Yoga und Pilates. Darüber hinaus nahm ich natürliche, die Cortisolausschüttung bremsende Nahrungsmittelzusätze ein, wie zum Beispiel Phosphatidylserin.

Ich drückte also auf die Pause-Taste, und es funktionierte. Wenn auch Sie cortisolsüchtig sind, kann ich Ihnen so einen Entzug nur empfehlen. Er beginnt damit, dass Sie sich die wichtigsten Ansatzpunkte zum Reduzieren der Cortisolproduktion überlegen. Dazu gehören Ess- und Trinkgewohnheiten, Bewegung und Nahrungsmittelergänzungen.

Hier sind meine fünf Tipps, wie Sie die im Körper produzierte Cortisolmenge kontrollieren können, ohne dass der Cortisolspiegel zu sehr absinkt.

1. Die einfachste Maßnahme: täglich 400 mg Phosphatidylserin einnehmen.

2. Die Willenskraft ist morgens am stärksten. Planen Sie für jeden Morgen ein festes Zeitfenster von mindestens 7 Minuten ein, in dem Sie bewusst Bauchatmung durchführen; Sie kennen das vielleicht schon vom Yoga, Meditieren oder Tai-Chi. Sie atmen tief in die oberen und unteren Lungen ein und geben dem Bauch die Möglichkeit, sich zu weiten. Bauch- oder Zwerchfellatmung senkt erwiesenermaßen den Stress- und damit den Cortisolpegel, während andererseits vermehrt Melatonin ausgeschüttet wird, ein wichtiges Hormon, das unsere innere Uhr reguliert.

3. Trinken Sie weniger koffein- und alkoholhaltige Getränke. Beides führt nämlich zu einer erhöhten Cortisolausschüttung. Für die Gesundheit optimal wäre ein moderater Konsum von grünem Tee – bei Schlafproblemen lassen Sie aber auch den am besten weg – und maximal drei Portionen Alkohol pro Woche. Koffein macht Sie nur kurzfristig wach, und da es die Cortisolbildung anregt, macht es Sie süchtig.

4. Zur Senkung des Cortisolspiegels ist genug Schlaf unerlässlich. Wenn Sie das Koffein weglassen, werden Sie vermutlich von selbst nachts eine bis zwei Stunden länger schlafen, und genau diese Zeit braucht Ihre Nebenniere, um sich von der hohen Stressbelastung in Ihrem Leben zu erholen. Mit einem Fitnessarmband können Sie Ihre Schlafqualität überwachen.

5. Weihen Sie Ihre Freunde ein und erklären Sie ihnen, dass und wie Sie sich von Cortisol entwöhnen müssen. Wirklich gute Freunde werden Ihnen keine Süßigkeiten oder Cocktails mehr anbieten und Verständnis haben, wenn Sie nicht bis in die Puppen irgendwo abhängen wollen. Sie können Sie bei der Genesung unterstützen.

Was die Schulmedizin gestressten, cortisolsüchtigen Menschen anbietet, ist nicht das, was diese brauchen und wollen. Beginnen Sie damit, den richtigen Cortisolwert anzustreben. Wird nämlich zu viel Cortisol produziert, bringt das die anderen Hormone durcheinander, etwa das Testosteron oder das delikate Gleichgewicht zwischen Östrogen und Progesteron. Darüber hinaus hemmt es die Funktion der Schilddrüse. Bekommen Sie die Cortisolausschüttung in den Griff, was mit den genannten Maßnahmen nicht allzu lange dauern sollte, werden sich auch die Schilddrüsenhormone und das Testosteron wieder richtig einpendeln.

Lassen Sie nicht zu, dass das Cortisol bei Ihnen die Fäden zieht. Zeigen Sie, dass Sie keine Marionette sind, und halten Sie das Stresshormon in Schach.

Finde deine Mitte

SCHUYLER GRANT

Deine Mitte, die Bauchregion, trennt Erd- und Himmelsenergien (Prana und Apana). Von diesem körperlichen Punkt aus kannst du ein erhabenes Gleichgewicht manifestieren, wenn du dir Anstrengung und Gnade, Stärke und Hingabe (Sthirma und Sukha) im gleichen Maße zunutze machst.

Übung eins

BREITES PARSVOTTANASANA

  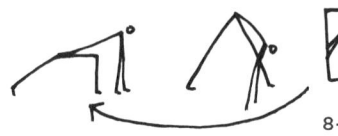

Das Bein nach vorne setzen und die Seite wechseln.

8–16 ATEMZÜGE

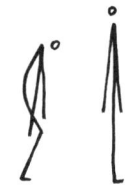

Aufrollen zum aufrechten Stand.

Starte mit der Vorbeuge aus dem Stand (**UTTANASANA**). Die Beine entsprechend der Mattenbreite spreizen und den jeweils gegenüberliegenden Ellbogen greifen.

Setz die Fingerspitzen auf den Boden und nimm das rechte Bein zurück zu einem **WEITEN AUSFALLSCHRITT**. Der rechte Fuß steht weiter außen als die rechte Hand.

Meine Kraft kommt aus meiner Mitte. Meine Empfänglichkeit kommt aus meiner Mitte. Ich bin stark. Ich bin sanft. Ich bin zentriert. Sthira Sukham Asanam.

Uddiyana Bandha Kriya

Beim Praktizieren von **UDDIYANA BANDHA** („Bauchverschluss") sind einige wichtige Dinge zu beachten: Führe es nur mit einem leeren Magen aus und nur nach einer Aus-, nie nach einer Einatmung. Sehr wichtig bei dieser Kriya ist ein weicher Bauch. Kanst du den Bauch nicht ganz locker lassen, wird es schwierig, die volle Tiefe der Übung zu erreichen. Du solltest vorher einige Wochen oder Monate üben und mit Massagen und bewusster Entspannung deine Bauchmuskeln öffnen.

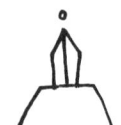 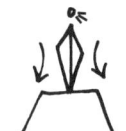 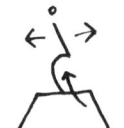 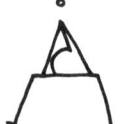 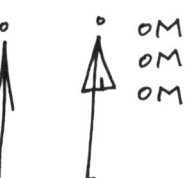

Stelle dich aufrecht hin, die Füße mehr als hüftbreit auseinander. Jetzt beugst du die Knie, sodass sich die Knie über den Füßen befinden.

Atme tief durch die Nase ein und dann durch die Nase (oder die vorgestülpten Lippen) schnell und kräftig aus. Die Hände legst du auf die Oberschenkel. Spanne die Bauchmuskeln voll an, um so viel Luft wie möglich aus den Lungen zu pressen. Dann lässt du die Bauchmuskeln ganz locker.

Jetzt machst du eine „**SCHEINEINATMUNG**": Du weitest die Brust wie beim Einatmen, ohne aber Luft einzulassen. Das Ausdehnen bewirkt im Brustkorb ein leichtes Vakuum, das den Bauch zusammenzieht. Zieh den Bauch nun bewusst hoch und zum Rücken hin, in Richtung Wirbelsäule. Das Zwerchfell wird dadurch bis zum Brustkasten hochgezogen.

Das Becken kann gebeugt, gerade oder leicht vorgekippt sein; hilfreich kann es sein, das Steißbein nach unten und vorn zu ziehen. Führe während des **UDDIYANA BANDHA** außerdem ein leichtes **JALANDHARA BANDHA** aus. Halte das Bandha **5–15 SEKUNDEN** lang, aber nicht länger, als es sich gut anfühlt. **ZUERST** löst du Rippen und Zwerchfell, **DANN** atmest du normal ein und richtest dich auf.

Atme zwischendurch ein- oder zweimal und wiederhole das Bandha dann, insgesamt 8–16 x. Chante 3 x Om und stehe dabei in der Berghaltung **TADASANA**. Führe die Füße zusammen und lege die Handflächen auf Herzhöhe aneinander zum **ANJALI MUDRA**.

Welle eins

Ich schlage vor, in der ersten Runde jede Position **3–8 ATEMZÜGE** *lang zu halten. Dann führst du die Sequenz von Bewegungen als Vinyasa* **EIN- ODER MEHRMALS** *durch.*

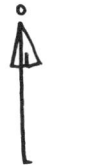 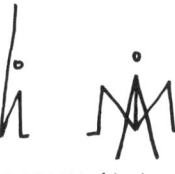 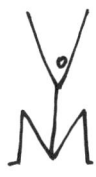 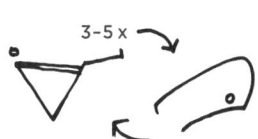

Von **TADASANA** einatmen zu **UTKATASANA**. Ausatmen und durch **ARDHA UTKATASANA** hindurchgehen.

In **MALASANA** hineinatmen. Setze die Fingerspitzen auf dem Boden vor dir ab und entspanne deinen Nacken.

Beim Einatmen streckst du die Arme gerade vor und hoch und spannst die Bauchmuskeln. Beim Ausatmen senkst du das Gesäß langsam zum Boden und gehst so in die sitzende Bootshaltung **NAVASANA** mit gebeugten Knien.

Rolle jetzt ganz langsam, mithilfe der Bauchmuskeln und der vorgestreckten Arme, auf den Rücken, sodass du am Ende eine Variation der Pflugstellung **HALASANA** einnimmst. Bei dieser Variation kann der Rücken rund sein. Vielleicht legst du die Arme in Höhe der Ohren auf den Boden oder auf den Boden vor der Matte – je nachdem, wie du dich stabiler fühlst.

Fühle die Ebbe und Flut deiner Bauchmuskeln zwischen den Oberschenkeln.

   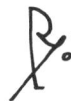 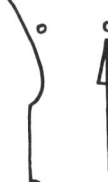

Atme auf die Füße aus und gehe zu **UTTANASANA** über. Vielleicht nimmst du dafür zunächst die Hände auf dem Boden zu Hilfe. Atme zu **ARDHA UTTANASANA** ein. Atme durch Nase oder Mund vollständig alle Luft aus und komm dann zurück zu **UTTANASANA**.

SCHEINEINATMUNG

Leere die Lungen vollständig und führe noch ein **UDDIYANA BANDHA** durch. Geh tief in die Knie und rolle dich langsam ins Stehen hoch. Beim Übergang sollten Nacken und Schultern ganz entspannt sein. Ab etwa drei Vierteln des Aufrichtens atmest du ein. Die Endstellung ist **URDHVA HASTASANA**.

Ausatmen und in **TADASANA** landen. 1–3 x wiederholen.

Welle zwei **3–5 x SONNENGRUSS A** *ausführen.*

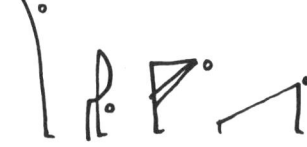 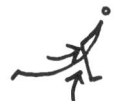 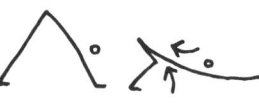 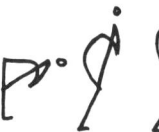

Was du dabei beachten solltest:

Beim Absenken zu **CHATURANGA** den Bauch zylindrisch umarmen und den Rumpf so stabil wie möglich halten, wenn du zu **URDHVA MUKHA SVANASANA** übergehst.

Versuche den Übergang von **ADHO MUKHA SVANASANA** zu **UTTANASANA** mit **UDDIYANA BANDHA** zu verbinden. Der Übergang soll mehr mit der Kraft des Bauchs als mit den Beinen erfolgen. Konzentriere dich darauf, das Becken mithilfe der eingezogenen Bauchmuskeln über die Fingerspitzen und die Füße in Richtung Hände zu bringen.

Hast du die Stellung **ARDHA UTTANASANA** eingenommen, atme durch Nase oder Mund kräftig aus. Praktiziere **UDDIYANA BANDHA** und ziehe dich mit noch eingezogenem Bauch hoch ins Stehen. In **URDHA HASTASANA** angekommen, einatmen. Beende die Folge mit **TADASANA**.

Finde deine Mitte

Welle drei

Drück die Position aus.

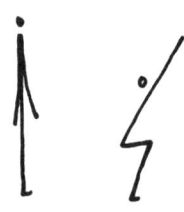 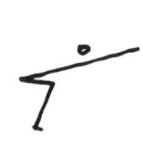 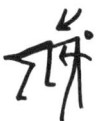 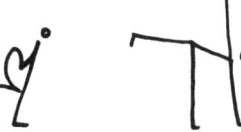 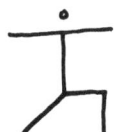

Einatmen/Ausatmen: **VIRABHADRASANA II**

Von **TADASANA** *einatmen zur vollen* **UTKATASANA**.

Ausatmen durch **ARDHA UTKATASANA** *hindurch*.

Einatmen: Im Übergang die Knie öffnen, schulterbreit auseinander, auf die Fußballen anheben, Hände ebenfalls schulterbreit auseinander. Ausatmen, auf **BAKASANA** vorbereiten. Führe **UDDIYANA BANDHA** mit eingezogenem Bauch aus und komm in die Haltung.

Einatmen: Führe den rechten Fuß zum Boden, etwa einen Fußlang hinter dem rechten Handgelenk, und gehe in **ARDHA CHANDRASANA**.

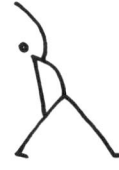 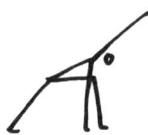 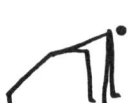 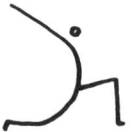 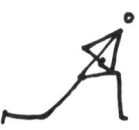

Ein-/Ausatmen: **UMGEKEHRTES TRIKONASANA**

Ein-/Ausatmen: **UTTHITA PARSVAKONASANA**

Einatmen: **NIEDRIGER AUSFALLSCHRITT**

Ausatmen: **ANJANEYASANA**

Ein-/Ausatmen: Drehung nach rechts zur Variation *von* **PARIVRTTA PARSVAKONASANA**

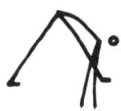 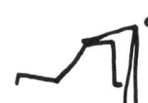 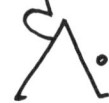 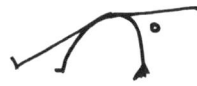

Ein-/Ausatmen: **PARSVOTTANASANA**

Einatmen zum **NIEDRIGEN AUSFALLSCHRITT**.

Ausatmen zum **HERABSCHAUENDEN HUND** *(mit einem Bein nach oben)*.

Ein-/Ausatmen: Beuge das rechte Knie und öffne die Hüfte zu einer sanften Rückwärtsbeuge; wenn du dich in die Richtung der Fingerspitzen der rechten Hand hebst, vertiefst du die Dehnung der rechten Körperhälfte.

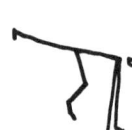 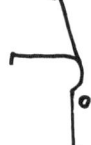 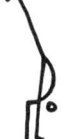 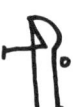 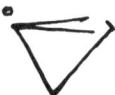

Einatmen: Nimm den rechten Fuß auf der Matte halb nach vorne, komm auf dem Fußballen auf, das Knie gebeugt; hebe das linke Bein hoch in die Luft, Bein gerade, Hüften fest.

Ausatmen: Bringe die Schultern vor die Hände. Hast du vollständig ausgeatmet, ziehst du den Bauch ein. Führe dann den **SPAGAT IM HANDSTAND** aus. Die letzte Position sieht aus wie **KRIEGER III**, *du stehst aber auf den Händen*.

Einatmen: Lande auf dem rechten Fuß im **STEHENDEN SPAGAT**. *Ausatmen:* Vertiefe die Vorwärtsbeuge im **STEHENDEN SPAGAT**.

Einatmen: Bring das linke Knie zur Nase und hebe dich auf den Ballen des rechten Fußes an, wobei du das rechte Knie etwas beugst.

Ausatmen: Bringe das linke Bein nach vorne und gehe in die **BOOTSHALTUNG (NAVASANA)**, wenn es dir möglich ist, mit gestreckten Beinen.

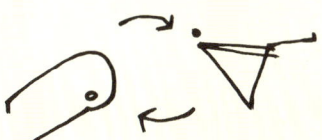 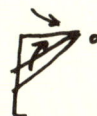

Einatmen: **HALASANA** *(Pflug). Ausatmen:* **NAVASANA** *(Boot) mit gebeugen Knien. Zurück zu* **HALASANA**. *Ausatmen: zurück auf die Füße zu* **UTTANASANA**.

Einatmen: **ARDHA UTTANASANA**

Vollständig ausatmen: zurück zu **UTTANASANA**

Playlist für das Finden der Mitte

Ausgewählt von Kelly Casey

Holocene (Kyson Mix) — *Bon Iver*

Dream Machine (Kaskade Mix) — *Mark Farina*

Manhattan — *Slow Magic*

Too Much to Lose (Niva Mix) — *Sun Glitters*

Greenland — *Emancipator*

Skyline — *Matt Balzan*

Jetstream — *Luisine*

The Light — *The Album Leaf*

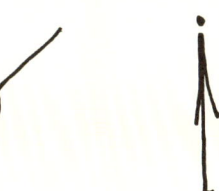

Nachdem du vollständig ausgeatmet hast, ziehst du den Bauch hoch. Dann **UTKATASANA** *ausführen, anschließend einatmen. Ausatmen und in* **TADASANA** *hochkommen. Mit dem linken Bein wiederholen. Führe die gesamte Welle drei* **2–3** *x aus.*

HINWEIS *Denke daran, wenn du rhythmisch atmest (ohne vollständiges Ausatmen) ist die Einatmung der langsame Übergang in die Asana, und das Ausatmen drückt die Position aus. Es gibt nichts Statisches daran; stelle dir eher eine Reihe präziser Übergänge vor als eine Sequenz verbundener Positionen.*

Führe aus dem Stehen **UDDIYANA BANDHA KRIYA 8- BIS 16** *x aus. Falls du mit der Übung* **AGNI SARA** *oder* **NAULIS** *vertraut bist, kannst du versuchen, sie gleichzeitig auszuführen.*

Vorschläge für die Abschlussübungen

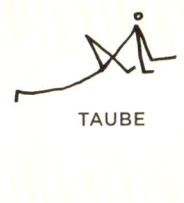

TAUBE

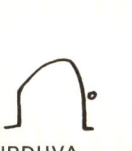

URDHVA DHANURASANA

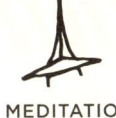

MEDITATION IM SITZEN

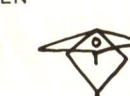

TARASANA

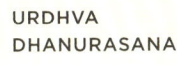

SUPTA BADDHA KONASANA

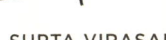

SUPTA VIRASANA

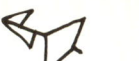

Zum Abschluss mindestens **5 MIN. SAVASANA**

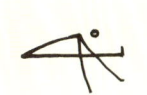

PASCHIMOTTANASANA

Wenn in **SAVASANA** *deine Gedanken abschweifen, führe sie zurück zu deinem weichen Bauch. Spüre, wie der Atem deinen entspannten Unterleib unterhalb des Brustkorbs sanft reinigt. Erlaube dem Sitz deines emotionalen Herzens, komplett offen und aufnahmefähig zu sein. Chante* **3** *x Om.* **NAMASTE**.

Wir hoffen immer, dass ein anderer die Antwort kennt,

dass es an einem anderen Ort besser sein wird,

dass irgendwann alles deutlich sein wird.

Doch es ist, wie es ist.

Niemand anders kennt die Antwort,

nirgendwo wird es besser sein.

Alles ist schon da.

In der Mitte deines Seins liegt die Antwort,

du weißt, wer du bist.

Und du weißt, was du möchtest.

Du musst nicht hinausgehen, um besser zu sehen.

Oder aus einem Fenster spähen.

Bleibe stattdessen in der Mitte deines Seins.

Denn je mehr du von dort weggehst, desto weniger erfährst du.

Laotse

Stirbt nicht alles zu guter Letzt, und viel zu schnell? Sage mir: Was hast du vor mit deinem einen, wilden, kostbaren Leben?

Mary Oliver

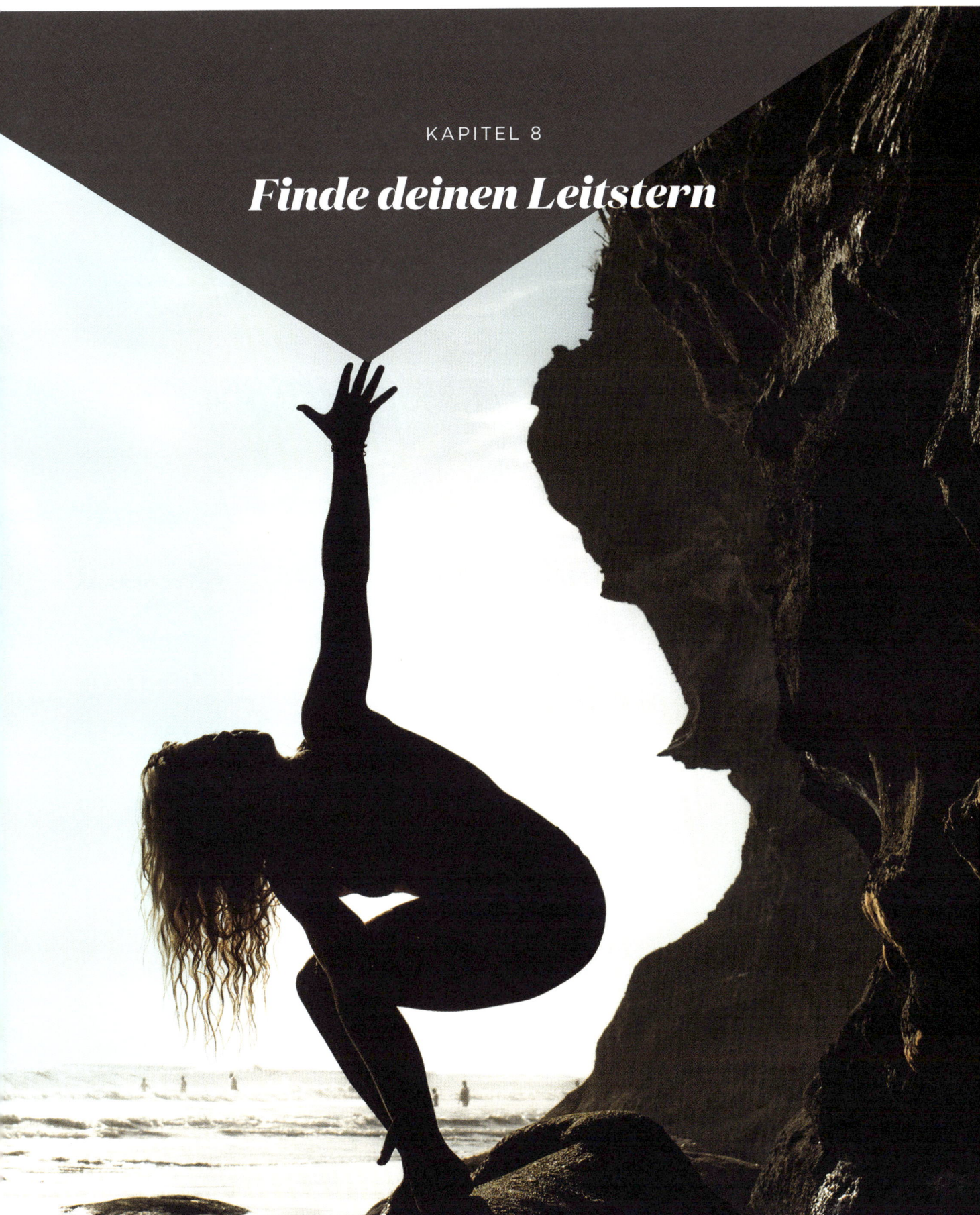

KAPITEL 8

Finde deinen Leitstern

WAS IST DER LEITSTERN? JEFF KRASNO

Im Wahlkampf 2008 hielt der damalige Senator und spätere US-Präsident Obama eine wortgewaltige Rede, in der er das brisante Thema der Beziehungen zwischen Ethnien in den USA ansprach. Er beschrieb die Geschichte des Kampfes der Afroamerikaner – von Sklaverei über Rassentrennung und -diskriminierung bis zur Bürgerrechtsbewegung, vom gleichen Wahlrecht für alle bis zur ungleichen Verteilung der Einkommen heute.

Bei all den Kämpfen um die Bürgerrechte, all den Debatten und Tumulten, Gewalt und Heldentum lag die Antwort auf die Probleme der US-Gesellschaft schon immer in den Worten „Folgende Wahrheiten erachten wir als selbstverständlich: dass alle Menschen gleich geschaffen sind; dass sie von ihrem Schöpfer mit bestimmten unveräußerlichen Rechten ausgestattet sind; dass dazu Leben, Freiheit und das Streben nach Glück gehören". Die Unabhängigkeitserklärung, verfasst von Menschen mit tiefem Verständnis für die zentralen Werte einer bürgerlichen Gesellschaft und einer leidenschaftlichen Vision der Welt, bereitete den Weg für die Entwicklung der USA. Die Gründungsurkunde ist ihr Leitstern.

Als Individuen haben wir alle unsere eigene Unabhängigkeitserklärung, ein Verständnis der Grundwerte, die unseren moralischen Kompass darstellen. Unser Leitstern ist das kontinuierliche Praktizieren dieser Werte. Der Leitstern ist kein Ort, er ist eine Reise, ein Lebensprozess. Gier, Berechnung, Ignoranz und Gleichgültigkeit bringen uns vom Weg ab. Schon wenige Grad Abweichung vom Kurs kann bei einer weiten Distanz enorme Auswirkungen haben. Deshalb sind wir ständig am Navigieren und Korrigieren. Dadurch verfeinern wir unseren Kurs fortwährend.

Unsere Suche in der Außenwelt spiegelt sich in unserer Suche im Inneren. Während wir die Welt erforschen, blicken wir tiefer in uns selbst hinein, um die Wahrheiten, die wir für selbstverständlich halten, sichtbar zu machen. Sie bilden die Koordinaten auf der Suche nach unserem Leitstern. Wir lassen den Inhalt unseres persönlichen Gründungsdokuments Gestalt annehmen. Vielleicht möchten Sie Ihres sogar niederschreiben.

Ich hoffe, dass Ihnen dieses Buch einige Weisheiten bietet, die Ihnen helfen, Dinge zu entdecken, die Sie eigentlich bereits wissen. Und dass die zahlreichen Visionäre mit ihren Beiträgen Ihnen praktische Hilfen dafür geben können, Kurs zu halten. Die Umsetzung unseres angeborenen Wissens führt uns zu unserem besten Ich, in Richtung eines erleuchteten Lebens, das sich durch Liebe und Mitgefühl auszeichnet.

Siehe zu diesem Kapitel Yoga-Tagebuch S. 38 f.
(www.irisiana-verlag.de/yogatagebuch)

WAHRE DANKBARKEIT

ANDY WIRTH

Wenn es ans Sterben geht, sei nicht wie jene, deren Herz voller Angst ist vor dem Tod, sodass sie weinen, wenn ihre Stunde kommt, und um etwas Zeit bitten, um ihr Leben noch mal auf andere Weise leben zu dürfen. Singe dein Todeslied und stirb wie ein Held, der heimkehrt.

Tecumseh, Häuptling der Shawnee-Indianer (1768–1813)

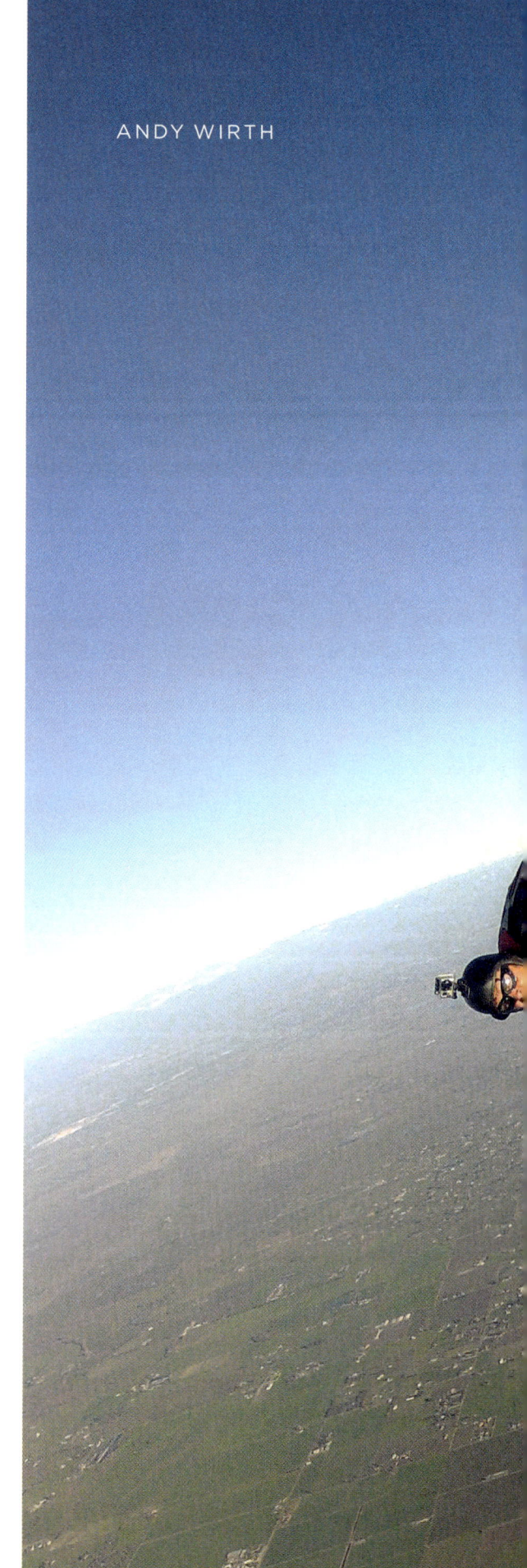

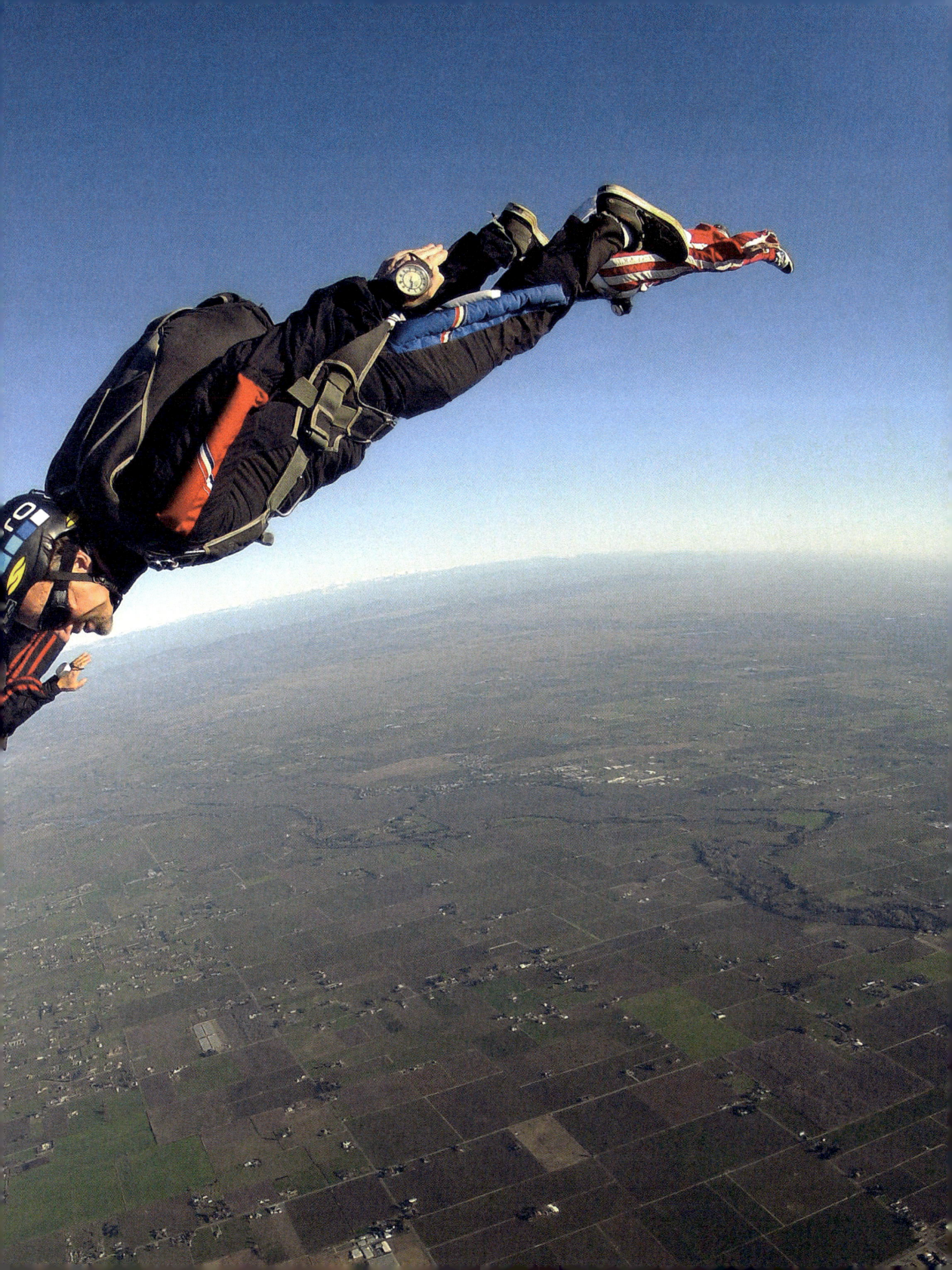

Ich hatte ein Todeslied. Es kam zu mir, nachdem ich auf meinen geschundenen, blutigen Arm hinabgeblickt hatte, der von meinem Körper abgetrennt war. Ich sang dieses Todeslied, nachdem ich mich mit dem Sterben abgefunden und versöhnt hatte, noch einmal intensiv an meine wunderbare Frau und meine drei großartigen Kinder gedacht hatte und ein bemerkenswert schönes Leben vor meinem geistigen Auge abgelaufen war. Nun bereitete ich mich auf den Übergang vor. Letztendlich jedoch wurde an jenem Nachmittag mein Todeslied zu einer Erzählung für mein Leben.

Ich absolvierte mit zwei Freunden ein paar Fallschirmsprünge. Bei einem Sprung gingen drei oder vier Dinge schief, und zwar hintereinander. Ich musste bei Rückenwind in einem Weinberg landen. Dabei riss ich mir an einem Stützpfosten einen Arm ab. 15 Minuten lang war ich ganz allein und hatte keine Möglichkeit, die Blutung zu stillen. Da kam mir „Just Breathe" in den Sinn, das herrliche Lied von Eddie Vedder, und half mir durchzuhalten.

Die erste Strophe sagt: „Ja, ich verstehe, dass jedes Leben begrenzt ist. Wir alle sind letztlich allein und wissen, dass wir eines Tages gehen müssen." Im Rocky Mountains National Park war ich öfter an Rettungseinsätzen in steilem Gelände beteiligt, alle mehr oder weniger traumatisch. Darüber hinaus hatte ich freiwillig in einer Feuerwehr- und Rettungscrew im Nordwesten Colorados mitgearbeitet und auch da manches Traurige erlebt. Daraus konnte ich nun schöpfen, und sei es nur die Erkenntnis, dass ich in einer extrem schwierigen Situation war und vielleicht nur noch zehn Minuten hatte. Wenn ich doch überleben würde, wäre mein Leben ganz anders. Weiterleben wäre nur möglich, wenn ich meinen Frieden mit dem Tod machen und ganz ruhig nachdenken würde über mein Leben und was ich darin gelernt hatte. All das schaffte ich tatsächlich in den eigentlich sehr kurzen, aber in Wirklichkeit quälend langen 15 Minuten.

Ich überlebte. Darin steckt so viel Kraft! Eine Springerin aus meiner Gruppe schlug sich zu mir durch, und ich gab ihr Anweisungen zum Anlegen des Druckverbands. Im Verlauf von 21 Operationen wurde dann auch mein Arm gerettet. Seitdem sind vier Monate vergangen, von denen ich zwei im Krankenhaus verbracht habe. Mein Leben heute ist ausgefüllt mit Physiotherapie und Arbeit – und mit tiefer Dankbarkeit. Früher benutzte ich dieses Wort eher beiläufig. „Klar, natürlich bin ich dankbar." Jetzt aber ist es zu einem mächtigen Strom in meinem Leben geworden. Wir lernen von anderen und ihren Worten und Bewegungen. Wer wir sind, kann sehr stark von Dingen bestimmt werden, die uns passieren, von Menschen, unserer Umgebung und von dem, was wir uns als Daseinsform gewählt haben.

Was bedeutete dies alles? Was bot mir das Universum an?

Ein Interviewer fragte mich: „Nachdem Sie schon mit dem Tod getanzt und überlebt haben, welche Erleuchtungen oder Aha-Erlebnisse nehmen Sie mit?" Eine berechtigte Frage, auf die ich aber keine Antwort hatte. Einen Moment lang fühlte ich mich schlecht; wie wenn man bei einer Prüfung keine Antwort auf eine Frage hat. Aber dann antwortete ich, ohne groß nachzudenken: „Ich bin noch immer von all dem umgeben. Ich lebe nur in der wundervollen Gnade des Moments. Ich werde es nicht verleugnen oder vergessen, was mir passiert ist, aber ich wähle das Leben ... jetzt. Dankbarkeit in ihrer reinsten und bedingungslosen Form kann erstaunlich kraftvoll sein. Ich bin am Leben und sehr dankbar dafür. Mehr kann ich dazu, was ich gelernt habe und wie es mich geformt hat, nicht sagen."

Meiner Frau, meiner Familie und meinen Freunden habe ich einen Höllenritt zugemutet. Eines Nachts löste mein ältester Sohn meine Frau ab, die sonst pausenlos an meinem Bett saß. Ich hatte mehrere Infusionen am Hals und an den Armen und überall Schlauchdrainagen. Ich blutete immer noch an einigen Stellen. Die angeschlossenen Maschinen piepten ständig (zum Glück!), und ich wechselte zwischen Schüttelfrost und Hitzeschüben hin und her. Ich war wirklich elend dran. Mein Sohn hielt mir eine Weile die Hand, lächelte und sagte dann: „Du bist echt ein harter Hund." Er sagte das in einem Tonfall wie John Wayne, aber zugleich mit unglaublicher Liebe und Dankbarkeit. Auf einmal spürte ich keinen Schmerz mehr, und mir wurde klar, wie viel mir dieser Sohn und die beiden anderen Kinder bedeuteten. Ich hatte sie immer geliebt, aber in diesem Augenblick wurde ich von einer Welle aus purer Liebe für sie, meine Frau und mein Leben überwältigt. Tiefes Verständnis und Dankbarkeit für ihre Rolle in meinem Leben überkamen mich.

Vor dem Unfall hatte ich mir kaum Gedanken übers Sterben gemacht und mich nicht gefürchtet. Jetzt denke ich mehr darüber nach, habe aber immer noch keine Angst. Dankbarkeit ist ein gemeinsamer Nenner, der uns vereinen kann, unabhängig vom Glauben oder von der Weltanschauung. Echte Dankbarkeit bringt Freiheit und Klarheit.

Ich hatte ein Todeslied.

Lass die Furcht vor dem Tod nie in dein Herz einkehren. Kritisiere niemanden wegen seiner Religion. Respektiere den Standpunkt des anderen und verlange, dass man deinen respektiert. Liebe dein Leben und mach es vollkommen und schön. Strebe nach einem langen Leben, das deinem Volk dient. Leg dir ein prächtiges Lied zurecht für den Tag, da du über die große Grenze gehst.

Tecumseh, Häuptling der Shawnee-Indianer (1768–1813)

DIE EIGENE BESTIMMUNG LEBEN KERRI KELLY

An einem Septembertag wachte ich im Morgengrauen auf, zog meinen Hosenanzug und meine Pumps an und machte mich auf zur Arbeit. Mit den hohen Absätzen und meinem Mobiltelefon am Ohr brauchte ich acht Minuten für die anderthalb Kilometer an der Madison Avenue entlang. Am Tag zuvor war ich von dem Urlaub heimgekehrt, mit dem ich meinen Geburtstag gefeiert hatte, und steckte nun voller Energie und Tatendrang.

Ich war immer ehrgeizig und auf Leistung und Perfektion erpicht. Ich gehörte zu den Besten. Nie hätte ich am Morgen des 11. September geahnt, wie schnell sich alles ändern würde. Eine Stunde später krachte das erste Flugzeug in die Zwillingstürme. Als ich das zweite Flugzeug hörte, das auffallend niedrig über die Stadt flog, wurde mir klar, dass ich einen Zusammenbruch epischen Ausmaßes erlebte. Ich wusste nur noch nicht, wie genau er aussehen würde.

Mein Stiefvater war Feuerwehrmann und hatte an dem Tag eigentlich frei. Aber da ich abends die Familie zum Geburtstagsessen eingeladen hatte, hatte er mit einem Kollegen getauscht. Seine Feuerwache wurde als zweite alarmiert. Als der Angriff vorüber war, suchten wir nach ihm, wollten die Hoffnung nicht aufgeben. Aber er blieb verschwunden. Er war gestorben, als der erste Turm zusammenbrach. Wir konnten später Aufnahmen seiner Funksprüche anhören, und uns wurde klar, dass er vor seinem Tod 87 Stockwerke geschafft und noch zahlreichen Menschen das Leben gerettet hatte.

Wie Sie sich vorstellen können, brach zusammen mit den Türmen auch meine Welt zusammen. Es war klar, dass ich nie mehr dieselbe sein würde. Meine erste Reaktion war der Drang, etwas zu reparieren. Ich wollte die Sache irgendwie in den Griff kriegen. Welche Arroganz: Ich dachte wirklich, ich könnte jenen Moment „in Ordnung bringen". Aber das war für mich der einzig mögliche Weg, die Tage irgendwie zu überstehen. Ich wandte meinen antrainierten Bewältigungsmechanismus an: Sind die Dinge außer Kontrolle, kontrolliere sie. Es war nicht schön. Meine Familie mochte mich nicht, mein Ehemann war kurz davor, mich zu verlassen, und ich stand kurz vor einem Nervenzusammenbruch.

Auftritt Yoga.

Die Stadt New York machte alle möglichen Hilfsangebote: Psychotherapie, Akupunktur und Spa-Anwendungen bis hin zu Schreibkursen und Lachtherapien. Nichts davon zog mich an. Außer Yoga. Darin fand ich etwas, womit ich mich stärker und flexibler fühlte. Aber bald war meine Zeit auf der Matte die einzige Zeit, in der ich wirklich spürte, was eigentlich passiert war. Je mehr ich mich bewegte, desto mehr konnte ich den Panzer durchbrechen und mich mit der Beschissenheit des Moments konfrontieren, anstatt immer zu vermeiden, zu reparieren, mich abzulenken. Auf der Matte konnte ich meine Gefühle zulassen. Das war nicht nur nett am Anfang, fühlte sich aber echt an. Und so blieb ich dabei.

Ich entdeckte, dass meine Trauer im Körper steckte. Nur zu reden hätte nicht geholfen. Der Körper wurde zu einem wichtigen Element meiner Trauerarbeit. Die Übungen wurden für mich zu einem sicheren Raum, in dem ich die Dunkelheit zulassen konnte. Und den Horror des Anschlages. Das Chaos meines Lebens. Die Krise in meiner Familie. Ich konnte meinen Schatten klar sehen und mich von meinen alten Mustern, meinem Schutzschild, meiner Rolle befreien und mich mit der Wahrheit dessen konfrontieren, was passiert war. Damals lernte ich viel darüber, dass Wahrheit nicht immer angenehm, aber wichtig ist.

Yoga ist ein bewusstes Stören auf allen Ebenen. Mit Yoga kann man in einem sicheren Umfeld den Körper desorientieren, sodass man lernt, zu navigieren und den Fluss zu befahren. Yoga stellt alles auf den Kopf und gibt einem eine neue Perspektive auf die Welt. Das macht einen fähig, das Chaos jedes Moments zu bewältigen und eine angemessene Reaktion darauf zu finden. Wenn man den eigenen Mist auf dem Kopf stehend betrachtet, zeigen sich ganz von selbst neue Wege. Und ich glaube, am meisten hat mich überrascht, dass ich durch die Yogapraxis nicht nur tiefe Heilung fand, sondern auch ein großes Erwachen.

Der Zusammenbruch wurde zum Neubeginn für mich. Ich machte mich auf die Reise. Ich wusste nicht genau, wohin sie führen würde, aber solange ich auf dem Pfad von Heilung und Bestimmung wanderte, ging ich in die richtige Richtung. Mir war klar geworden, dass ich mein Leben anderen Menschen widmen, helfen und teilen wollte.

Wenn man den eigenen Leitstern gefunden hat, kann man ihn nutzen, um zu dienen, andere zu unterstützen und ihren Pfad zu erleuchten. Gutes Führungsverhalten ergibt sich daraus, dass man sich immer an der eigenen authentischen Bestimmung orientiert. Wenn Sie gemäß der eigenen Bestimmung (dem Leitstern) leben, fließt Ihr Ausdruck aus diesem Ort, Ihre Handlungen stimmen mit Ihren Worten überein, und Sie gewinnen starken und nachhaltigen Einfluss auf andere.

Diese „Führungstechnik" steht allen zur Verfügung, die es wagen, in die Tiefe zu gehen, versteckte Wahrheiten ans Licht zu bringen und mutig der eigenen Bestimmung zu folgen.

Für mich war die innere Arbeit, nach meinem Leitstern zu navigieren und mich zu heilen, die Voraussetzung dafür, wahrhaft dienen zu können. Auf dieser Basis begann ich meine Arbeit für die gemeinnützige Organisation Off the Mat, Into the World und helfe anderen Anführern dabei, ihre Stimme zu entwickeln.

Meine Geschichte

Ihre Geschichte

Wenn Sie verkörpern, was authentisch für SIE bedeutet und was Ihnen FREUDE bereitet, bewegen Sie sich und geben von einer unendlichen Quelle. Ihre Bestimmung ist Ihre Kraft, und wenn Sie lernen können, daraus zu leben, werden Sie nicht nur hilfreiche Dienste leisten, sondern auch selbst von solchen Diensten profitieren.

BESTIMMUNG ALS KOMPASS

Bestimmung ist kein Ziel, sondern ein GPS-System oder ein Kompass. Die Idee besteht darin, eine Richtung beizubehalten, die etwa ein Leitstern vorgibt, und nicht, sich auf ein einziges Ziel zu konzentrieren. Bestimmung ist eine treibende Kraft, die uns und unsere Anstrengungen kontinuierlich ausrichtet. Wenn Ihnen Ihr Lebenssinn klar geworden ist, können Sie die richtigen Entscheidungen treffen, wozu Sie Ja sagen und welches Ihr nächster Schritt sein wird. Es läuft alles auf die Bestimmung hinaus, denn letzten Endes wissen wir nie, was kommt. Wir können nur wissen, was jetzt ist und wer wir sind. Damit müssen wir arbeiten. Je mehr Sie also dieses Gestaltungsmittel verfeinern, desto besser wird es Sie zu dem führen, was als Nächstes ansteht.

Worin sind Sie richtig gut? Nur keine Hemmungen! Jeder Mensch hat seine Begabungen.

Zuhören

Strategisch denken

Enthusiasmus

Motivation anderer

Intuition

Projektmanagement

Detailtreue

Frohsinn

Intelligenz

Erzählen

Aufgeschlossenheit

Rhetorik

Entwicklungsmanagement

Was tun Sie richtig gern? Was würden Sie, wenn Sie könnten, am liebsten für den Rest Ihres Lebens tun?

Tanzen

Beraten

Lehren

Schreiben

Singen

Dienen

Eltern sein

Streiten

Entwerfen

Gestalten

Zusammenarbeiten

Reisen

Backen

In welche Richtung sollte sich die Welt verändern? Was ist Ihre Vision? Denken Sie in einem großen Maßstab. In welcher Welt möchten Sie leben? Was für eine Welt wollen Sie Ihren Kindern hinterlassen? Wäre es Ihnen am wichtigsten, dass die Umwelt geheilt wird? Dass es wieder naturbelassenes Essen gibt? Oder dass wir in einer gesunden Demokratie leben? Wie wollen Sie mithelfen, das möglich zu machen?

DER WEG DES LEHRERS — SCHUYLER GRANT

Unsere Gedanken begrenzen unser Tun. Nicht nur äußere Kräfte bremsen uns, auch innere Kräfte sabotieren alles, noch bevor wir damit anfangen. Unser Verstand ist gut darin, uns negativ zu beeinflussen und uns kleinzumachen. Aber mir ist klar geworden, dass wir aus Liebe auch das schaffen, was uns eigentlich als unmöglich erscheint. Die Frage, die wir uns stellen müssen, lautet also: Was liebe ich?.

Julia Butterfly Hill, Umweltaktivistin und Autorin von Die Botschaft der Baumfrau

Zu Yoga kam ich als noch ganz junge Frau, auf der Suche nach einer Möglichkeit, meine chronischen Kreuzschmerzen loszuwerden. Inzwischen bin ich seit mehr als zwei Jahrzehnten dabei, die Praxis meiner körperlichen Selbstheilung weiterzuentwickeln. Es gab zwischendurch frustrierende Phasen, aber langweilig war es nie. Yoga verführte mich sehr schnell vor allem mit den Armbalancen; sie fielen mir leicht, und ich genoss die Erfahrung, mich wie ein im Gras herumtobendes Kind zu fühlen. Aber erst während meiner Kämpfe in der Schlussentspannung in den letzten zehn Minuten der Yogastunde fand Yoga MICH.

In meinem Kopf ging in diesen Schlussminuten die Post ab, er beherbergte den lautesten Affen im Gehirndschungel. Meine Vrittis waren total Nicht-Nirodha. Aber im Laufe der Zeit (viel Zeit) und Praxis spürte ich während der Ruhehaltung am Ende der Übungsstunde immer mehr eine ruhige Verbindung, die tiefer ging als körperliche Heilung und berauschender war als der Handstand, den ich davor geschafft hatte. Und mir wurde klar: Wenn sogar ich es lernen kann, in der Savasana-Position kurz ins unendliche Bewusstsein einzutauchen, dann kann es jeder. Ich überlegte, wie ich das anderen Menschen nahebringen könnte. Ich nahm Kurs auf meinen Leitstern.

Wenn Sie, die Sie dieses Buch lesen, selbst als Yogalehrer oder -lehrerin tätig sind, wissen Sie bestimmt noch sehr genau, was Sie dazu motiviert hat, den Übergang vom Schüler zum Lehrer zu wagen. Dinge, die einem leichtfallen, sind immer verführerisch. Aber ich wette, dass der Teil der Praxis, der Sie (körperlich, philosophisch, spirituell) am meisten herausgefordert, geheilt und geöffnet hat, auch am stärksten inspiriert hat. Oft werden die größten Enttäuschungen, Verletzungen, Gedankenblockaden, Herzschmerzen zur Grundlage des eigenen Lehrens.

Als Yogaschüler sind Sie vielleicht an einem Punkt (oder kurz davor), an dem Sie so voller Enthusiasmus für Yoga sind, dass Sie diese Begeisterung teilen möchten. Die meisten engagierten Schüler spüren irgendwann, dass Yoga ihnen das Werkzeug an die Hand gegeben hat, das komplexe, mal unheimliche, mal herzzerreißend schöne Leben zu meistern. Und dann finden sie, auch andere Menschen sollten davon profitieren können.

Der Landwirt und Schriftsteller Wendell Berry sagt, dass er nicht an große Lösungen für große Probleme glaube. Diese ließen sich viel eher durch Millionen kleine Lösungen bewältigen. Vom Schüler zum Lehrer zu werden, kann eine kraftvolle Art sein, Ihren kleinen Teil zur Lösung eines großen Problems beizutragen. Der Wunsch, tiefer in die eigene Praxis einzusteigen, führt Sie vielleicht zu einer Yogalehrerausbildung oder für einige Zeit in eine spirituelle Gemeinschaft, in der Sie sich intensiv mit den Lehren eines Yogameisters befassen. Suchen Sie die für Sie passende Möglichkeit, tiefer in die Faszination des Yoga einzutauchen. Denken Sie an die Antwort von Joel Salatin auf die Frage „Was kann ich als einzelner Mensch schon tun?". Sie lautet: „Was heute in der Welt ist, ist das Ergebnis der individuellen Entscheidungen einer Mehrheit der Menschen in der Kultur einer bestimmten Zeit."

Nachdem ich 20 Jahre lang mit Schülern gearbeitet habe, die Lehrer werden wollten, würde ich Ihnen gerne ein paar Dinge ans Herz legen und Ihnen außerdem ein paar hoffentlich einfach zu beantwortende Fragen mitgeben, die Sie sich auf Ihrem Weg stellen können.

Zuallererst ist es nicht unbedingt ein logischer Schritt, die Praxis, die Ihr Herz geöffnet hat, selbst lehren zu wollen. Die Lehrerrolle wird Ihre Beziehung zu Ihrer eigenen Praxis auf jeden Fall irgendwie verändern. Das Lehren wird Ihr Leben bereichern, Ihnen aber auch Opfer abverlangen, wenn in Ihrer engen und vertrauten, reinen Beziehung zu sich selbst plötzlich Themen wie Sicherheit, Geld, berufliche Laufbahn und Ego eine Rolle spielen.

Bedenken Sie außerdem, dass man die Kunst zu lehren und „den Weg" zu teilen in vielen Formen ausüben kann. Die Welt braucht Ärzte, Manager, Politiker und Buchhalter, die das Leben mit Achtsamkeit und großem Herzen praktizieren. Sie braucht solche Menschen vielleicht fast mehr als ein Heer von Asana- und Meditationslehrern. Überlegen Sie sich, ob es nicht genauso erfüllend für Sie wäre, in einem ganzheitlichen Sinne als Yogalehrer tätig zu sein – in jedem Ihrer Lebensbereiche. Seien Sie Lehrer und Vorbild für Familie, Partner, Kollegen, für Ihnen unbekannte Menschen, die Sie kennenlernen, und – vielleicht am wichtigsten – für Ihre vermeintlichen Gegner.

Finde deinen Leitstern

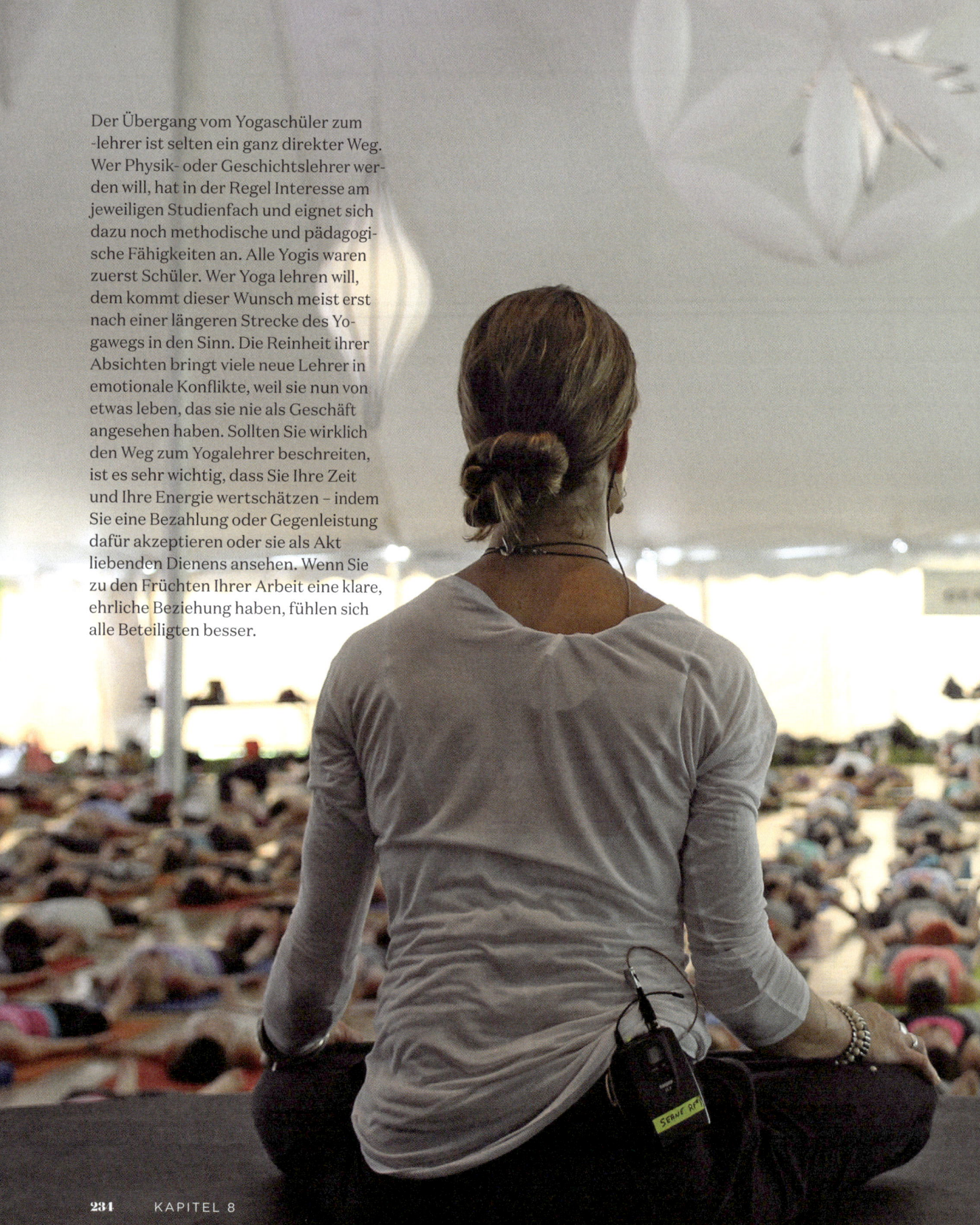

Der Übergang vom Yogaschüler zum -lehrer ist selten ein ganz direkter Weg. Wer Physik- oder Geschichtslehrer werden will, hat in der Regel Interesse am jeweiligen Studienfach und eignet sich dazu noch methodische und pädagogische Fähigkeiten an. Alle Yogis waren zuerst Schüler. Wer Yoga lehren will, dem kommt dieser Wunsch meist erst nach einer längeren Strecke des Yogawegs in den Sinn. Die Reinheit ihrer Absichten bringt viele neue Lehrer in emotionale Konflikte, weil sie nun von etwas leben, das sie nie als Geschäft angesehen haben. Sollten Sie wirklich den Weg zum Yogalehrer beschreiten, ist es sehr wichtig, dass Sie Ihre Zeit und Ihre Energie wertschätzen – indem Sie eine Bezahlung oder Gegenleistung dafür akzeptieren oder sie als Akt liebenden Dienens ansehen. Wenn Sie zu den Früchten Ihrer Arbeit eine klare, ehrliche Beziehung haben, fühlen sich alle Beteiligten besser.

„Wer's kann, der tut's. Wer nicht, der lehrt." Dieses berühmte Zitat von George Bernard Shaw wird von all denen widerlegt, die auf dem Pfad der Geist-Körper-Erkundung sind. In der Yogapraxis gibt es kein Endziel. Die Bemühungen werden nicht mit einem Produkt oder einer Fähigkeit belohnt, sondern die Suche geht immer weiter. Der Übergang vom Schüler zum Lehrer ist fließend, und auch Lehrer bleiben lebenslang Lernende. Vielleicht zweifeln Sie deshalb an sich und fragen sich: Wenn ich selbst die Antworten nicht kenne, wie soll ich dann jemanden unterrichten? Aber nicht das Wissen allein macht einen guten Lehrer aus, sondern vor allem tiefe Neugier, Bereitschaft zum Teilen und Kommunikationsfähigkeit.

Sollten Sie bereits Lehrer sein (ich definiere diesen Begriff sehr weit) oder sich auf dem Weg dorthin befinden, biete ich Ihnen hier ein paar Fragen an, die Sie sich regelmäßig stellen können:

1. Ich bin damit im Reinen, immer zuerst Schüler und erst danach Lehrer zu sein. Was tue ich, das diesem Schülersein Nahrung gibt?

2. Was inspiriert mich gerade (auf der Matte und sonst)? Wie drücke ich das aus und teile es mit meinen Schülern und Mitmenschen?

3. Was frustriert mich gerade am meisten und lässt mich zweifeln (auf der Matte und sonst)? Wie drücke ich das aus und teile es mit meinen Schülern/Mitmenschen?

4. Wie bringe ich das, was ich lehre, täglich in meine Familie, meine Gemeinde und die Gesellschaft ein?

5. Warum lehre ich Yoga?

6. Liebe ich die Yogapraxis immer noch? Ist mein Kurs (mehr oder weniger) auf meinen Leitstern gerichtet?

Vergessen Sie nicht, dass ein organischer Entwicklungsverlauf selten den kürzesten Weg nimmt.

Vor 2000 Jahren stellte Rabbi Hillel drei Fragen, die ich jedem Heutigen ans Herz lege: „Wenn ich nicht für mich bin, wer ist dann für mich? Wenn ich nur für mich bin, wer bin ich dann? Und wenn nicht jetzt, wann dann?"

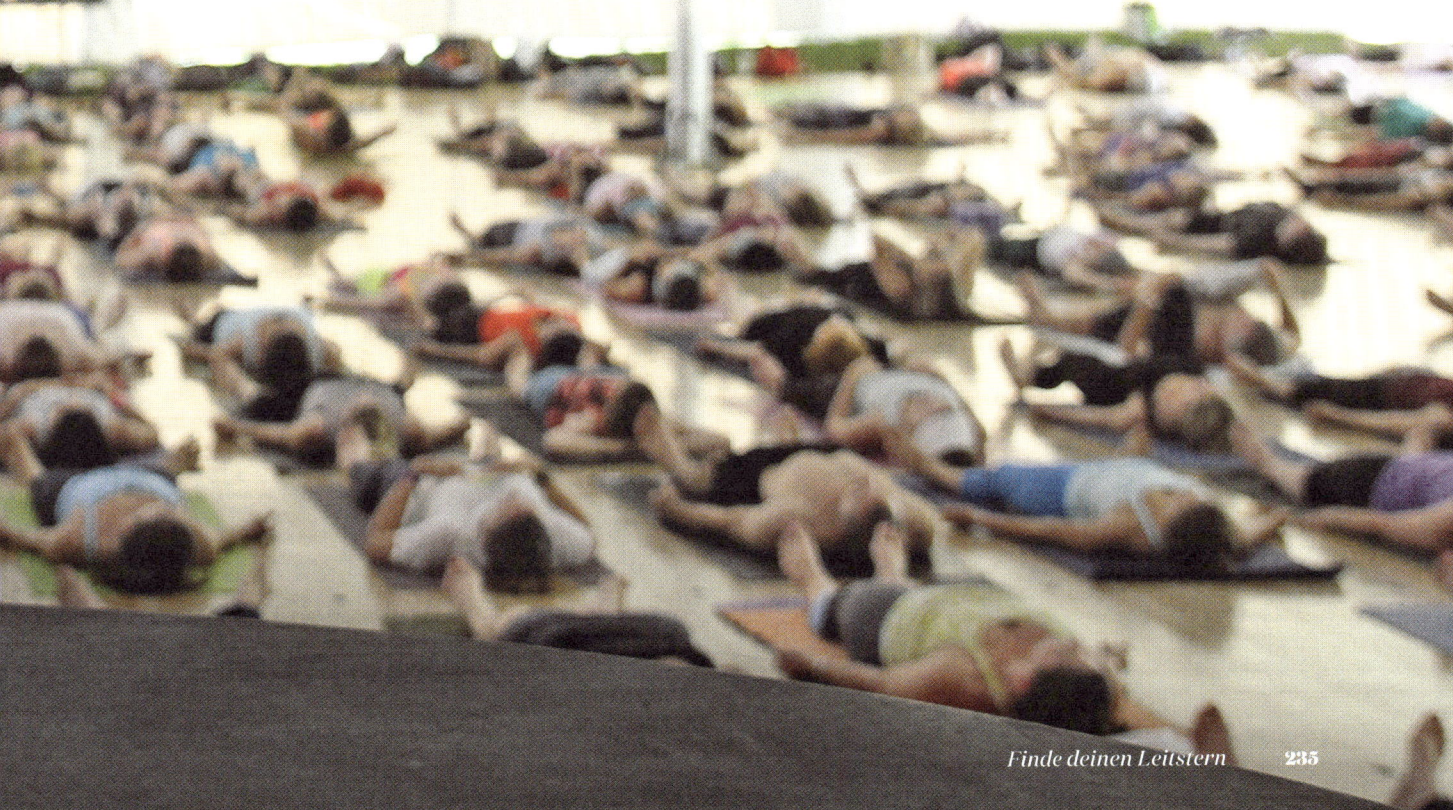

Finde deinen Leitstern

HINGABE ALS STÄRKE

GURMUKH KHALSA

Einer meiner Lieblingstexte erklärt Hingabe so: Wahre Hingabe ist keine einmalige Aktion, kein Simsalabim in Verbindung mit irgendeinem mentalen Zauber. Sie ist ein Prozess, das allmähliche Loslassen des kleinen Ichs zugunsten des großen Selbst.

Wahre Hingabe ist das Aufgeben unserer Wünsche, Bedürfnisse, Erwartungen, Kränkungen und Anhaftungen. Sie ist das Loslassen des Zwangs, das Gewünschte um jeden Preis zu bekommen, und des Verlangens, dass sich alles nach uns richten soll. Das Loslassen der Gewohnheit, nur Einzelteile zu sehen und an den äußeren Anschein zu glauben. Das Loslassen der Erwartung, dass etwas falsch läuft, wenn es nicht unserem Plan entspricht.

Wahre Hingabe erfordert, dass das Herz sich dem Unbekannten öffnet. Wir müssen unsere Vorurteile, vorgefassten Meinungen und Erwartungen ablegen und der göttlichen Gnade erlauben, uns den nächsten Schritt und dann den übernächsten zu offenbaren. Wahre Hingabe ist ein innerer Wandlungsprozess, der uns mit Gottes Augen sehen, mit Gottes Ohren hören, mit Gottes Worten sprechen und mit Gottes Gnade handeln lässt.

Wie ein Bildhauer, der aus einem Steinblock eine Skulptur schafft, meißelt wahre Hingabe das weg, was uns nicht mehr dienlich ist. Wahre Hingabe ist ein inneres Nachgeben der Seele, das uns befreit, damit wir das Leben als perfekt erkennen und akzeptieren.

Im steten Zustand der Hingabe an unser höchstes Selbst zu sein ist eine der göttlichsten Entscheidungen, die wir treffen können. Wir handeln entweder aus Angst oder aus Liebe. Mit jedem Atemzug geben wir der Angst nach oder aber machen einen Schritt hin zur Liebe. Mit jedem Herzschlag geben wir uns dem einen hin oder dem anderen. Die Wahl liegt bei uns. Wir werden das, was wir wählen. Ich wähle die Liebe.

Wir befinden uns in ständigem Erblühen, wie eine sich entfaltende Lotosblume. Durch unsere Erfahrungen und Herausforderungen geben wir mehr und mehr von uns preis. Dieser Prozess der Selbstoffenbarung ist oft mit Angst behaftet. Anstatt eine Herausforderung anzunehmen und mit ihr zu wachsen, tendieren wir dazu, an alten Mustern zu kleben und in unserem Ego stecken zu bleiben. Wir glauben nicht daran, dass unserem Leben ein perfekter Plan zugrunde liegt und dass die Lektionen des Lebens uns zurück zu unserem wahren Ich und unserer Unendlichkeit bringen.

Im Kern sind wir reine Liebe, Licht und Weisheit. Wir sind komplett und ganz, Schöpfer und Schöpfung. Wir sind heute noch genauso viel wert wie unser erster Lebensfunke. Ein Hunderter frisch aus der Druckerpresse ist brandneu, sauber und 100 Dollar wert. Im Umlauf wird er hin und wieder zerknüllt, in Hosentaschen gequetscht und allmählich schmuddelig. Aber seinen Wert verliert er nie. Ein Hunderter kostet 100 Dollar, egal wie zerknittert er ist. Für uns gilt das genauso: Wie viele Falten unser Gesicht aufweist, ändert nichts an unserem Wert, denn der ist unendlich. So wie am Anfang wird es am Ende sein. Welches Leben werden wir vom ersten bis zum letzten Atemzug führen? Um im göttlichen Fluss zu leben, müssen wir uns ständig hingeben und alles loslassen, was uns kleinmacht. Wir müssen das Ufer verlassen und ins Meer unserer Größe, unseres erweiterten Ichs fließen. Unser Kontrollbedürfnis hält uns in Angst. Wenn wir uns unter Wert verkaufen, verharren wir in einer scheinbar sicheren Komfortzone. Die Hingabe an das Unbekannte erfordert Mut und den Glauben an etwas, das größer ist als wir. Marianne Williamson sagte: „Wenn wir unser Licht scheinen lassen, geben wir anderen unbewusst damit die Erlaubnis, es auch zu tun." Indem wir uns der unendlichen Liebe in uns selbst hingeben, die die Quelle von allem ist, ermöglichen unsere Schwingungen, dass sich neue Blüten öffnen, die andere dazu inspirieren, sich auch mit dem Strom zu verbinden.

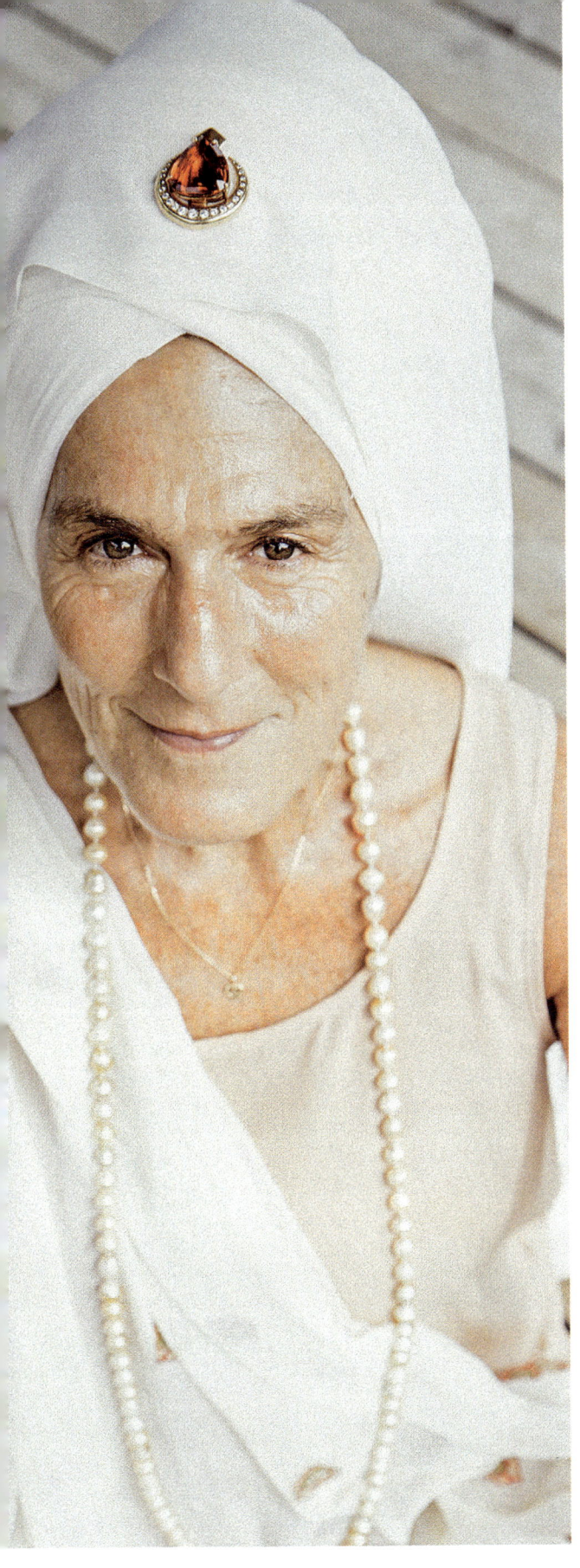

Hin und wieder verspüren Sie vielleicht Zwänge: sich festzuhalten, alles zu kontrollieren, sich an Habseligkeiten zu klammern und Druck von außen nachzugeben. Das ist aber nicht die Wahrheit. Wer Wohlergehen und Fülle genießen will, muss sich selbst geben, Dinge loslassen, sich von Erwartungen frei machen und sich dem Inneren hingeben, das im Kern Liebe ist. Diese Hingabe ist ein Öffnen des Herzens, ein Sehen mit den Augen des Mitgefühls, ein Aussprechen von Wörtern der Reinheit, eine Abkehr vom Urteilen und vom Verlangen hin zur strahlenden Liebe, die Sie durch Ihr Herz in Ihr Leben und in die Welt scheinen lassen.

Hingabe an die Liebe ist eine Entscheidung, die wir mit jedem Atemzug treffen müssen. Unsere Reise fordert uns ständig heraus. Bei jedem Schritt haben wir Gelegenheit, loszulassen und uns zu häuten. Wenn Sie sich entscheiden, Ihren Willen dem Willen Gottes zu übergeben, füllt ein neuer Atem der Freiheit Ihre Lungen. Sie erkennen, dass das Leben ganz einfach sein kann. Kämpfe sind nicht notwendig, denn je härter Sie kämpfen, desto beschränkter sind Sie und desto mehr wird Ihr Licht verdunkelt. Um jedes Hindernis gibt es einen Weg herum, auch wenn dieser nicht offensichtlich ist. Wenn Sie beten, überlassen Sie es dem Spiel des Universums, wie sich eine bestimmte Lage entwickeln wird. Sie können darauf vertrauen, dass das Universum das perfekte Schicksal für Sie bereithält. Die Weisen haben uns einst gelehrt: Loslassen und Gott lassen. So kann der unendliche Fluss durch Sie hindurchfließen. Sie werden das Instrument, und das Leben wird das Lied, das Sie durch den Atem Gottes und die Aufgabe des Willens singen. Wir haben alle schon Momente reiner Ekstase erlebt, wenn wir eins mit allem sind, total verbunden, gelassen, vollständig. Das sind die Momente der totalen Hingabe, in denen nichts ist und alles auf einmal. Leben ganz im Hier und Jetzt. Diesen Zustand in jedem Augenblick des Lebens zu erreichen ist sicher schwierig. Wenn wir aber die Hingabe achtsam auswählen, werden Ekstase-Erfahrungen häufiger, bis die Lotosblume in erleuchteter Blüte ist. Gottes Gnade erreicht und erfüllt Sie, wenn Sie sich hingeben und Ihr Herz mit dem Universum vereinen, während Sie heimkehren zu Ihrem wahren Ich – Liebe.

ACHTSAME UNTERNEHMENSFÜHRUNG

Möge deine Wahl deine Hoffnungen widerspiegeln, nicht deine Ängste.

Nelson Mandela

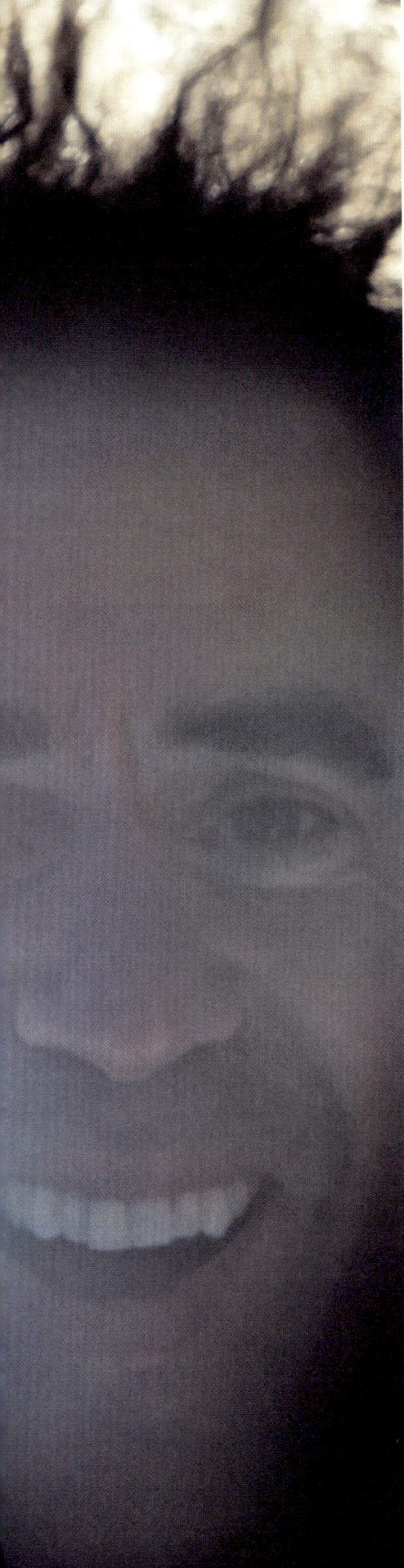

BEAVER THEODOSAKIS

Viel zu oft passiert das Leben einfach so. Wir bringen ein paar Dinge zusammen, die wir für gute Ideen halten, und dann irgendwann macht es Peng! Ehe man sich's versieht, starrt man fassungs- und verständnislos auf die Welt. Alles sieht plötzlich fremd aus, und die angetretene Reise scheint nicht mehr die eigene zu sein. Eine solche Erkenntnis kann ein raues und jähes Erwachen sein, ein extrem schwieriger Moment, der sich gar nicht wie ein Augenblick anfühlt, sondern wie eine Ewigkeit, wie wenn man auf einer einsamen Kreuzung an einer roten Ampel steht und darauf wartet, dass sie endlich auf Grün springt.

So etwas passiert wohl jedem von uns mal, was aber kein Trost ist, wenn man selbst in der Situation ist, mehr Fragen als Antworten zu haben. Mein „Moment" kam in den frühen 1990er-Jahren, als die Freundschaft mit zwei guten Kumpeln zerbrach, nachdem unser gemeinsames Geschäft baden gegangen war: die Surfmarken *Life's a Beach* und *Bad Boy Club*. Wir kommunizierten nicht gut, wuchsen viel zu schnell, waren irgendwann überfordert ... und dann war alles vorbei. Wir hatten einen wilden Ritt mit glanzvollen Augenblicken hingelegt, saßen aber nie richtig fest im Sattel. Es war ein Parforceritt gewesen, den wir nur unter Aufbietung aller Kräfte bewältigt hatten. Nach dem Zusammenbruch des Pferds stand ich auf und begann mich zu fragen, was mir wirklich wichtig war, und vor allem, was in Zukunft wichtig sein würde.

Damals hatte ich noch keine Ahnung, dass sich mein eigener Kurs neu auf die Ideen, Taten und Menschen richtete, die später zu meiner Firma prAna wurden. Mein Wendepunkt schien rein persönlich zu sein, ohne Bezug zu meiner Arbeit und dem Geschäft. Genau das ist der springende Punkt: Wir können durchaus ein harmonisches Leben führen, in dem es kaum oder gar keinen Unterschied gibt zwischen den Dingen, die wir sind, und denen, die wir erschaffen.

Nach mehr als 20 Jahren ist prAna genauso ein Teil von mir wie mein linker Arm oder das temperamentvolle Wesen meiner Kinder. Wir sind auf vielerlei Weise zusammen „gewachsen". Ganz sicher kann man in meiner Biografie eine Linie ziehen zwischen den Ereignissen vor und nach dieser erfüllenden Verbindung.

Finde deinen Leitstern

Sehr gut erinnere ich mich an die unbequemen Fragen, die ich mir damals stellte, und die harte Ehrlichkeit, die erst nach einigem Graben hochkam: Wie bin ich in diese Tretmühle geraten? Wen will ich beeindrucken? Liegt nicht Ironie darin, dass sich Menschen an einen Punkt vorkämpfen, an dem es dann Schwerstarbeit ist, man selbst zu sein? Noch seltsamer ist unsere Bereitschaft, Gelegenheiten, Trends, Geld und Beziehungen nachzujagen, statt einfach das Leben zu leben. Ich sage hier nichts zum Thema Selbsthilfe und Selbstermächtigung; das überlasse ich qualifizierten Menschen und ihren vielen Büchern zu diesen Themen. Ich möchte aus meinem Leben erzählen und darüber, wie Lebensführung direkt mit Mitarbeiterführung zusammenhängt. So wie viele Chefs habe ich alle möglichen Arten ausprobiert, meine Mitarbeiter zu inspirieren, zu motivieren und anzuleiten – mit gemischten Ergebnissen. Nur eine allgemeingültige Regel hat sich dabei herausgeschält: Führung durch Vorbild ist besser als Führung durch Macht.

Nun liegt der Ball bei Ihnen, wenn Sie in nächster Zeit Größeres vorhaben. Sie müssen zunächst Ihr eigenes Haus in Ordnung bringen, bevor Sie authentisch andere Menschen führen können. Es führt kein Weg an der Selbstanalyse vorbei, und ich kenne keine magische Methode herauszufinden, wie man wirklich tickt. Womit könnte ich mein ganzes restliches Leben glücklich sein? Was verlangen meine persönlichen Werte von meinem beruflichen Ego? Am besten bekommen Sie die Antworten auf solche Fragen wahrscheinlich durch Probieren. Auf jeden Fall müssen Sie sich Ihre Bedürfnisse ebenso ehrlich eingestehen wie den Grad Ihres Engagements dafür, sie zu erreichen. In der modernen Welt spielt bei jeder Vision Geld eine Rolle; alles andere wäre unehrlich. Unabdingbar ist Freigebigkeit, wenn ein Projekt in einer Welt Bestand haben soll, die sich um gemeinsame Gedanken und Gefühle dreht. Bei der Führung von Menschen gehört zu dieser Offenheit die bewusste Praxis dazu, Begeisterung für die Ideen anderer zu zeigen.

Was sind die Anzeichen für Erfolg? Wann werden die traditionell getrennten Aspekte des Lebens zur Deckung gebracht? Erfahrungsgemäß wird alles immer einfacher, nicht schwieriger. Das Timing scheint immer ideal zu sein. Karrieren werden zu Berufungen, bei Ihnen und bei Ihren Mitmenschen. Im Geschäftsleben mögen es Manager, wenn das Glück die am besten vorbereiteten Leute in ihrem Umfeld bevorzugt. Dankbar sehen Sie, wie bruchlos das Leben nun ist, nachdem Arbeit und Spiel fast eins geworden sind. Irgendwann führen Ihnen starke Strömungen neue Chancen zu, als ob die Gezeiten des Glücks sich umkehrten. Diesen Daseins- und Bewusstseinszustand würden Sie jedem Menschen wünschen. Es geht nicht nur um den Flow oder eine Glückssträhne, sondern darum, sich mit einem Strom zu verbinden, der so breit und mächtig ist, dass er denen, die in ihm schwimmen, Freude und Erfüllung fast garantiert.

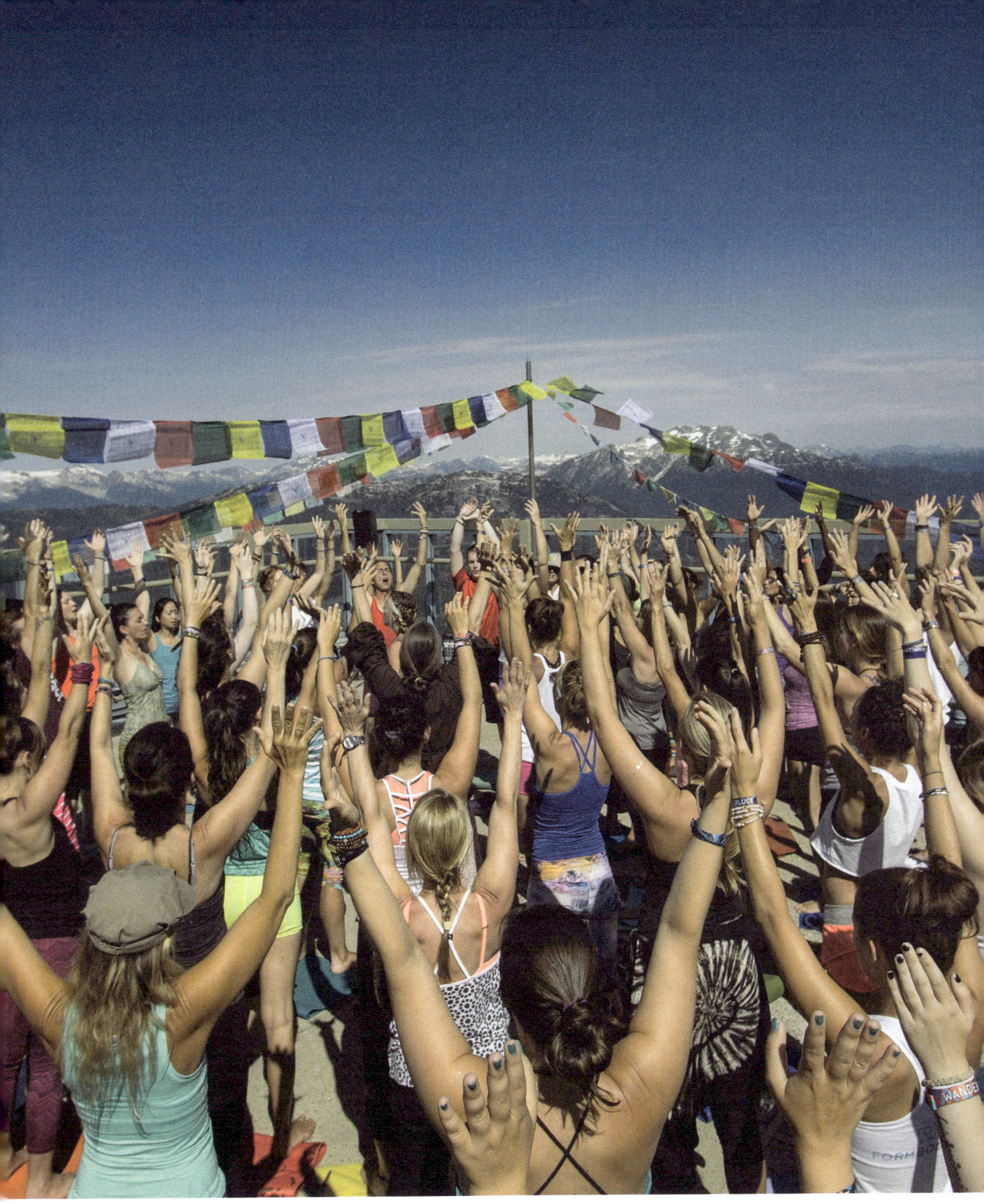

Finde deinen Leitstern

LASSEN SIE ZWEIFEL ZU

Wir sehnen uns nach erfüllender und inspirierender Arbeit. Wir wollen glauben, dass das, was wir tun, einen Sinn hat, dass unsere Handlungen sich positiv auf die Welt auswirken. Besonders sehnen wir uns nach dem Wissen, dass wir das tun, wofür wir bestimmt sind. Unentschlossenheit und Zweifel sind schlaue und durchtriebene Reisegefährten. Lassen Sie sich von ihnen nicht stören und gehen Sie einfach weiter. Zweifel lassen sich nicht ausrotten; sie gehören zum Menschsein. Statt dem Zweifel gegenüber unduldsam zu sein, sollten Sie sich mit ihm anfreunden und ihn zugleich in seine Schranken weisen. Er darf einen Platz im Auto belegen, aber der Fahrersitz gehört Ihnen! Tolerieren Sie den Zweifel geschickt. Spülen Sie ihn mit dem klaren Wasser des Herz-Verstands, damit Sie sehen können, wie er wirklich ist. Auf diese Weise bleibt die vernünftige Perspektive gewahrt.

VERTRAUEN

Am Anfang müssen Sie es vielleicht üben, Ihrer inneren Stimme zu vertrauen, und Sie müssen öfter innehalten, um zu überlegen, ob Ihre Handlungen Ihrer Herzbestimmung entsprechen. Sie sollten das Gefühl haben: Ja, es herrscht Übereinstimmung, es fühlt sich gut an, ich gehöre hierher. Dies heißt nicht, dass rechtes Handeln frei von Problemen, Wirren oder sogar mehrfachem Scheitern wäre, aber immer wenn Sie einen Schritt zurücktreten und sich beobachten, sollten Sie sich irgendwie heimisch fühlen. Ich versichere Ihnen, dass Ihr Selbstvertrauen im Laufe der Zeit zu einer intuitiven Wohltat für Ihre Verbindung mit der Welt wird.

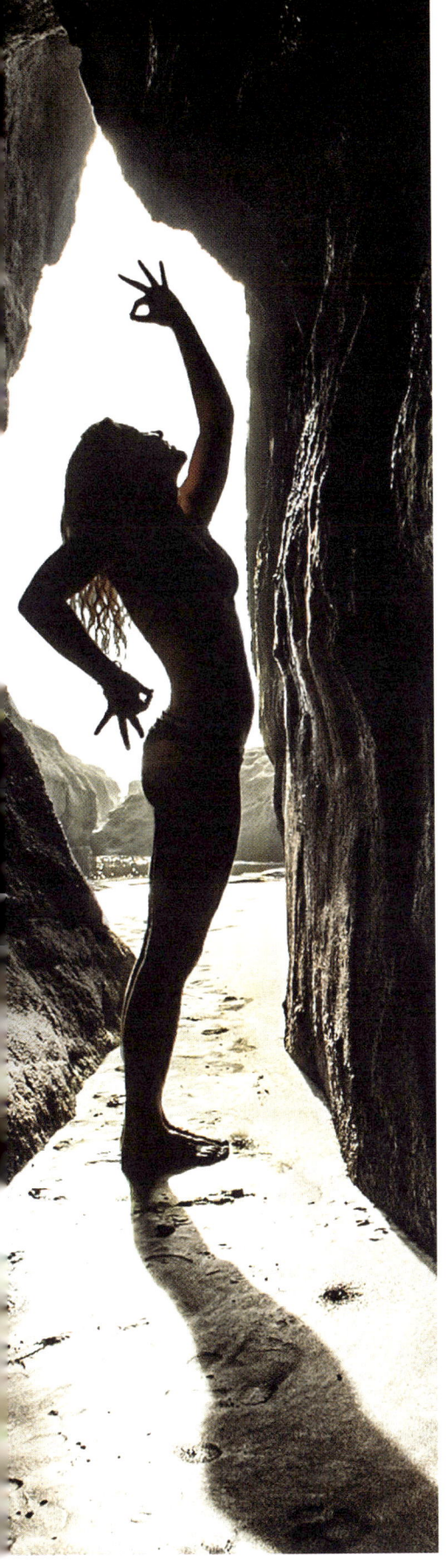

MEDITATION

Ziehen Sie sich an einen ruhigen Ort zurück. Setzen Sie sich bequem und stabil hin; Rücken gerade. Machen Sie mehrere tiefe Atemzüge und lassen Sie alles los, was Sie bis dahin beschäftigt hat.

Schließen Sie die Augen. Blicken Sie nach innen, in Ihr spirituelles Herz im Zentrum der Brust. Stellen Sie sich vor, Sie sitzen am Altar Ihres Herzens. Dort brennt das Feuer Ihres innersten Selbst. Beobachten Sie das Feuer. Machen Sie den nächsten Schritt mutig und ohne Hemmungen: Übergeben Sie dem Feuer alle Ihre Vorstellungen von Ihrem äußeren Selbst. Geben Sie dem Feuer die Begriffe, die Sie äußerlich beschreiben: Ehemann, Mutter, Anwältin, Lehrer, männlich, weiblich usw. Lassen Sie all die Begriffe getrost ins Feuer flattern. Dann eine Pause. Als Nächstes verbrennen Sie die Eigenschaften, gute und schlechte, mit denen Sie Ihre Persönlichkeit beschreiben würden. Das können Adjektive sein wie nett, eifersüchtig, intelligent, arrogant, zornig, großzügig, mitfühlend, stark, schwach etc. Seien Sie ehrlich und übergeben Sie alles dem Feuer. Jetzt ist die Zeit da, um **LOSZULASSEN**.

Beobachten Sie, wie das Feuer kleiner wird, bis nur noch eine Flamme übrig ist, die ungestört brennt wie in einer windgeschützten Höhle. Sie sitzen davor und warten. Hören Sie zu. Gehen Sie tiefer in das Erkennen und die Weisheit des innersten Selbst; zentrieren Sie Ihren Geist auf die Flamme, die in der Höhle Ihres Herzens brennt. Mit der Zeit werden Sie immer besser unterscheiden können, welche Gedanken vom neurotischen Geist kommen und von der Außenwelt beeinflusst sind und welche vom Herz-Geist, unbeeinflusst von außen.

Haben Sie Geduld. Einige Gedanken werden alte Ängste und Konditionierungen sein, die verbrennen, wenn Sie es zulassen. Einige werden Juwelen der Weisheit von tief innen sein. Verfälschen Sie die Botschaften Ihrer inneren Stimme nicht durch Analysieren. Seien Sie geduldiger Zeuge, wenn das Feuer des Herzens die Fragen zu Antworten verkocht. Die letzte Phase der Meditation ist die Rückkehr. Stellen Sie sich immer noch vor, Sie sitzen in stabiler Haltung am Feuer. Dann blenden Sie dieses Bild langsam aus und lassen Ihr Bewusstsein zurück in den Körper fließen. Spüren Sie, dass das Sitzen in der Außenwelt eine Spiegelung des Sitzens in der Innenwelt ist. Spüren Sie die Gesäßknochen und werden Sie sich langsam der Welt um sich herum bewusst, öffnen Sie die Augen aber noch nicht. Schließlich bringen Sie Ihre Hände vor dem Herzen zusammen. Fühlen Sie sich entlastet und geerdet.

Um Ihre Meditation abzuschließen und die Kanäle von Dankbarkeit und Empfangen zu öffnen, sprechen Sie dreimal das folgende Mantra: „**DANKE FÜR DIESEN KÖRPER, DANKE FÜR DIESES LEBEN.**"

Finde deinen Leitstern

VERSÖHNUNG AM ENDE:
GEDANKEN ZU SAVASANA, OM UND NAMASTE

Die vorletzte Haltung einer Yogastunde ist in der Regel Savasana, gefolgt von einem Chant im Sitzen und einem gegenseitigen Namaste. In den Jahren, als ich Hatha Yoga praktizierte, waren diese Schlussübungen für mich die größte Herausforderung. Savasana war für mich ein anderes Wort für „daliegen und nachdenken über unerledigte Dinge oder über Dinge, die man gerne verändern würde". Mein Om hörte sich an wie eine Art Froschquaken, das ich inmitten der enthusiastischen Chanterinnen um mich herum irgendwie in meinen Bart brummelte. Das abschließende Namaste war mir fast peinlich; ich komme aus keinem religiösen Elternhaus und die Gebetsgeste fand ich einerseits irgendwie schön, andererseits kam ich mir vor, als würde ich etwas vortäuschen.

Ein Lehrer hat mir erklärt, dass *sava* das Sanskrit-Wort für „Leichnam" ist (dass *asana* „Haltung" bedeutet, wusste ich bereits). Wir sollten uns also ein aufgerolltes Tuch unter die Beine legen und uns in die „Leichenhaltung" begeben. „Wie makaber", dachte ich. Aber schon bald gefiel mir die Idee, sich jeden Tag auf einen bewussten Tod vorzubereiten und den Gedanken zuzulassen, dass Sterben zum Leben gehört und unvermeidlich ist. In einer Gesellschaft, die alte und sterbende Menschen in Krankenhäuser und Heime steckt, ist es ergreifend, das Praktizieren des Sterbens zu einem geweihten Teil des Tages zu machen. Das Auftauchen aus der Haltung bringt jedes Mal neu die Möglichkeit eines achtsam gelebten und wertgeschätzten Lebens mit sich.

Meine Savasana-Erfahrungen haben sich mittlerweile komplett verändert. Am Ende der Lektion ringe ich zwar immer noch mit einem Geist, der zwischen Vergangenheit und Zukunft schlingert. Aber gelegentlich koste ich in der Todesstellung vom Nektar der wirklichen Bedeutung von Yoga: vom Bewusstsein der Einheit, von der Vereinigung meines begrenzten Ichs mit etwas Größerem.

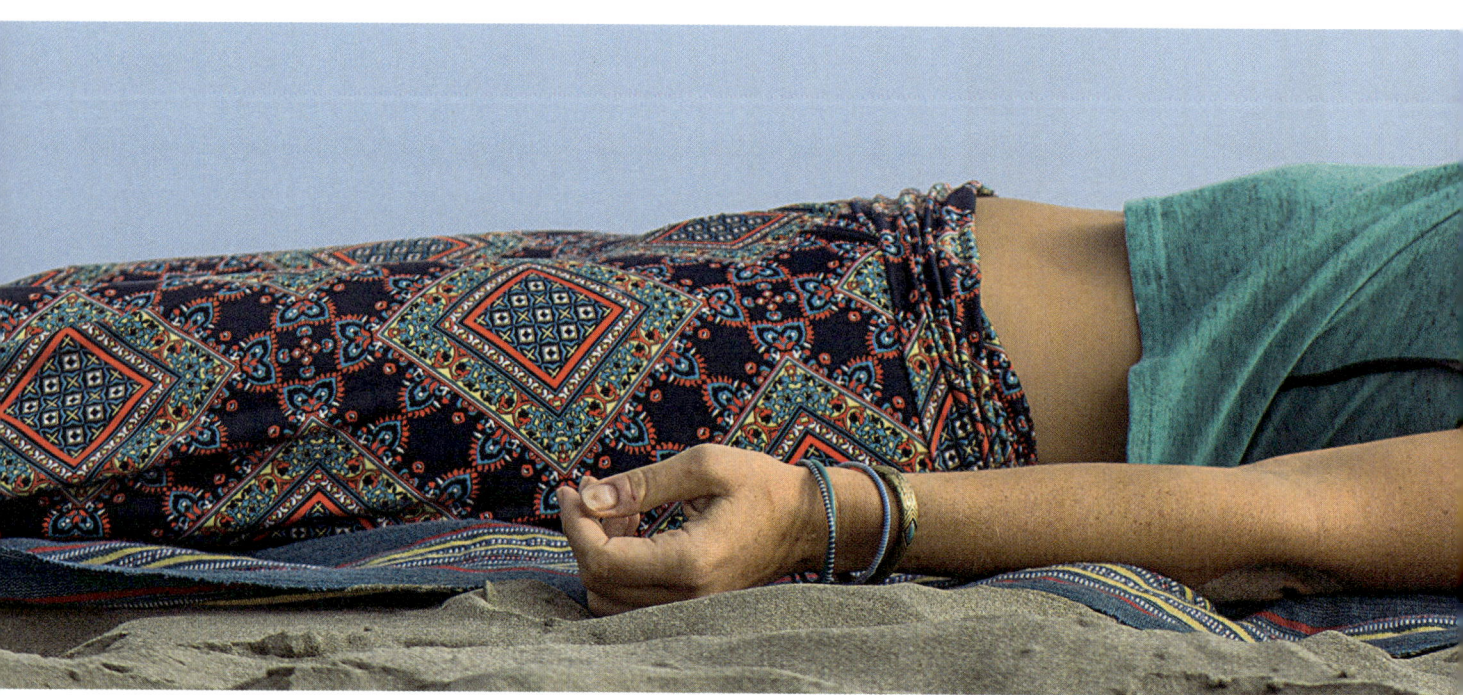

SCHUYLER GRANT

Mein Om hat auch weiterhin nicht die richtige Tonlage und klingt eher stümperhaft, aber ich konnte die Enge in meiner Brust so weit lösen, dass ich mein Herz über die Zunge mit meiner Gemeinschaft teilen kann. Welche süße Befreiung, zusammen mit anderen zu singen und sogar Chants in der Öffentlichkeit anzuführen, perfekte Tonhöhe hin oder her. Der einzige andere Ort, an dem ich öffentlich singe, ist spätabends in einer Bar.

Die Entmystifizierung von Namaste begann bei mir, als ich erkannte, dass es im Prinzip eine Version von *Aloha* ist, eine alltägliche Begrüßung und ein Abschiedsgruß, oft wortlos nur als Gebärde ausgedrückt: Man führt die Handflächen zusammen und in der Nähe des Herzens an die Brust und neigt den Kopf leicht, um der anderen Person Achtung zu erweisen. Das Verstehen der Wurzeln des Sanskrit-Worts vertiefte meinen Respekt für die scheinbar so einfache Geste: *nama* heißt „Verbeugung", *as* bedeutet „ich" und *te* bedeutet „dir/dich". „Ich verbeuge mich vor dir." Aber gerne! Das Wort *namaha* kann auch wörtlich als *na ma* – nicht meins – gedeutet werden, das heißt, man lässt in Anwesenheit eines anderen sein Ego los. Mein Ego loslassen? Das ist nicht so einfach. Aber ich kann es versuchen.

Spirituell steht Namaste für „Ich verbeuge mich vor dem Göttlichen in dir", vor dem göttlichen Funken in jedem von uns, der im Herzzentrum sitzt. Im Yogastudio gibt Namaste für den Lehrer und die Schüler einen Umgangston vor, in dem Individuen energetisch an einem Ort wahrer Verbindung und egofrei zusammenkommen. Die vielen Bedeutungen von Namaste entsprechen der Flexibilität der Yogapraxis. Komplex und einfach zugleich, geeignet für Schüler aller Befähigungen, flexibel, aber anspruchsvoll und unendlich erweiterbar.

Unterschätzen Sie nicht die Kraft der letzten zehn Minuten einer Lektion. Jedes Mal, wenn Sie Savasana praktizieren oder lehren, könnten Sie sich fragen: Wenn ich einmal sterbe, wie möchte ich dann gelebt haben? Om und Namaste erklingen zu lassen ist Ihre Gelegenheit, Ihr Herz durch Ihre Kehle und Hände fließen zu lassen und sich mit den Schülern um sich herum zu verbinden, mit Ihren Lehrern und deren Lehrern und mit dem großen Unbekannten.

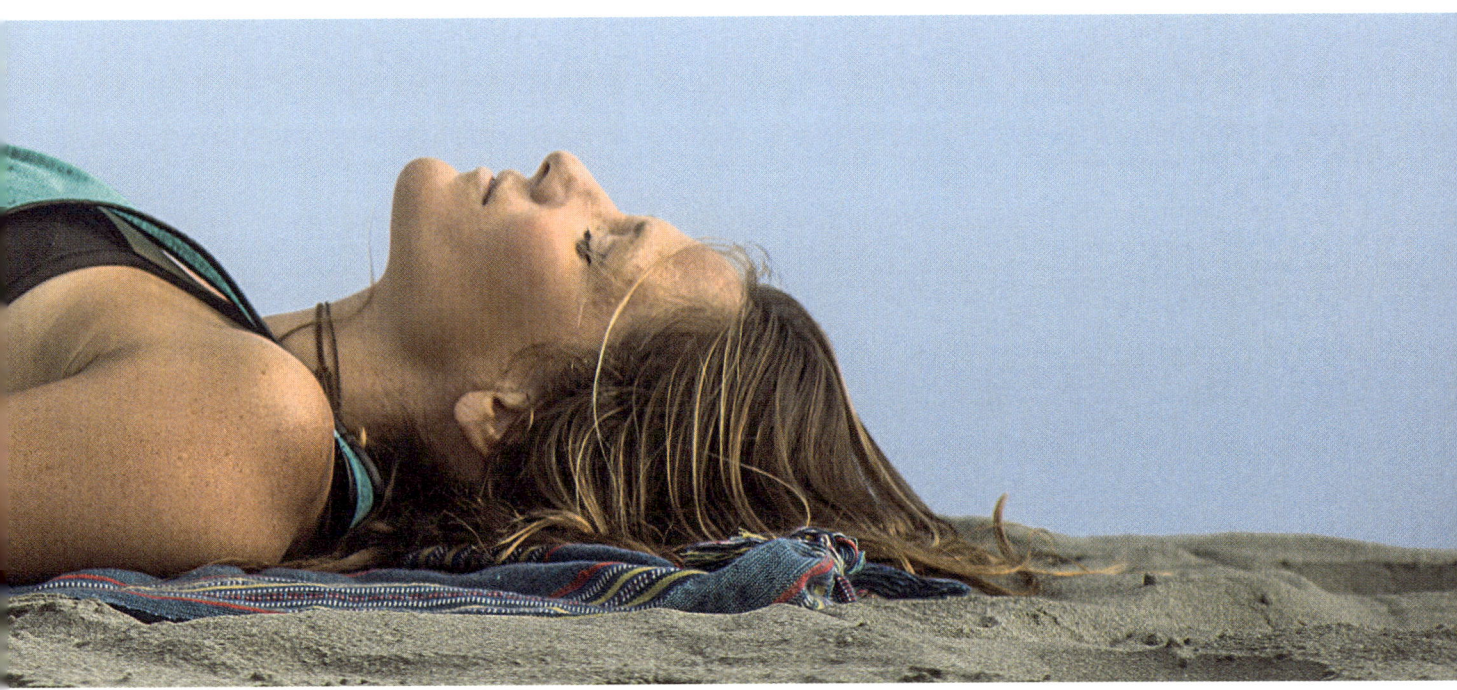

Finde deinen Leitstern

MC YOGI UND AMANDA GIACOMINI

Ich sprach einmal mit einer engen Freundin, die gerade eine Krise durchlebte. Sie sagte: „Es ist schrecklich, sein eigenes Herz nicht zu kennen." Diese Worte berührten mich sehr. Sie halfen mir, mich daran zu erinnern, was für ein Geschenk es ist, wirklich zu wissen, wonach sich das eigene Herz sehnt. Yoga kann eine wundervolle Möglichkeit sein, das oberflächliche Geplapper des Geistes zum Schweigen zu bringen, um nach innen zu gehen und zu erkennen, was der Wunsch des reinen Herzens ist. Von diesem Ort der Klarheit aus können wir beginnen, unser Leben in Übereinstimmung mit dieser höchsten Wahrheit zu gestalten und zu lenken. Dieses Bewusstsein und diese Fähigkeit, uns mit unserem inneren Kompass in Verbindung zu setzen, ist vielleicht unsere größte Chance, unseren Leitstern und das Geheimnis zu dauerhaftem Glück zu finden.

Welle eins *Zentrieren + Schulter und Nacken dehnen*

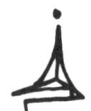

Nimm dir ein paar Minuten Zeit, um zu atmen und deinem Herzen zuzuhören.

SUKHASANA *Sitze einen Moment auf deiner Matte. Sei still. Höre deinem Atem zu.*

NACKENROLLEN *Lass den Kopf langsam nach vorn sinken und rolle das Kinn allmählich nach rechts. Verharre so und mache* **5 Atemzüge***. Dann gehst du mit dem Kopf zurück in die Mitte und rollst das Kinn nach links. Auch in dieser Position verharren und* **5 Atemzüge** *machen.*

GARUDASANA-ARME *Nimm die Arme zusammen nach links und schau nach rechts. Bring die Arme zurück zur Mitte. Nimm die Arme auseinander und wechsle dann die Seiten.*

Welle zwei *Hüften und hintere Oberschenkel*

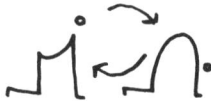

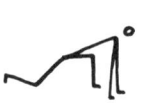

CHAKRAVAKASANA (KATZE-KUH) *Wärme deine Wirbelsäule mit einfachen, wellenartigen Bewegungen auf.*

EINBEINIGER HUND *Beuge das Knie, öffne die Hüften.*

NIEDRIGER AUSFALLSCHRITT *Nimm* **5 ATEMZÜGE***, während die Fingerspitzen auf dem Boden oder auf Blöcken aufgestützt sind; danach* **5 ATEMZÜGE** *mit den Händen an den Hüften.*

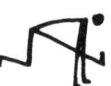

NIEDRIGER AUSFALLSCHRITT MIT DREHUNG

SEITLICHE DEHNUNG IM NIEDRIGEN AUSFALLSCHRITT *Führe den rechten Arm über den Kopf und beuge den Oberkörper nach links.*

DEHNUNG DER HINTEREN OBERSCHENKELMUSKELN (ARDHA HANUMANASANA)

Geh wieder in den Vierfüßlerstand. Mache **KATZE-KUH***, um den Weg frei zu machen und die Wirbelsäule neu auszurichten. Auf der linken Seite wiederholen.*

Playlist für die Leitstern-Übungen

Ausgewählt von Kelly Casey

Far Nearer — *Jamie xx*

Mind Eye — *Nightmares on Wax*

Sweet Disposition — *The Temper Trap*

Anything Could Happen — *Ellie Goulding*

Days to Come — *Bonobo*

Galapagos — *Emancipator*

Lucy Dub — *Loscil*

Welle drei *Zur Kompassstellung öffnen*

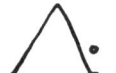

HERABSCHAUENDER HUND

Durchspringen zum Sitzen.

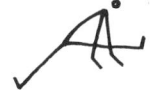

UPAVISTA KONASANA In dieser Position 2-3 MIN. lang entspannen. Erlaube deinen Hüften und hinteren Oberschenkeln, sich zu öffnen. Sei geduldig. Spaziere nach der ersten Minute mit den Fingerspitzen nach vorn.

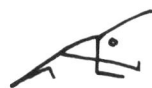 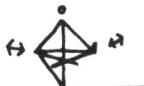 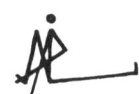 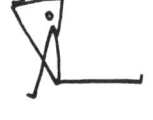

PARIVRITTA JANU SIRSASANA (Gedrehte Fuß-zum-Knie-Stellung) Klapp den rechten Fuß nach innen. Leg den linken Arm an die Innenseite des linken Beins. Streck den rechten Arm hoch und greife hinüber nach links. Lass die rechte Hüfte am Boden und atme tief durch, während du spürst, wie die Spannung aus der Körperseite entweicht. Wiederhole das Ganze zur anderen Seite.

SCHAUKELNDES BABY Schaukle mit dem rechten Bein. Wiege das Knie in der rechten Armbeuge und leg den Fuß entweder in die Armbeuge oder in die linke Hand. Schaukle nun das linke Bein sanft hin und zurück.

PARIVRITTA SURYA YANTRASANA (Kompasshaltung) Dies ist eine Sitzvariante der Haltung. Leg das rechte Bein über den rechten Oberarm. Greife mit der linken Hand die Außenkante des rechten Fußes. Strecke langsam das rechte Bein aus.

Während du das Bein streckst, stützt du dich mit der rechten Hand auf dem Boden ab. Bring die Brust nach vorne, bis der Kopf vor deinen Armen ist. Dann Brust drehen und Kopf nach links. Tief atmen. Zur anderen Seite wiederholen.

Welle vier *Entspannung und Erholung*

  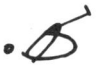 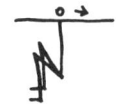 

NADELÖHR

VOM HERABSCHAUENDEN HUND ZUR RÜCKENLAGE

KNIE AN DIE BRUST

DREHUNG IN RÜCKENLAGE

SAVASANA Entspanne dich und habe Vertrauen, dass du deinen Weg finden wirst.

Wenn du sicher sein willst, dass du deinen Leitstern gefunden hast, stell dir folgende Fragen: Kommt er allen Beteiligten zugute? Wache ich morgens begeistert auf und freue mich darauf, den Weg weiterzugehen? Werde ich ein liebevoller und mitfühlenderer Mensch? Yoga hilft uns dabei, uns mit der Mitte unseres inneren Kompasses zu verbinden, damit wir geschickter darin werden, durchs Leben zu finden, auf eine Weise, die uns zu mehr Ehrfurcht, Dankbarkeit und Liebe verhilft.

DER LEITSTERN   JEFF KRASNO

Dank unserer Asanapraxis sind wir jetzt körperlich stärker und beweglicher. Weil wir nur reifes Obst und Gemüse aus der Region essen, sind unsere Körper gesünder. Wir haben gelernt, durch bewusstes Atmen den Stress zu reduzieren. Meditation hat uns dazu verholfen, dass wir über ein tieferes Wissen von uns selbst und der Welt um uns herum verfügen.

Wir entwickeln uns.

Früher haben wir nur die Schatten auf den Höhlenwänden gesehen. Vielleicht dachten wir, dass unser Weg zum Glück über den Erwerb materieller Güter führen würde. Oder wir haben zumindest entsprechend gelebt. Jetzt drehen wir uns zum Feuer um und sehen die Dinge, wie sie wirklich sind. Wir haben eine klarere Vision, wie wir leben, essen, lieben wollen.

> *Vor der Erleuchtung: Holz hacken und Wasser tragen. Nach der Erleuchtung: Holz hacken und Wasser tragen.*
>
> *Zen-Sprichwort*

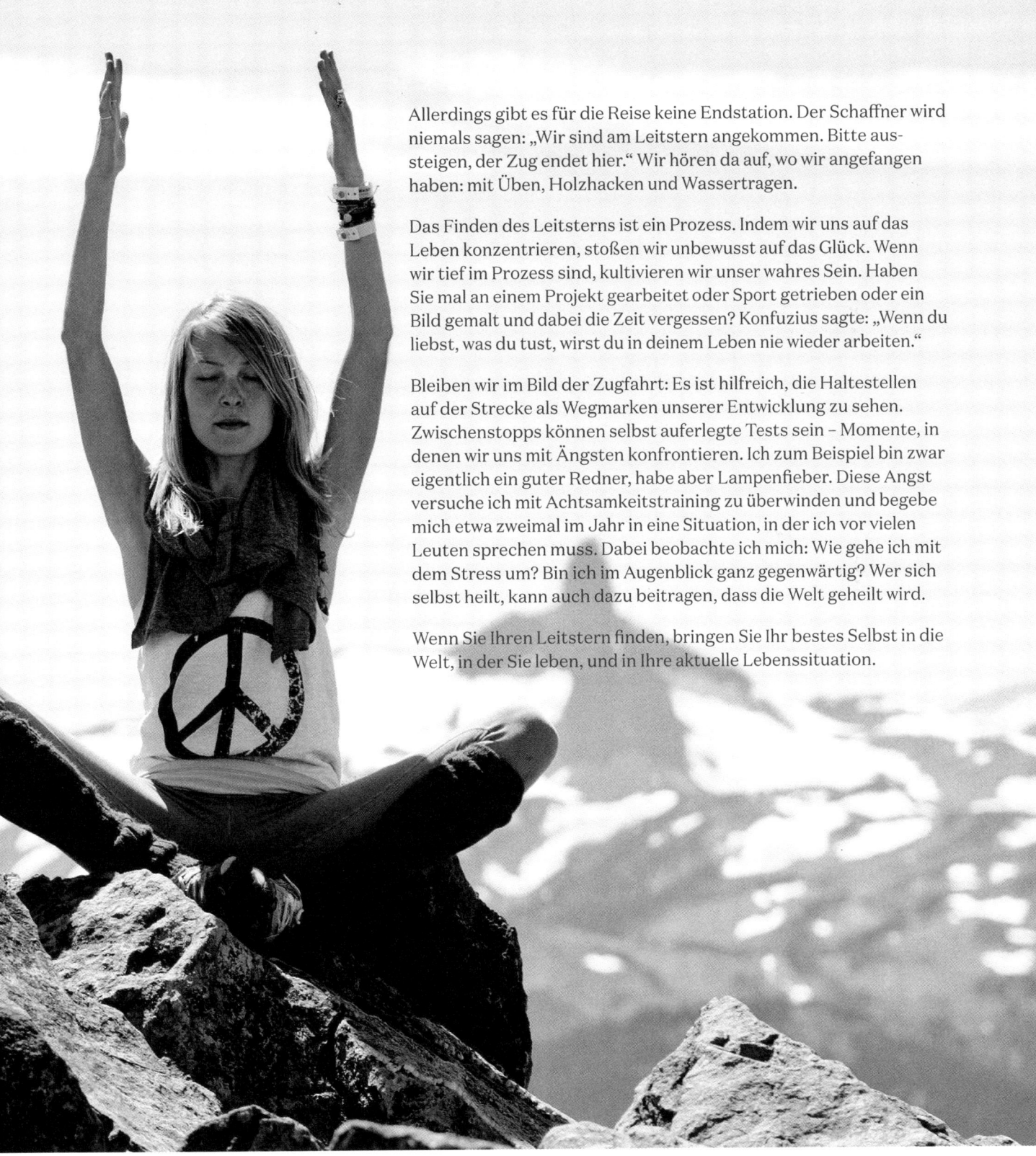

Allerdings gibt es für die Reise keine Endstation. Der Schaffner wird niemals sagen: „Wir sind am Leitstern angekommen. Bitte aussteigen, der Zug endet hier." Wir hören da auf, wo wir angefangen haben: mit Üben, Holzhacken und Wassertragen.

Das Finden des Leitsterns ist ein Prozess. Indem wir uns auf das Leben konzentrieren, stoßen wir unbewusst auf das Glück. Wenn wir tief im Prozess sind, kultivieren wir unser wahres Sein. Haben Sie mal an einem Projekt gearbeitet oder Sport getrieben oder ein Bild gemalt und dabei die Zeit vergessen? Konfuzius sagte: „Wenn du liebst, was du tust, wirst du in deinem Leben nie wieder arbeiten."

Bleiben wir im Bild der Zugfahrt: Es ist hilfreich, die Haltestellen auf der Strecke als Wegmarken unserer Entwicklung zu sehen. Zwischenstopps können selbst auferlegte Tests sein – Momente, in denen wir uns mit Ängsten konfrontieren. Ich zum Beispiel bin zwar eigentlich ein guter Redner, habe aber Lampenfieber. Diese Angst versuche ich mit Achtsamkeitstraining zu überwinden und begebe mich etwa zweimal im Jahr in eine Situation, in der ich vor vielen Leuten sprechen muss. Dabei beobachte ich mich: Wie gehe ich mit dem Stress um? Bin ich im Augenblick ganz gegenwärtig? Wer sich selbst heilt, kann auch dazu beitragen, dass die Welt geheilt wird.

Wenn Sie Ihren Leitstern finden, bringen Sie Ihr bestes Selbst in die Welt, in der Sie leben, und in Ihre aktuelle Lebenssituation.

Finde deinen Leitstern

Glossar

Ahimsa – Gewaltlosigkeit. Eine der wichtigsten ethischen Leitlinien im Yoga und der erste Yama (Verhaltensgebot) in den Yoga-Sutras.

Ananda – Freude, Glückseligkeit.

Aparigraha – Nicht-Horten, Besitz- und Begierdelosigkeit; einer der Yamas.

Asana – Sitz; Körperhaltung im Yoga.

Aschram – traditionelles religiös-spirituelles Zentrum; Einsiedelei.

Asteya – Nicht-Stehlen; einer der Yamas.

Atman – Im Hinduismus das unvergängliche göttliche Selbst, die Seele.

Avidya – Nicht-Wissen; das Gegenteil von Vidya.

Bandha – In Muskelkontraktion zum Zentrieren von Energien an einem bestimmten Punkt im Körper; Verschlusstechnik. Im Wesentlichen gibt es *Mula Bandha* (Wurzelverschluss), *Uddiyana Bandha* (Kontraktion des Unterleibs, „Hochflugverschluss") und *Jalandhara Bandha* (Halsverschluss). Bei *Maha Bandha* (großer Verschluss) sind alle drei aktiviert.

Bhagavad Gita – Einer der Grundlagentexte des Hinduismus, datiert um 200 v. Chr; er erzählt von friedvollen Kriegern, selbstlosem Handeln und Yoga.

Bhakti Yoga – Yoga der Liebe und Hingabe. Ein Weg, eine Verbindung mit dem Göttlichen aufzubauen. Hilfsmittel sind Chanten, Kirtana, Gebete und Mantras.

Brahmacharya – Maßhalten; bewusster und verantwortungsvoller Umgang mit den sexuellen und kreativen Energien. Einer der Yamas.

Chakras – Die sieben Energiezentren des Körpers: Wurzelchakra, Sakralchakra, Nabelchakra, Herzchakra, Hals-Chakra, Stirnchakra und Kronenchakra. Jedem Chakra (wörtlich Rad, Schwungrad) sind bestimme Körperregionen und emotionale/mentale/spirituelle Eigenschaften zugeordnet. In jedem Chakra können sich Blockaden manifestieren; der Zustand der Ausgeglichenheit ist erreicht, wenn alle Chakras offen sind.

Citta-Vritti – Wellen/Schwingungen im Bewusstsein; „Geistesgeplapper". Yoga hilft beim Stilllegen dieser Wellen. In den Yoga-Sutras steht in Vers 1.2: *Yogas Citta Vritti Nirodhah*, zu Deutsch: „Yoga ist, wenn der Geist zur Ruhe kommt."

Dhyana – Meditation, Kontemplation; Fixieren des Geistes auf einen Punkt.

Drishti – Weicher und trotzdem konzentrierter Blick in der Meditation und Yogapraxis.

Duhkha – Leid, Sorge; bezieht sich oft auf Erfahrungen, die vom Anhaften an unbeständige Dinge begleitet werden.

Erleuchtung – „Erkenntnislicht"; Erkenntnis, dass alle Dinge verbunden sind; Einheitsbewusstsein.

Gunas – Drei Grundeigenschaften der Natur ebenso wie des Menschen: Tamas (Schwere, Trägheit), Rajas (Beweglichkeit) und Sattva (Harmonie).

Guru – Wörtlich „der aus dem Dunkel ins Licht führt"; im Yoga ein Meister oder Lehrer. Es wird auch gesagt: „Der einzige wahre Guru befindet sich in der Mitte deines Herzens."

Hatha-Yoga – Yoga der Körperlichkeit; aus Ha (Sonne) und Tha (Mond) im Sanskrit. Dabei wird ein Gleichgewicht zwischen Körper und Geist angestrebt.

Japa – Die Wiederholung eines Mantras. Um beim Zählen zu helfen, wird dabei oft eine Art Rosenkranz (Mala) mit Perlen verwendet. Bei dieser Meditationsform verbinden sich Herz, Geist und Ziel mit dem, was wiederholt wird.

Karma – Tat, Handlung; Folge einer Handlung; Summe der Folgen aller Handlungen; Kreislauf von Ursache und Wirkung.

Kinn-Mudra – Handgeste, Fingerstellung; der Daumen und der Zeigefinger werden an der Spitze zusammengeführt, sodass sie einen geschlossenen Energiekreis bilden.

Kirtan – (Sanskrit: „Ruhm") Singen zu Ehren Gottes, oft in Form eines Wechselgesangs.

Kosha – In der yogischen Vendanta-Philosophie fünf grob- und feinstoffliche Schichten des Körpers, Zwiebelhäuten ähnlich:
   Annamaya Kosha = die äußerste, körperliche Hülle
   Pranamaya Kosha = die Energiehülle
   Manomaya Kosha = die Geisthülle
   Vijnanamaya Kosha = die Intelligenzhülle
   Anandamaya Kosha = die Glückseligkeitshülle

Kreuzbein (Sakrum) – Großer, keilförmiger Knochen am Ende der Lendenwirbelsäule, der aus fünf verwachsenen Wirbeln besteht. An das Kreuzbein schließt sich direkt das Steißbein an.

Lila – Spiel; spontane Kreativität.

Mantra – Eine Silbe, ein Wort oder ein Spruch mit tieferer Bedeutung, das ständig wiederholt wird. Eine Mantrarezitation geht schließlich über in ein Verweilen in der Erfahrung des Meditationsobjekts.

Mauna – Stille, Schweigen. Praxis des Schweigens für die Selbstfindung.

Maya – Illusion.

Mudra – Siegel. In der Yogapraxis in Form von Handgesten und Fingerstellungen.

Nadis – Feinstoffliche Nervenkanäle für das Fließen von Lebensenergien. Zu den wichtigsten gehören:
  Sushumna Nadi (zentraler Kanal von der Basis der Wirbelsäule bis zum Kronenchakra)
  Pingala Nadi (verläuft rechts neben der Sushumna Nadi; wird der männlichen Sonnenenergie zugeordnet)
  Ida Nadi (verläuft links neben der Sushumna Nadi; wird der weiblichen Mondenergie zugeordnet)

Namaste – Grußformel mit der Bedeutung „Das Licht in mir erkennt das Licht in dir".

Niyamas – Verhaltensrichtlinien für den Umgang mit sich selbst:
  Sauca (Reinheit)
  Santosa (Zufriedenheit mit dem, was man hat)
  Tapas (Selbstdisziplin)
  Svadhyaya (Selbststudium, Selbstreflexion)
  Isvara Pranidhana (Vertrauen in eine höhere Kraft; Darbringung von Handlungen an diese Kraft)

Om – Einsilbiges Mantra, das für die Einheit steht, für das Absolute. Viele definieren diese Silbe als „Klang des Universums. Auch Aum genannt.

Pantanjali – Gelehrter; Verfasser der Yoga-Sutras.

Prana – Lebensenergie, Vitalität.

Pranayama – Aus Prana (Energie) und Yama (Kontrolle); steht für die Lenkung der Lebensenergie durch Atemübungen.

Rajas – Einer der drei Gunas; gekennzeichnet durch Bewegung und Überaktivität.

Samadhi – Wörtlich: fixieren, festmachen. Zustand der Glückseligkeit, der Einheit, der Erkenntnis. Höchstes Ziel des Yogi-Weges; völliges Aufgehen in dem Objekt, über das man meditiert hat.

Sanskrit – Sprache der Veden und der klassischen indischen Kultur. Auch Devanagari (Sprache der Götter) genannt. Viele Yogapositionen tragen Sanskrit-Namen, und viele Chantings erfolgen auf Sanskrit.

Santosa – Zufriedenheit.

Sattva – Einer der drei Gunas. Steht für das Lichtvolle und Reine, für Ausgeglichenheit und Harmonie.

sattvisch – Ein sattvischer Mensch ist ausgeglichen und besonnen. Sattvische Nahrung umfasst Nahrungsmittel, die sanft und harmonisierend auf Körper, Geist und Energie wirken.

Satya – Wahrhaftigkeit. Einer der Yamas.

Sauca – Reinheit. Einer der Niyamas.

Savasana – Totenhaltung. Reglose Haltung am Ende einer Yogasitzung, bei der Körper, Geist und Seele alle Stellungen integrieren können, die vorher ausgeführt worden sind.

Sukha – Glück, Freude.

Surya Namaskar – Der Sonnengruß. Eine dynamische Übung aus mehreren Yogastellungen.

Sutra – Leitfaden, Lehrsatz. Sutras sind Sammlungen von Aphorismen und Lehrreden.

Tamas – Einer der drei Gunas. Steht für Dunkelheit, Trägheit.

Tapas – Disziplin oder innere Glut.

Ujjayi – Eine Atemtechnik (wörtlich: „die Siegreiche"). Sie wird häufig bei Asanas und auch als Meditationstechnik verwendet. Ein- und Ausatmen erfolgen durch die Nase, und die Atemzüge sind in etwa gleich lang, was dazu beiträgt, dass der Geist beruhigt wird. Durch das Zusammenziehen der Stimmritze bzw. Luftröhre entsteht ein sanftes Hauchgeräusch („Meeresrauschen").

Vidya – Wissen, Weisheit, Erkenntnis. Gegenteil von Avidya.

Vinyasa – Bewegungsabfolge ohne Pausen dazwischen. Diese Praxis erzeugt Hitze im Körper und stärkt Konzentration und Koordination.

Viveka – Unterscheidung, Unterscheidungskraft. Die Fähigkeit, zwischen dem Wahren und Ewigen sowie dem Unwahren und Vergänglichen zu unterscheiden.

Yama – Verhaltenskodex für den Umgang des Menschen mit seiner Umwelt. Das erste Glied im Achtfachen Pfad des Patanjali:
  Ahimsa (Gewaltlosigkeit)
  Satya (Wahrhaftigkeit)
  Asteya (Nicht-Stehlen)
  Brahmacharya (Verantwortungsvoller Umgang mit den sexuellen und kreativen Energien)
  Aparigraha (Begierdelosigkeit)

Yoga – Dieses Sanskrit-Wort ist abgeleitet von der Wurzel *yuj* (anjochen, anschirren). Es bedeutet Verbindung von Geist, Körper und Seele. Yoga ist ein Oberbegriff für bestimmte Körperpositionen, Atemübungen, Meditation und Lebenshaltungen und dafür, dass man auf der Welt ist, um das Wohlsein der Menschen, Wahrheit und Frieden zu fördern. Beim Yoga geht es darum, mit sich und der Welt verbunden zu sein.

Yoga-Sutras – Grundlagentext des Yoga, verfasst von Patanjali.

Yogi – Yoga-Übender; weibliche Form: Yogini.

yogisch – Alles, was mit Yoga in Zusammenhang steht (siehe „Yoga").

Autorenverzeichnis

ABBY PALOMA ist Yogalehrerin, Gründerin von Farm to Yoga, Miteigentümerin der Growing Heart Farm und Verfechterin regionaler Lebensmittel. Sie gibt seit 2007 Ernährungs- und Yogakurse. Ihr Ziel ist es, eine Verbindung zwischen den Menschen und ihren Nahrungsquellen herzustellen. Sie lebt in New York City, wo sie einen Arzneikräutergarten hegt und ein Masterstudium im Fach Chinesische Medizin absolviert.

AMANDA GIACOMINI, Yogalehrerin, Illustratorin und bildende Künstlerin, arbeitet derzeit an einem Projekt, bei dem 10 000 Buddhas gemalt werden. Ihr gehört das Yoga Toes Studio in Point Reyes, Kalifornien. Zusammen mit ihrem Ehemann, MC Yogi, bereist sie die ganze Welt und unterrichtet.

ANAND MEHROTRA, Begründer des Sattva Yoga, ist ein visionärer Meditations- und Yogalehrer. Er wurde im indischen Rishikesh geboren und leitet dort heute das Sattva Retreat Center und die Yoga Academy. Anand kombiniert die uralten Weisheiten seiner Heimatkultur mit einer heiteren Aufsässigkeit, um die Transzendenz des Individuums und des Kollektivs zu fördern. Er ist Präsident der Khushi Charitable Society und der Sattva Foundation und hat mehrere Unternehmen gegründet, die nach dem Genossenschaftsprinzip arbeiten. Seine Lehren erklärt er in dem Dokumentarfilm *The Highest Pass*.

ANDY WIRTH ist Präsident und CEO der Squaw Valley Ski Holdings im kalifornischen Wintersportgebiet Alpine Meadows. Der Philanthrop engagiert sich außerdem als Umweltschützer in seiner Gemeinde.

BEAVER THEODOSAKIS hat zusammen mit seiner Frau das Bekleidungsunternehmen prAna gegründet. Außerdem war er Mitbegründer der Sportmarken *Spy Optics*, *Life's a Beach* und *Bad Boy Club*.

BROOK COSBY leitete von 2011 bis 2014 das Meditationsprogramm Kula Yoga Project Williamsburg in Brooklyn. Sie praktiziert und lehrt Yoga und ist Miteigentümerin der Firma Hyde, die Yogabekleidung aus Biobaumwolle herstellt.

EKABHUMI CHARLES ELLIK arbeitet im Brotberuf als Ausbilder und ist außerdem als Dichter und Künstler tätig. Viele seiner Arbeiten wurden veröffentlicht. 2015 erschien sein *Shakti Coloring Book* bei Sounds True Press. Wenn er nicht gerade schreibt, malt oder zu Füßen seines Lehrers sitzt, ist er in der Regel im Garten anzutreffen, wo er von der Natur lernt.

CHIP CONLEY, Autor des Buchs *36 Formeln, die Ihr Leben vereinfachen: Wie Sie Ihre Emotionen erfolgreich nutzen*, ist Gründer und CEO von Joie de Vivre, einer einzigartigen Design-Hotelkette in den USA. Er propagiert ein Geschäftsmodell, das auf Glück aufbaut. Er spürte die transformierende Kraft von Festivals – von Bali bis zum Burning Man – am eigenen Leib und rief die Festival-Website Fest300.com ins Leben, denn „je virtueller wir werden, desto mehr Rituale brauchen wir". Als Leiter der Global Hospitality & Strategy bei Airbnb fördert er das Überwinden kultureller Schranken in mehr als 200 Ländern.

DAVE ROMANELLI hat es geschafft, alte östliche Traditionen mit modernen Vorlieben wie Schokolade und Wein zu verbinden. Er ist Autor von zwei Büchern: *Yeah Dave's Guide to Livin' the Moment* (Broadway Books, 2009) und *Happy Is the New Healthy* (Skyhorse Publishing, 2015).

DEV AUJLA ist ein Social Entrepreneur und der CEO der Firma Catalog, die Unternehmen dabei berät, wie sie Gewinn machen und zugleich Gutes tun können. Er ist Co-Autor von *Making Good: Finding Meaning, Money, and Community in a Changing World* (Rodale, 2012).

SRI DHARMA MITTRA, der legendäre Yogalehrer, kam bereits als Teenager mit Yoga in Berührung. 1964 traf er seinen Guru und begann, ernsthaft Yoga zu praktizieren. 1975 gründete er in New York City eine der ersten unabhängigen Yogaschulen und hat seitdem Hunderttausende Schüler in aller Welt unterrichtet. Weltbekannt wurde Sri Dharma durch das Poster *Master Yoga Chart of 908 Postures*, auf dem er selbst die Ausführung von 908 Asanas demonstriert. Später wurden Bilder von 608 der Haltungen in einem Buch mit dem Titel *Asanas: 608 Yoga Poses* veröffentlicht Außerdem hat er bisher zwei Yoga-DVDs herausgegeben: *Maha Sadhana, Level I* und *Level II*.

DJ DREZ verbindet die Wurzeln von gestern mit den Beats von heute. Sein bahnbrechendes, mehrere Genres verbindendes Schaffen hat ihn zu einer prominenten Figur in der weltweiten Yoga-mit-Musik-Bewegung gemacht.

ELENA BROWER, Meditations- und Yogalehrerin sowie Mutter eines Sohnes, ist Co-Autorin des in mehrere Sprachen übersetzten Buchs *Art of Attention* (deutsch: *Die Kunst der Aufmerksamkeit*). Außerdem hat sie die Filmserie *On Meditation* über Leben und Praxis von Meditierenden produziert. Elena unterrichtet Klassen in Retreats und Trainings weltweit. Unter www.yogaglo.com können Sie online Yoga mit ihr praktizieren.

ERICA JAGO hat zusammen mit Elena Brower das bahnbrechende Yogapraxisbuch *Die Kunst der Aufmerksamkeit* verfasst und es gestaltet, ebenso wie das vorliegende Buch. Sie ist eine versierte Grafikerin und Designerin. In ihrem Wohnort in Hawaii und in Retreats weltweit verknüpft sie Gestaltungsideen mit künstlerisch-spirituellen Lektionen. Erica lehrt uns, wie wir in unsere Haltungen, emotionalen Erfahrungen und Körperbeziehungen tiefe Liebe einbringen können.

ERICK SZENTMIKLOSY und **DANIEL ZALTSMAN** sind zusammen als die „Haiku Guys" unterwegs. Sie improvisieren bei geselligen Treffen auf ihrer Reiseschreibmaschine Haikus. Ihre Mission ist es, für jeden Menschen ein Haiku zu schreiben.

GABRIELLE BERNSTEIN wurde von Oprah Winfrey „Vordenkerin für die nächste Generation" genannt. Sie tritt regelmäßig in der NBC-Sendung *Today* als Expertin auf und wurde von der *New York Times* als „neues Rollenvorbild" tituliert. Sie hat mehrere Bücher verfasst, darunter *Könnte Wunder bewirken* (Originaltitel: *May Cause Miracles*; stand in den USA auf der Bestsellerliste der *New York Times*) und *Du bist dein Guru*. Zusammen mit Deepak Chopra leitete sie 2014 die für das *Guinness Buch der Rekorde* angemeldete weltweit größte Massenmeditation der Geschichte.

GARTH STEVENSON, Filmkomponist und Kontrabassist, der heute in Brooklyn wohnt, wuchs in den Bergen im Westen Kanadas auf. Die Natur ist seine Inspirationsquelle und Verbindung zwischen Leben und Musik.

GERRY LOPEZ ist ein Surfer, der glaubt, dass Surfen ein Pfad zu höherem Bewusstsein sein kann.

GINA CAPUTO, Gründerin und Leiterin der Colorado School of Yoga in Boulder, leitet inspirierende und lebhafte Vinyasa-Kurse. Sie designt Kleidungsstücke für *On the Loose Goods* und lehrt, hinaus in die Natur zu gehen und Wandern als Meditation in Bewegung zu betreiben.

GURMUKH KAUR KHALSA ist die Gründerin von Golden Bridge Yoga mit Yogazentren in Santa Monica und New York City. Gurmukh erhielt ihren spirituellen Namen vor 44 Jahren. Er bedeutet „die Tausenden von Menschen über Weltmeere hilft". Seitdem erfüllt Gurmukh Ihre spirituelle Namensgebung. Zusammen mit ihrem Mann Guruhaad Sing Khalsa reist die Kundalini-Yoga-Ikone um den Globus, um Yoga zu unterrichten.

JANET STONE praktiziert und lehrt Yoga in San Francisco und weltweit. Mit Unterricht, Schriften und Onlineangeboten verbreitet sie die Botschaft von Yoga als Heilmittel und Instrument zur Förderung der Gemeinschaft und zum bewussten Annehmen des Geschenks unseres Lebens.

JOEL SALATIN ist Viehzüchter und hält seine Tiere auf der Weide. Er tritt bei Konferenzen als Redner auf und macht sich stark gegen die Agrarindustrie und für Regionalität. Seiner Familie gehört die Polyface Farm im Shenandoah Valley in Virginia.

JONINA TURZI, Ärztin für Physiotherapie und Bewegungstherapeutin, hat sich auf Yoga und die Stärkung der Rumpfmuskulatur spezialisiert. Sie ist Gründerin des West End Yoga Studio in Lancaster, Pennsylvania. Jonina sieht ihre Aufgabe darin, mit östlichen und westlichen Verfahren Heilungsprozesse zu beschleunigen.

JOSEPH GIACONA ist Arzt für Akupunktur und Naturkeilkunde und seit Langem Lehrer für buddhistische Meditation. Er hat das Projekt Neighborhood Natural Medicine in Brooklyn gegründet und ist in vielen Community-Projekten engagiert.

KERRI KELLY, renommierte Yogalehrerin, arbeitet auch als Coach. Sie versucht, Brücken zwischen Achtsamkeit und sozialen Veränderungen zu bauen. Kerri ist Gründerin und Präsidentin der gemeinnützigen Bewegung CTZNWELL.

KEVIN COURTNEY ist bekannt für seinen innovativen und authentischen Unterrichtsstil. Der Mitbegründer des Yogamusikprojekts Nada Sadhana leitet Lehrerausbildungen, Workshops und Retreats weltweit und unterrichtet Topmanager in Philosophie und Meditation.

KIA MILLER, eine der bekanntesten Kundalini-Lehrerinnen der westlichen Welt, vermittelt die subtilen Lehren des Kundalini-Yoga auf sehr verständliche Weise. Sie führt weltweit Workshops, Retreats und Lehrerausbildungen durch.

KRISHNA DAS wurde für sein 2012 veröffentlichtes Album *Live Ananda* für einen Grammy in der Kategorie New Age nominiert. Der „Rockstar des Yoga" zählt zu den gefragtesten und beliebtesten Kirtan-Sängern der internationalen Yogaszene. Er bereist die Welt und gibt Konzerte und Workshops, auf denen er vermitteln will, wie wir Chanten ins tägliche Leben integrieren können.

MANOJ CHALAM veranstaltet in Yogastudios, Aschrams, Universitäten und bei Festivals Workshops zur Symbolik von hinduistischen und buddhistischen Gottheiten. Der in Indien geborene Wissenschaftler promovierte an der Cornell University. Er hilft Menschen, ihre Archetypen in Yogigottheiten zu finden.

MANORAMA, Gründerin der Luminous Soul and Sanskrit Studies Methods, leitet Schüler dazu an, ihre Alltagserfahrungen mit bedeutungsvoller Spiritualität zu verbinden und den Schlüssel zum authentischen Glück zu finden.

MARA MUNRO ist Texterin, Yogalehrerin und Archäologin des Geistes. Für ihr erstes Buch gräbt sie derzeit alte und moderne Heilrituale in allen Weltgegenden aus.

MATT GIORDANO und **CHELSEY KORUS** begegneten einander 2009 und begründeten bald ihre akrobatische Partnerschaft. Bereits sechs Monate später traten sie zum ersten Mal auf; beim AcroYoga Festival. Im Jahr 2012 wurden sie als Künstler und Lehrer im Fernsehen vorgestellt.

Autorenverzeichnis

Seitdem touren sie als akrobatisches Duo um die Welt.

MC YOGI ist ein international anerkannter Musiker und Yogalehrer, der seine Kenntnisse der Yogakultur in Hip-Hop, Reggae und elektronische Musik einfließen lässt.

MEGGAN WATTERSON hat das Buch *Reveal: A Sacred Manual For Getting Spiritually Naked* geschrieben und ist Co-Autorin von *How to Love Yourself (And Sometimes Other People)*.

MICHAEL RADPARVAR gründete zusammen mit seinem Bruder David und seinem Freund Fabian Pfortmüller die Firma Holstee. Was einst als werteorientierte T-Shirt-Linie begann, hat sich zu einem weltweit agierenden Unternehmen entwickelt, das auf der Basis des bei der Firmengründung verfassten Mantras arbeitet. Mit dem durchdachtem Design seiner Produkte erinnert uns Holstee daran, was wirklich wichtig ist.

MOBY wurde in New York City geboren und wuchs in Connecticut auf, wo er mit neun Jahren anfing zu musizieren. Auf seinen Konzerttourneen hat er bereits mehr als 3000 Konzerte gegeben. Musikstücke von ihm wurden in Hunderten von Filmen eingesetzt bzw. dafür produziert, darunter *Heat*, *Nur noch 60 Sekunden*, *Basic – Hinter jeder Lüge eine Wahrheit* und *The Beach* mit Leonardo DiCaprio. Mobys Track „Go" wurde im Sommer 1991 ein Top-Ten-Hit. Seitdem hat er ein Album nach dem anderen veröffentlicht und weltweit bis über 20 Millionen Tonträger verkauft. Darüber hinaus war er für andere Künstler als Musikproduzent und Remixer tätig, unter anderem für David Bowie, Metallica, Beastie Boys und Public Enemy. Moby, mit bürgerlichem Namen Richard Melville Hall, engagiert sich für wohltätige Organisationen wie die Humane Society und das Institute for Music and Neurologic Function.

NICOLE LINDSTROM verarbeitet ihre Reiseerlebnisse als Autorin und lebt in New York City. Sie hat den Onlinereiseführer GLDMNE ins Leben gerufen und produziert die Wanderlust-Festival-Vortragsreihe „Speakeasy". Auch wenn sie nicht gerade mit dem Festival unterwegs ist, ist sie immer auf Achse.

ROLF GATES ist ein führender Anbieter von Vinyasa-Lehrerausbildungen in den USA (auch online). Er war Mitbegründer der Yoga, Meditation, and Recovery Conference und berät das Mindful Yoga Therapy Veterans Program. Der frühere US Army Ranger und Sozialarbeiter ist Autor des erfolgreichen Yogaphilosophiebuchs *Meditations from the Mat: Daily Reflections on the Path of Yoga*.

RONALD A. ALEXANDER, Psychotherapeut und Geschäftsführer des OpenMind Training Institute in Santa Monica, unterrichtet weltweit achtsames Meditieren und ist als Coach für Transformationale Führung tätig. Der Autor des Buchs *Wise Mind, Open Mind* schreibt regelmäßig Blogs für die *Huffington Post* und *Psychology Today* zu den Themen Achtsamkeit, Kreativität und Kommunikation.

DR. SARA GOTTFRIED, in Harvard ausgebildete Frauenärztin und Expertin für bioidentische Hormone, ist Autorin des 2014 erschienenen Bestsellers *The Hormone Cure* (deutsche Übersetzung: *Die Hormonkur – So bringen Sie Ihren Hormonhaushalt natürlich ins Gleichgewicht*). Sie ist außerdem als Yogalehrerin tätig und hält Vorträge.

SARA ELIZABETH IVANHOE, MA-Kandidatin an der Loyola Marymount University, studiert dort Yogaphilosophie. Sie hat bereits ein Bachelorstudium an der New York University absolviert und verfügt über einen Abschluss in Yoga und Ökologie von der Green Yoga Association. Sara unterrichtet seit 20 Jahren, meist bei Yoga Works in Santa Monica. Ferner ist sie bei Weight Watchers die Ansprechpartnerin für Yoga.

SARAH COPELAND ist Ernährungsexpertin, Kochbuchautorin und Kuratorin des guten Lebens. Außerdem arbeitet sie derzeit als Food Director für das Magazin *Real Simple*. Sarah tritt oft als Gastexpertin im Fernsehen und im Web auf, und Artikel und Kochrezepte von ihr erscheinen in vielen amerikanischen Zeitschriften. Sie hat zwei Bücher verfasst: *Feast: Generous Vegetarian Meals for Any Eater and Every Appetite* (Chronicle Books, 2013) und *The Newlywed Cookbook: Fresh Ideas and Modern Recipes for Cooking with and for Each Other* (Chronicle Books, 2011). Als aktive Gärtnerin und Ernährungsberaterin lebt sie mit ihrer Familie in New York City und in Upstate New York.

SARAH HERRINGTON arbeitet als Autorin und Lektorin in New York. Texte der Yogini erschienen in der *New York Times*, dem *San Francisco Chronicle* und in *Poets and Writers*. Vom Magazin *Oprah* erhielt sie den Titel „Poet to watch". Sie hat mehrere Bücher über die Asanapraxis verfasst und passt Lehrerausbildungen von OM Schooled für Kurse mit Jugendlichen an. Sarah ist akut mit Wanderlust infiziert.

SARAH NEUFELD, Violinistin, Komponistin, Yogalehrerin und Miteigentümerin von Modo Yoga NYC, wurde vor allem als Mitglied der Grammy-prämierten Indierockband Arcade Fire bekannt. Außerdem ist die Kanadierin Gründungsmitglied des Instrumentalensembles Bell Orchestre (Montreal). Im Jahr 2013 erschien ihr von den Kritikern gefeiertes Solodebütalbum *Hero Brother* und im Februar 2016 ihr neuestes Werk *The Ridge*.

SCHUYLER GRANT ist Mitbegründerin des Wanderlust-Festivals, das dieses Buch inspiriert hat. Ferner arbeitet sie als Direktorin des Kula Yoga Project, bildet Yogalehrer aus und führt Vinyasa-Yogakurse durch. Mit ihren drei Töchtern und ihrem Ehemann Jeff Krasno lebt sie in Williamsburg, Brooklyn.

SEANE CORN, international renommierte Yogalehrerin und spirituelle Aktivistin, lehrt Selbstverwirklichung, Stärkung des Selbst und wie man seine Bestimmung findet. Sie ist aus Zeitschriftenartikeln, dem amerikanischen Radionetzwerk NPR und von www.oprah.com bekannt und nutzt ihre Bekanntheit, um auf humanitäre Anliegen aufmerksam zu machen. Im Jahr 2007 gründete sie mit zwei weiteren Frauen die gemeinnützige Organisation Off the Mat, Into the World (etwa: Trage den Yogaweg von der Matte in die Welt), die soziale Hilfsprojekte unterstützt und bereits 4,5 Millionen US-Dollar für diesen Zweck gesammelt hat.

SHAKTI SUNFIRE ist eine weltbekannte Bewegungslehrerin und setzt sich für den Planeten Erde ein. Ihre tiefe Liebe für bewusstes Tanzen, klassisches Tantra, Yoga, Mythologie und das Studium vieler auf der Natur basierender Traditionen vereinigt sie zu inspirierenden Erkundungen der Seele, alle mit dem Ziel, das essenzielle Selbst in den Vordergrund zu rücken.

SHARON SALZBERG hat neun Bücher verfasst, darunter *Lovingkindness* (deutsche Ausgabe: *Metta Meditation – Buddhas revolutionärer Weg zum Glück*) sowie die Bestseller *Real Happiness* (*Entdecke die Kraft der Meditation*) und *Real Happiness at Work*. Zusammen mit Joseph Goldstein und Jack Kornfield gründete sie 1976 die Insight Meditation Society in Barre, Massachusetts.

SHIVA REA ist weltweit als Yogalehrerin, Energieaktivistin und Bewegungsalchimistin tätig. Sie arbeitet unter anderem mit Musikern und DJs zusammen, um positive Veränderungen zu erzielen. Als Gründerin der Prana Vinyasa and Samdura Global School for Living Yoga bietet sie Onlinekurse, Retreats und Schulungen für einen lebendigen Fluss des Lebens an.

STEPH DAVIS, professionelle Kletterin, Basejumperin und Wingsuit-Fliegerin, hat die Bücher *High Infatuation* und *Learning to Fly* verfasst. Ihr Blog stephdavis.co/blog/ behandelt Themen wie Klettern, Fliegen, Veganismus, Angst und einfaches Leben.

STEPHANIE SNYDER lehrt weltweit Vinyasa-Yoga und ist bekannt dafür, die körperliche Ausrichtung mit einem reifen Verständnis der Yogaphilosophie zu kombinieren. Sie hat die Yoga-DVD *Strength and Toning* herausgebracht und ist eine der Yoga-Glo-Lehrerinnen der ersten Stunde. Auf der Website www.ted.com erzählt sie über ihre Erfahrungen und inneren Kämpfe und zeigt auf, wie Yoga jeden von uns stärken kann.

SUZANNE STERLING ist engagierte Musikerin, Yogini, Aktivistin und soziale Innovatorin und leitet seit mehr als 20 Jahren Transformations-Workshops. Sie ist Mitbegründerin von Off the Mat, Into the World und Gründerin von Voice of Challenge. Suzanne inspiriert Menschen, ihre Stimme und ihr Bewusstsein zu entwickeln.

TASHA BLANK, Gründerin von The Get Down, arbeitet sonst als DJane und Musikproduzentin. Bei ihren Events und Sounds durchbricht sie den Status quo, indem sie unglaubliche Beats einschießt, damit wir unserer Krassheit freien Lauf lassen. Tasha liebt Sie wie verrückt.

THOMAS DROGE ist der Autor des Buchs *Elemental Bodywork*. Er hat in den letzten 25 Jahren Qigong, Tai-Chi und die chinesischen Heilkünste praktiziert. Er gibt weltweit Workshops und ist Gründer der Droge Clinic for Transformational Healing in New York City.

TIFFANY CRUIKSHANK, international tätige Yogalehrerin, Autorin und Fitnessexpertin, ist eine renommierte Lehrerausbilderin. Artikel von ihr sind in vielen wichtigen Zeitschriften zu finden, und sie hat schon manche Titelseite geziert. Ihre Arbeit kombiniert zwei Jahrzehnte Erfahrung in Yogaunterricht mit dem Studium ganzheitlicher Medizin und mehr als einem Jahrzehnt Arbeit mit Patienten. Daraus hat sie die Yoga Medicine entwickelt, eine wirksame Methode, die Lehrer darin schult, Yoga als Medizin zu verwenden.

TIM RYAN repräsentiert als Kongressabgeordneter den 13. Wahlkreis Ohios, zu dem die Städte Akron, Youngstown, Warren und Kent gehören. Er wurde 2002 ins Repräsentantenhaus gewählt und danach sechsmal wiedergewählt. Er hat zwei Bücher geschrieben: *A Mindful Nation: How a Simple Practice Can Help Us Reduce Stress, Improve Performance, and Recapture the American Spirit* und *The Real Food Revolution: Healthy Eating, Green Groceries, and the Return of the American Family Farm*.

TRAVIS ROBINSON arbeitet seit 20 Jahren an der Schnittstelle von Nachhaltigkeit, Finanzen und Menschenliebe: als Unternehmer, Innovator und bei der Startfinanzierung sozial eingestellter Unternehmen. Er hat einige Firmen und gemeinnützige Unternehmen gegründet, geführt, beraten oder mitfinanziert, darunter Bloom Energy, Twitter, Our Stage, Elephant Journal, H2 Energy und zuletzt gemeinsam mit Kimbal Musk The Kitchen Community, aus der das Projekt The Learning Garden hervorging, eine Kampagne, die in Schulen und Gemeinden Kindern und Eltern zeigt, wie man Bionahrungsmittel anbaut.

TRINITY DOMINO ist Innenarchitektin und seit 1984 Eigentümerin des Unternehmens Domingo Designs in Petaluma, Kalifornien. Außerdem gehört ihr die Firma Altar Your Reality, die seit mehr als zehn Jahren Musikfestivals in den USA und weltweit mit Altären und geweihten Gegenständen ausstattet.

Bildnachweis

SEITEN | FOTOGRAF | LOCATION
1 | Ali Kaukus | Turtle Bay, Oahu
2 f. | Ali Kaukus | Squaw Valley, CA
5 | Ali Kaukus | Copper, CO
6 | Christen Vidanovic | Turtle Bay, Oahu
8 f. | Jon Chiang | Whistler, BC
10 f. | Ali | Whistler, BC
12 f. | Chris McLennan | Snowshoe, VT
14 f. | Jake Laub | Squaw Valley, CA
18 f. | Sasha Juliard | Great Sand Dunes National Park, CO
22 f. | Ali Kaukus | Stratton, VT
24 f. | Sasha Juliard | Aspen, CO
26 f. | Sasha Juliard | Aspen, CO
29 | Charles Ekabhumi
30 f. | Sasha Juliard | Evergreen, CO
32 f. | Sasha Juliard | Evergreen, CO
34 f. | Ali Kaukus | Squaw Valley, CA
38 f. | Sasha Juliard | Great Sand Dunes National Park, CO
43 | Ali Kaukus | Whistler, BC
44 f. | Sasha Juliard | Old Saybrook, CT
47 | Ali Kaukus | Manchester, Vermont
40 f. | Raffaella Dice | Whistler, BC
57 | Sasha Juliard | Old Saybrook, CT
58 f. | Sasha Juliard | Old Saybrook, CT
60 f. | Sasha Juliard | Old Saybrook, CT
63 | Daniel Craig | Squaw Valley, CA
64 f. | Daniel Craig | Squaw Valley, CA
66 | Daniel Craig | Squaw Valley, CA
68 f. | Sasha Juliard | Great Sand Dunes National Park, CO
74 f. | Sasha Juliard | Old Saybrook, CT
76 f. | Sasha Juliard | Old Saybrook, CT
80 | Ali Kaukus | Whistler, BC
82 | The Holstee Manifesto © 2009 | Design frei nach Rachael Beresh
85 | Ali Kaukus | Costa Rica
87 | Sasha Juliard | Old Saybrook, CT
88 | Sasha Juliard | Old Saybrook, CT
90 f. | Christen Vidanovic | Squaw Valley, CA
92 f. | Sasha Juliard | Old Saybrook, CT
95 | Sasha Juliard | Old Saybrook, CT
96 f. | Sasha Juliard | Old Saybrook, CT
99 f. | Sasha Juliard | Old Saybrook, CT
102 f. | Eric Ward | Whistler, BC
104 | Ali Kaukus | Tremblant, QC
108 f. | Amanda Bjorn | Turtle Bay, Oahu
110 | Jake Laub | Squaw Valley, CA
112 | Chris McLennan | Snowshoe, VT
114 f. | Ali Kaukus | Vancouver Island
117 | Chip Conley | Fès, Marokko
118 f. | Art Gimbel | Oaxaca, Mexico
122 f. | Ali Kaukus | Stratton, VT
124 f. | Jon Chiang | Whistler, BC
126 | Ali Kaukus | Santa Teresa, Costa Rica
134 f. | Connie Grisley | Tremblant, QC
136 | Raffaella Dice | Whistler, BC
138 f. | Ali Kaukus | Squaw Valley, CA
140 f. | Mario Covic | Squaw Valley, CA
142 f. | Sasha Juliard | Corfu, Greece
145 | Ali Kaukas | Whistler, BC
146 f. | Matt Peyton | Haiti
148 | Casey Meade | Growing Heart Farm, Pawling, NY
150 f. | Casey Meade | Growing Heart Farm, Pawling, NY
153 | Casey Meade | Growing Heart Farm, Pawling NY
155 | Max Landerman | Copper, CO
156 f. | Ali Kaukas | Squaw Valley, CA
158 f. | Ali Kaukas | Squaw Valley, CA
161 | Laurie Smith | Los Angeles, CA
165 | Jake Laub | Copper, CO
166 f. | Ali Kaukas | Copper, CO
168 | Ali Kaukas | Squaw Valley, CA
171 | Eric Ward | Whistler, BC
172 | Sasha Juliard | Old Saybrook, CT
174 f. | Christen Vidanovic | Los Angeles, CA
177 | Ali Kaukas | Whistler, BC
178 | Ali Kaukas | Squaw Valley, CA
180 f. | Amanda Giacomini | „10,000 Buddha Project"
182 | Amanda Giacomini | „10,000 Buddha Project"
183 | Ali Kaukus | Whistler, BC
184 f. | Sasha Juliard | Old Saybrook, CT
186 | Erica Jago | Oahu
192 f. | Ali Kaukas | Santa Teresa, Costa Rica
194 | Ali Kaukas | Tulum Mexico
201 | Ali Kaukas | Tulum Mexico
202 f. | Jake Laub | Turtle Bay, Oahu
204 f. | Jake Laub | Oahu
207 | Ali Kaukas | New York City
208 f. | Ali Kaukas | Tulum, Mexico
210 f. | Jake Laub | Tremblent, QC
212 f. | Ali Kaukas | Vancouver, Canada
214 f. | Sasha Juliard | Old Saybrook, CT
220 f. | Ali Kaukas | El Zonte, El Salvador
222 f. | Ali Kaukas | Santa Teresa, Costa Rica
224 f. | Charles Bryan | California
228 f. | Ali Kaukas | New York City
231 | Ali Kaukas | Santa Teresa, Costa Rica
234 f. | Patty Cousins Stratton, VT
236 f. | Christen Vidanovic | Squaw Valley, CA
238 f. | Boone Speed | Crested Butte, CO
241 | Boone Speed | Crested Butte, CO
242 f. | Ali Kaukas | El Zonte, El Salvador
244 f. | Ali Kaukas | Vancouver Island
248 f. | Ali Kaukas | Whistler, BC
286 | Christen Vidanovic | Los Angeles, CA

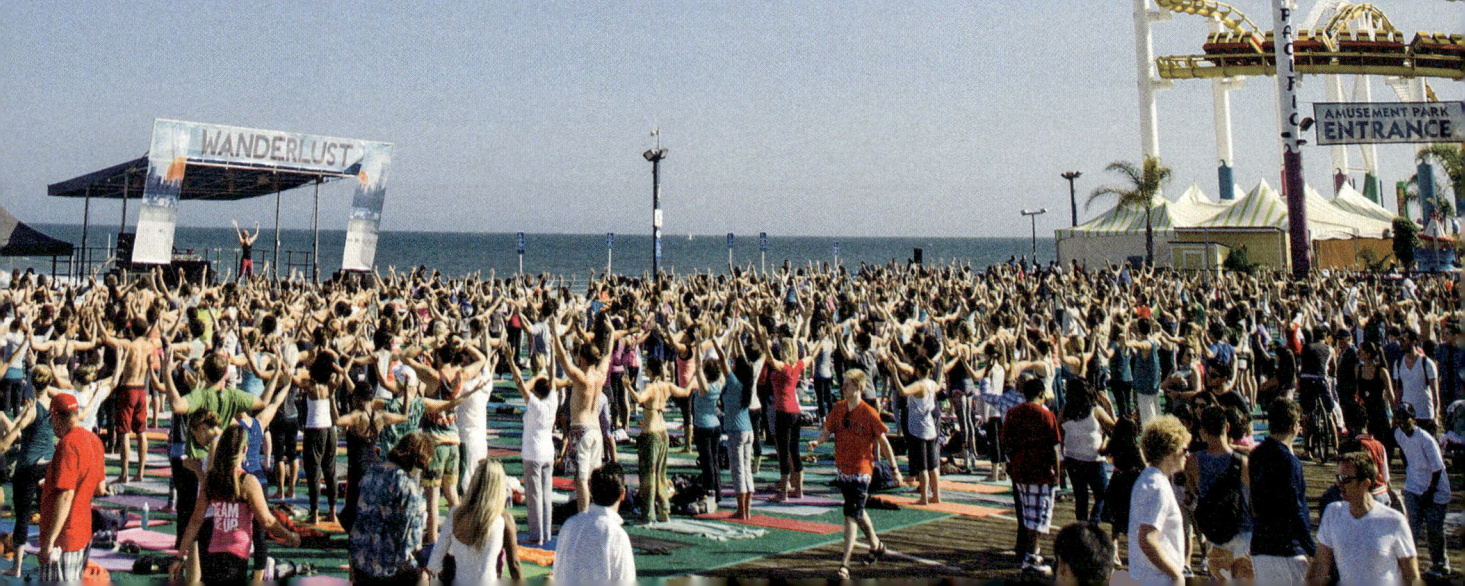